权威·前沿·原创

皮书系列为
"十二五""十三五"国家重点图书出版规划项目

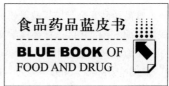

食品药品蓝皮书
BLUE BOOK OF
FOOD AND DRUG

食品药品安全与监管政策
研究报告（2014~2015）

REPORT ON FOOD & DRUG SAFETY AND
REGULATORY POLICIES (2014-2015)

上海市食品药品安全研究会　／ 编
上海市食品药品安全研究中心

主　编／唐民皓

社会科学文献出版社
SOCIAL SCIENCES ACADEMIC PRESS (CHINA)

图书在版编目（CIP）数据

食品药品安全与监管政策研究报告. 2014－2015／唐
民皓主编. —— 北京：社会科学文献出版社，2016.6
（食品药品蓝皮书）
ISBN 978－7－5097－9297－1

Ⅰ.①食… Ⅱ.①唐… Ⅲ.①食品卫生－监管制度－
研究报告－中国－2014－2015②药品管理－监管制度－研
究报告－中国－2014－2015 Ⅳ.①R155.5②R954

中国版本图书馆 CIP 数据核字（2016）第 125085 号

食品药品蓝皮书
食品药品安全与监管政策研究报告（2014~2015）

编　　者／上海市食品药品安全研究会　上海市食品药品安全研究中心
主　　编／唐民皓

出 版 人／谢寿光
项目统筹／邓泳红
责任编辑／陈晴钰

出　　版／社会科学文献出版社·皮书出版分社（010）59367127
　　　　　地址：北京市北三环中路甲 29 号院华龙大厦　邮编：100029
　　　　　网址：www.ssap.com.cn
发　　行／市场营销中心（010）59367081　59367018
印　　装／北京季蜂印刷有限公司

规　　格／开本：787mm×1092mm　1/16
　　　　　印　张：18.25　字　数：277 千字
版　　次／2016 年 6 月第 1 版　2016 年 6 月第 1 次印刷
书　　号／ISBN 978－7－5097－9297－1
定　　价／79.00 元

皮书序列号／B－2008－100

《食品药品安全与监管政策研究报告（2014～2015）》编辑委员会

摘　要

《食品药品安全与监管政策研究报告（2014～2015）》是食品药品蓝皮书的第 7 卷，本卷继续围绕食品药品监管热点问题发表相关的研究成果。

本卷涵盖 2013～2014 年食品、药品、化妆品、医疗器械行业发展与监管状况报告，继续保持监管研究覆盖健康产品的特点。上海市食品药品安全研究中心课题组继续围绕"行业发展""安全形势""法律法规标准体系建设""重大事件""政策发展趋势"等主题，全面梳理和分析食品（保健食品）、药品、化妆品、医疗器械的发展现状及监管状况、发展趋势等重要问题。

本书还收录了来自食品、药品、化妆品、医疗器械等领域专家的研究成果。食品篇主要涉及食品安全治理理念创新等；药品和化妆品篇主要涉及美国药品委托生产制度的研究、罕见病用药特殊市场准入制度比较研究、影响药品质量的主要因素分析、中国化妆品监管治理体系的制度建构、《化妆品卫生监督条例》实施情况评估研究、化妆品标签标识管理研究等；医疗器械与综合篇主要涉及食品药品安全领域政府和市场关系的思考、食品药品监管面临的舆论环境与舆情管理研究等。本文对 2013～2014 年中国食品、药品、化妆品、医疗器械领域的法律法规建设情况也做了梳理。

目　录

Ⅰ　总报告

Ⅱ　食品篇

Ⅲ　药品与化妆品篇

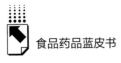

Ⅳ　医疗器械与综合篇

Ⅴ　附　录

皮书数据库阅读 **使用指南**

总 报 告

General Report

B.1

深化改革 加快提升食品药品
安全治理能力*

上海市食品药品安全研究会课题组

摘　要：　本文总结了 2013 年和 2014 年食品药品监管工作，分析了食品药品监管面临的形势以及深化改革的要求，提出应转变工作思路，探索创新监管方式，切实担负起食品药品安全保障的重任，并对 2014 年和 2015 年监管重点工作做了梳理。

关键词：　食品药品　安全　监管

---

* 摘编自国家食品药品监督管理总局原局长张勇同志在全国食品药品监督管理暨党风廉政工作会议上的讲话。

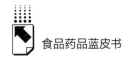

根据党的十八大改革完善食品药品监管体制的决策，国务院组建国家食品药品监督管理总局，对食品药品实行集中统一监管。这项改革是我国食品药品监管史上具有重要意义的大事。2013 年 3 月国务院常务会议审议通过国家食品药品监管总局的"三定"方案，并对地方食品药品监督管理体制的改革完善提出指导意见；根据国务院的要求，总局很快完成了机构组建、职能整合、人员划转、内设机构到位等工作。全国绝大部分省份也完成省级层面机构改革，新的监管体系正在逐步形成。但整个食品药品监管系统仍处于体制的过渡期和机构运行的磨合期，食品药品监管工作的开展仍需克服各种各样的困难。

一　食品药品监管工作取得的成效

（一）聚焦重点领域，着力解决突出问题

食品药品监管工作通过一系列专项整治有效遏制了食品药品领域一些突出的违法违规行为，打出了声威，赢得了良好的社会反响。

第一，集中整治肉类产品掺假售假违法违规行为，2013 年在全国范围内部署开展打击假牛羊肉违法犯罪和加强肉及肉制品质量安全监管等工作。开展农村食品市场"四打击四规范"专项行动，2014 年共查处各类违法案件 1.7 万件，取缔无证经营 6000 余户，吊销证照 600 余户，进一步净化农村食品市场。

第二，开展保健食品打"四非"专项行动，严厉打击保健食品非法生产、非法经营、非法添加、非法宣传。2013 年全国检查保健食品企业近 50 万家次，责令停产停业 797 家，吊销证照 47 家，3907 件非法宣传案件移送工商部门，468 件违法案件移送公安部门。2014 年全国取缔无证经营商户 424 家，停业整顿 516 户，吊销许可证 3 件，141 件违法案件移交司法机关。

第三，严厉打击药品违法生产和药品违法经营，加强药品生产经营规范和药品监管机制建设。2013 年全国检查药品生产经营企业近 46 万家次，责令停产停业 1100 余家，收回药品 GMP、GSP 证书 258 张，吊销许可证 65

件，461 起违法案件移送公安部门。

第四，开展医疗器械注册专项检查以及"五整治"专项整治工作。2014 年共检查 37 万家企业和单位，查办案件 5300 余件。

第五，开展婴幼儿乳粉专项整治，部署乳制品专项监督检查，严厉打击乳品生产及鲜奶收购各环节的违法违规行为。

2013 年全年共立案查处违法违规案件近 30 万件，移送司法机关 3390 件；2014 年全年共立案查处违法违规案件 38 万件，移送司法机关案件 3845 件，挂牌督办 81 件重大案件，破获大案要案的数量为近年最高。

（二）完善制度建设，夯实监管基础

第一，按时完成了《食品安全法》修订草案及配套论证，在强化企业主体责任等方面做出法律规定，《食品安全法》在反复广泛公开向社会征求意见和建议后正式颁布。完成《医疗器械监督管理条例》修订并颁布实施，新修订的《药品经营质量管理规范》颁布实施。启动《〈食品安全法〉实施条例》、《药品管理法》和《化妆品卫生监督条例》修订起草工作。对 1073 项规章和规范性文件进行全面清理，出台规章 8 部，发布了近 50 部重要的规范性文件。食品生产经营许可制度、食品安全责任保险制度、严格婴幼儿配方乳粉监管措施、互联网销售管理办法等制度建设取得阶段性成果。

第二，提升婴幼儿配方乳粉质量安全水平，由国务院办公厅转发了食品药品监管总局等九部门《关于进一步加强婴幼儿配方乳粉质量安全工作的意见》，制定了《婴幼儿配方乳粉生产许可审查细则》等有关规定，提高行业准入门槛。

第三，提高药品标准 2685 项，推进中药饮片炮制规范编制工作有序开展；完成 26 项医疗器械国家标准的审核，发布医疗器械技术审查指导原则 28 项、行业标准 104 项。在食用农产品质量安全标准、食品卫生标准和质量标准的清理修订工作中做好配合支持。

第四，针对药品和医疗器械审评审批制度改革、食品安全责任强制保险制度、网络销售监督管理等问题开展调查和研究，为制定相应的政策提供依据。

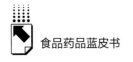
（三）风险防控，排查重要环节隐患

第一，开展食品安全风险监测，获得 20 多万条监测数据，完善婴幼儿配方乳粉的委托、贴牌、分装等生产的管理要求。完成 218 万户餐饮服务单位食品安全等级评定。

第二，按照修订后药品 GMP 开展认证检查，2013 年有 1562 家生产企业通过认证。首个乙脑疫苗产品通过世界卫生组织预认证，表明中国制造和监管的生物制品质量得到国际认可。

第三，强化不良反应监测的力度，分析评估近 150 万份药品、医疗器械不良反应报告，并对发现的问题及时核查处置。

（四）推进国家食品安全、药品安全两个"十二五"规划实施

第一，强化检验能力建设，形成食品药品检验检测体系建设的主体框架。

第二，强化体系建设，加大国家级信息平台、不良反应监测体系、风险监测评估体系、检验检测技术支撑体系、应急管理体系等建设。

第三，提升省级和 32 个地级食品安全检验检测机构的仪器设备配备水平。

第四，提出科技创新、信用体系、技术审评机构能力建设的具体指导措施。

（五）处置突发事件，逐步提升应急能力

第一，开通应急管理信息传输系统，建立全国食药监系统舆情共享机制，以及重大信息报告制度，对突发事件和重大舆情进行专项跟踪监测。建立严重药品不良反应、医疗器械不良事件互相通报和联合处置机制。

第二，妥善处置了恒天然乳清蛋白粉检出肉毒杆菌、山银花、大米镉超标、维 C 银翘片、台湾"黑心油"、上海福喜事件、假冒美瞳隐形眼镜等数十起食品药品安全突发事件。通过第一时间控制涉事产品、发布信息、科学解读等方式，降低事件发酵蔓延对经济生活的负面影响。

（六）主动宣传，营造良好氛围

第一，抓科普宣传，有效传递正确的声音。2013 年食品安全宣传周参与的监管人员有 12 万余人，参与的从业人员规模达 3500 万余人，专家学者以做报告、讲座、提供咨询等方式参与活动，有力地激励了社会各方面关心维护食品药品安全。2014 年食品药品宣传周、全国安全用药月活动的宣传覆盖了数亿人次，宣传富有成效。

第二，以新闻发布会、新闻通气会主动发声，向社会发布不良反应信息通报、食品药品消费警示、质量和违法广告公告等，引导公众正确认识食品药品安全的风险，主动规避风险。

二　食品药品监管面临的形势和应对的挑战

食品药品安全监管面临的形势依然严峻，甚至遇到的困难和挑战还将更多、更大，食品药品安全风险高发、矛盾凸显的特征依然明显，要解决的问题和矛盾将更棘手和更复杂，食品药品监管工作长期性和艰巨性依然并存。

（一）食品药品监管面临的严峻形势

1. 产业基础薄弱，安全管理仍处于较低水平

我国食品药品产业体量巨大，产业基础薄弱，安全管理水平尽管有所提升，但仍然相对低下的状况一时难以根本解决。产业素质低，法治意识淡薄，公平诚信的食品药品市场秩序尚未建立，企业主体经营责任不落实引发的食品药品安全风险时刻摆在面前。这两年来陆续曝光的一些食品药品安全问题，触目惊心、影响恶劣。药品原材料价格上涨，食品生产的产地土壤、水源等环境污染等给食品药品安全带来了严重的隐患。

2. 产业环节多、链条长，风险传递无法固定

我国食品药品市场是受市场驱动自发形成的利益链条，但又是一个十分松散的链条，处于链条上的各个生产经营者在质量安全上相互无制约、责任

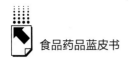
不明确，处于信息不对称状态，由此造成安全风险的点源很难定位，风险隐患排查费时费劲，尤其是容易造成生产经营者的从众心理，使好的企业缺乏提升质量管理能级的积极性，差的企业容易产生违法冲动，导致食品药品安全风险的产生。

3. 进出口贸易活跃，安全风险更趋复杂

随着经济全球一体化的发展，食品药品产业供应链呈现全球化的趋势，我国食品药品的国际贸易量大，进口食品药品产生的安全问题对风险的有效应对带来挑战，新西兰奶粉问题、台湾地区塑化剂甚至走私进入中国大陆市场的产品，考验着我国食品药品安全监管的能力。由于我国药品医疗器械审评审批模式以及安全技术标准之间存在差异，面临药品专利到期大量仿制药品的研发上市，监管压力更为突出。国内国际产业之间的风险相互影响，也使得维护公众健康和促进经济发展的任务更为复杂而艰巨。

4. 监管工作起步晚，能力技术尚显不足

随着健康消费的需求增加和个性化、多样化消费的刺激，食品（保健食品）、药品、医疗器械和化妆品将出现更多的新技术、新产品，经营方式也更多样，小型化、智能化、网络化等将与传统的生产经营模式以及落后的作坊一起形成多样的风险形态和类别，对传统的监管手段造成很大的挑战。由于我国食品药品监管起步晚，力量不足，缺乏技术支撑，掌控的资源有限，监管能力还无法有效应对如此繁重的监管任务。相关部门需要对产业的发展趋势进行研判，充分认识监管工作的复杂性和艰巨性，使食品药品监管能力得到有效提升。

（二）理顺关系应对监管挑战

食品药品安全没有零风险。当前食品药品安全风险高发、易发，是不容忽视、不容回避的现实。增强问题意识，发现问题，解决问题，以问题为导向，理顺各类关系，切实改进监管理念。

1. 统筹监管和重点监管的关系

我国各省份的食品药品产业发展不均衡，在产业集中度、企业规模、管理水平上差别较大，但不同类别的生产经营品种对监管的针对性提出较高的要求。既要整体统一地部署开展监管工作，也要针对当地的重点问题加大监管力度。开展食品药品生产企业风险分级分类监管制度研究，根据风险类别和监管难度，处理好统筹监管和重点监管的关系，形成合理的分工协作机制。

2.激励措施和问责措施的关系

以问题为导向，主动发现问题，排查问题，而不是回避问题、看到问题绕着走。改变以往片面强调合格率等考评方式，代之以问题发现率、上报率、处置率等考核指标，鼓励地方主动发现问题，提升排查问题的能力。在对监管部门的考评中形成明确的评价和鼓励措施，对不主动履职形成有效的问责措施。

3.日常监管和集中执法的关系

以锲而不舍的精神持续开展治理整顿，严惩重处违法违规行为，坚决守住不发生系统性、区域性风险的底线，在做好日常监管的同时，集中执法、专项整治的手段仍不放弃，并将专项整治的效果有效固化。

（三）探索创新模式优化监管效能

食品药品监管模式不是固定不变的，而是随着认识的深化，通过对产业发展的变化以及风险特征及时调整并采取有效的监管方式。因此要借鉴发达国家的经验，探索创新监管模式。

1.由事后查处转变为主动排查

要把事后查处、被动救火式的监管，转变为主动排查、预防为主的模式，强化风险监测、监督抽检等工作，健全现场检查、问题核查、飞行检查、动态监督、随机抽检、明察暗访等立体风险防控体系。

2.由重视终端产品检验转变为覆盖生产全过程

要把只重视终端产品的监管，转变为关口前移、向生产经营全过程覆盖的全链条监管，加快追溯体系建设，加大企业内部质量规范强制实施和推广力度，逐步在大型企业推行风险信息报告制度，开展风险信息分析和交流。

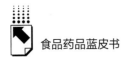

3.由分散碎片化转变为集成系统化

推动监管方式由分散化、碎片化转变为集成化、系统化，统筹各类资源、形成监管合力，通过制度设计，将前期的审核、准入、日常核查等环节工作有机串联，把风险监测、监督抽查、现场检查、稽查办案等有效衔接，收集整合来自现场检查、检验结果、风险监测的数据，以及投诉举报等各方信息，有效解决突出的食品药品安全监管问题。

（四）加强依法行政，努力实现食品药品最严格监管

1.加快立法进程，健全法律法规体系，监管有法有据

提高立法质量，增强可执行性和可操作性。要坚持以科学严谨的态度开展立法，前期开展立法调查研究，后期要进行评估论证。健全食品药品安全监管的法律体系，使监管有法可依。

2.严格规范执法，落实企业主体责任，监管公正文明

依法惩处违法行为，建立健全执法全过程记录制度，加大重点产品、环节和重点区域的执法力度，敦促企业履行主体责任。推进执法信息公开，规范执法具体操作流程，维护监管部门公正文明的良好形象。

3.建立司法对接，完善行刑衔接制度，追究法律责任

行刑衔接制度有效建立，同级监管部门与公安机关之间建立起案情会商研判、信息交流共享、联合执法办案、线索移交移送、案件成果联合发布等机制，有力打击违法犯罪活动，确保对违法犯罪行为的法律责任追究到位。

三 2014～2015年食品药品监管的重点工作

当前和今后一个时期的首要政治任务是全面贯彻落实党的十八届三中全会精神，全面推进依法治国，进一步促进国家治理体系现代化，适应经济发展的新常态，中共对食品药品监管工作提出全新的要求。"完善统一权威的食品药品安全监管机构，建立最严格的覆盖全过程的监管制度，建立食品原

产地追溯制度和质量标识制度，切实保障食品药品安全"是《中共中央关于全面深化改革若干重大问题的决定》明确提出的要求，在中央经济工作会议、中央农村工作会议上，习总书记对食品药品安全工作做出一系列的重要指示，这充分体现了新一届中央领导集体对民众饮食用药安全的高度重视。

（一）深刻认识党中央对食品药品安全监管工作的要求

1. 食品药品安全监管纳入"公共安全体系"

食品药品安全是民众最关心的利益问题，也是重大的基本问题，同时也是经济问题和政治社会问题。食品药品安全领域的违法犯罪活动，直接影响民众的生命财产安全。将食品药品监管领域的改革作为深化改革的重点领域，纳入健全公共安全体系，表明食品药品安全监管也成为维护公共安全、保障社会和谐的主要任务。

2. 建立统一权威和全程监管制度

以往食品安全监管职能分散在多个部门、资源配置低效，无法形成监管合力，既影响监管执法的统一性，也影响监管执法的权威性。分段监管造成监管盲区，上下衔接过程中无法明确责任，无缝衔接无法实现。只有实现集中统一的监管，才能有效消除分段监管存在的责任模糊地带。要从体制深化改革和制度创新上形成一体化、专业化、高效率的食品药品监管体系。

3. 国家治理体系建设中的监管任务

要使国家治理体系和治理能力现代化，政府主导作用下的社会多方参与，达到政府治理和社会调节的良性互动是关键。食品药品监管是国家公共安全治理体系的重要组成部分，要脱离原有的监管模式，从单一的政府监管转变为企业、公众、媒体等多元社会共治，采取法律、市场、道德等多种手段替代单一的行政手段。

（二）扎实推进各项重点工作，确保公众饮食用药安全

1. 保持严惩违法犯罪的高压态势

集中力量针对消费量大、安全隐患多的重点产品、区域开展专项整治，

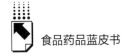

保持严惩违法犯罪的高压态势，打击食品药品领域的犯罪行为。以乳制品、食用油、肉制品、儿童食品等为重点，集中整治农村、城乡接合部、学校周边以及网上销售等区域。重点开展打击制售假劣药品、非法网上销售药品以及化妆品非法添加禁限用物质等行为的整治。

2.加快完善食品药品安全治理体系

要尽快完成基层体制改革，形成上下贯通、权责明确、统一完善的机构体系，使监管触角延伸到位、把网底兜牢。要按照治理体系和治理能力的新思维、新要求，打造一个以监管为重心、体现服务功能，并引入宣传引导和社会组织功能的主业突出、互相支撑、良性互动的完整的管理体系，深化内部机制建设，向管理要效率、要能力；探索创新更丰富的服务手段，在监管中实现服务、在服务中加强监管。要完善适应新体制、有效管用、覆盖要宽、约束要严的制度体系。要着眼权责明确，加强各业务流程优化再造，完善纵向顺畅、横向协调、高效有序，成系统、能协同的运行体系。

3.以技术支撑体系建设提高科学监管能力

加强检验监测体系建设，建立以国家级机构为龙头、省级机构为骨干、市县机构为基础、第三方机构为补充的食品药品检验检测体系。提高监管技术装备配备水准，加强基层执法装备、应急处置设施等的配置，尽快达到监管装备的现代化。以信息化促进监管模式的革新，促进监管效率的倍增。在整个食药监系统中按照一个系统、一个平台实现统筹设计、统一标准的信息化建设，在信息化建设中有效利用原有资源，整合现有的不同系统，以业务和管理的需求为导向，支撑科学化决策、精细化管理、人性化服务，实现监管智能化的目标。

食 品 篇

Food Reports

B.2

中国食品安全与监管政策研究报告*

上海市食品药品安全研究中心课题组

摘　要： 食品安全依然是目前中国社会关注的重点问题之一，本文回
顾了2013～2014年食品行业各领域的发展情况，围绕《食品
安全法》修订为核心的法制建设、食品安全总体情况、食品
安全事件等主题，系统梳理并分析了我国食品安全领域的进
展情况，并对《食品安全法》的修订情况作了回顾，在此基
础上本文对食品安全监管的未来政策趋势进行分析和展望。

关键词： 食品安全　监管政策　食品事件　风险交流

---

* 课题研究总负责:唐民皓;审核:高惠君;执笔人:李伟、丁冬、高磊。

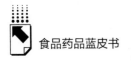

引　言

食品安全事关民众身体健康和生命安全，当下中国社会各界普遍关注食品安全。食品安全问题是重大的基本民生问题、重大的经济问题和政治问题。首先，"吃得安全、吃得放心"是民众的基本要求和期许，切实维护好、落实好、发展好民众的食品安全权是法治政府、服务政府的题中之意，是政府保障和改善民生的重要任务。其次，食品行业是国民经济的重要组成部分，据统计，仅食品工业就占全国工业总产值的 10% 左右，依法规范食品行业的生产经营活动，提升食品质量安全水平，事关食品行业的健康有序发展和国民经济的总体稳定。最后，在现代传媒高度发达，信息传播速度和渠道大大提升、拓宽的背景下，食品安全问题一旦应对处理不当，就容易形成公共事件，酿成公共危机。因此强化食品安全监管质效，事关社会和谐稳定和政府公信力的维护。

近年来，政府和社会各方积极探索完善食品安全监管体制、提升食品监管质效的方式方法，不断加强食品安全监管执法、联合执法、社会共治的力度，我国食品安全保障水平稳步提高，形势总体稳定向好，未出现全国性、系统性的食品质量安全问题。2013 年以来，我国食品安全监管体制在国家和地方两个层面发生重大变革：国家食品药品监督管理总局统一行使食品生产、流通、餐饮环节的监管职权，新的"三定"规定等文件进一步明晰了农业行政、卫生行政、质量监督、工商管理、食品药品监管部门的职责权限；地方各级政府积极探索食品统一监管，形成了由食品药品监管部门统一行使监管职责、组建市场监管局等不同的改革模式。总体而言，国家食品安全监管体制向一体化迈进，有利于形成政令更加统一、监管理念更加一致、监管更易形成合力的食品安全监管格局。

2013～2014 年，在新的食品安全监管体制下，食品安全法制建设和标准建设工作有序开展。2013 年，《食品安全法》列入国务院立法工作计划一档项目，国家食品药品监管总局从增强法条可操作性、强化企业主体责任、落实地方政府责任、加强对食品违法违规行为严刑重处、加大消费者权益保护力度、构建社会共治格局方面入手，牵头起草完成修订草案。2014年12月，修订草案二审稿提交全国人大常委会审议，进一步就食品储存和运输、食用农产品市场流通、转基因食品标识、高毒农药使用等方面进行了细化。国家食品药品监管总局先后制/修订多部涉及食品安全的部门规章。国家卫生行政部门积极推进食品安全标准建设和管理工作，落实风险监测和评估工作。2015年4月24日，被称为"史上最严"的《食品安全法》经第十二届全国人大常委会第十四次会议审议通过。

在具体监管执法方面，保健食品打"四非"专项整治行动、强化婴幼儿配方乳粉监管、农村食品安全"四打击四规范"专项行动等有序展开。重典治乱在食品安全重点区域、重点品种上的积极投射效应明显。首次开展进口食用植物油境外质量安全管理体系检查，食品安全国家抽检及信息公布向定期化、常态化迈进等新举措彰显食品安全新的治理思维和模式在逐步推开。

总体而言，我国食品安全监管工作在新的格局下正处于稳步推进阶段，而食品安全领域面临的食品安全事件频发等监管难题也仍需逐步加以破解。监管资源的不断优化、监管效能的不断提升、具体制度机制的建立和完善、社会各界的广泛参与、理性平和的食品安全社会认知氛围都将是食品安全水平提升、食品安全信心提振的重要保障。食品安全的治理需要制度机制的保障，也需要宽容和耐心的社会环境。

一 产业状况

（一）农产品产业状况

2012～2013年，全国进一步加大对农业的支持力度，农业生产投入力度不断加大，农业科技对农业生产的支撑作用明显增强，农产品的质量安全水平平稳，农业农村发展的各项目标任务圆满完成，粮食产量分别实现

"九连增"和"十连增"。在农产品产量方面，国家统计局对全国31个省（区、市）的抽样调查和农业生产经营单位的统计数据显示，2012年全国粮食、油料、肉类、水产品总产量与上年相比均有不同幅度的提高，"谷物基本自给、口粮绝对安全"的粮食安全战略稳步推进。农产品质量安全方面，2012年全国农产品监测蔬菜、畜禽、水产品合格率分别为97.9%、99.7%和96.9%。2013年农业部开展的农产品质量安全国家专项监督抽查结果显示，抽取的蔬菜、果品、茶叶等733个食用农产品样品专项抽检合格率达98.8%。

1. 主要产业数据①

2012年全国粮食总产量58955万吨，比上年增长3.2%，其中稻谷产量20425万吨，小麦产量12100万吨，玉米产量20560万吨。2013年全国粮食总产量60194万吨，同比增长2.1%，其中稻谷产量20361万吨，小麦产量12193万吨，玉米产量21849万吨。

2012年全国肉类总产量8387万吨，增长5.3%，其中猪肉产量5343万吨，增长5.6%；禽肉产量1823万吨，增长6.7%；牛肉产量662万吨，增长2.3%；羊肉产量401万吨，增长2.0%。2012年全国牛奶产量3744万吨，增长2.3%。水产品产量5906万吨，增长5.4%。2013年全国猪牛羊禽肉产量8373万吨，增长1.8%，其中猪肉产量5493万吨，增长2.8%；禽肉产量1798万吨，下降1.3%；牛肉产量673万吨，增长1.7%；羊肉产量408万吨，增长1.8%。2013年全国牛奶产量3531万吨，下降5.7%。水产品产量6172万吨，增长4.5%。

2. 农业产业存在的问题

根据农业部公布的相关数据，我国农产品质量安全形势总体稳定平稳，满足了消费者需求，有效保障了农产品供给，增加了农民的收入。但我国农产品质量安全的基础依然比较薄弱，农产品生产小、散、乱的状况没有得到

---

① 汪传敬：《2012年农业发展报告》《中国发展报告（2013）》；张明梅：《2013年农业发展报告》《中国发展报告（2014）》。

根本转变，形形色色的农产品质量问题时有发生，影响农产品质量安全的深层次矛盾尚未根本解决，农产品质量安全监管的长效机制还没有建立起来。

第一，传统农业生产经营模式给农业产业发展、农产品质量安全保障带来极大挑战。传统农业生产经营方式下经营主体规模小、数量大、集中度低，生产经营环节多，监管难度大，影响农产品质量安全的保障。据相关统计数据，目前全国共有农户 2.4 亿户，耕地承包面积户均 7.5 亩，农民专业合作社 37.91 万家，有 2900 万左右的农户入社，仅占总数的 12%。由此可见，农业生产仍是分散且不成规模，生产经营方式仍然较落后，部分农民缺乏现代化的农业生产知识，质量安全意识薄弱，随意、超量施用农药兽药的情形较为常见，不利于农产品质量安全的保障。

第二，农产品产地面临的环境污染问题制约质量水平提升。根据农业部的相关信息，目前农产品产地的重金属污染问题不容忽视。比如较为突出的稻米镉污染主要集中在南方部分省区的少数县市，主要是由于环境污染长期积累形成的。污染物质通过土壤、空气、灌溉等方式的迁移或直接作用对农产品质量安全造成的影响亟待研究与解决。

第三，农产品质量安全监管工作相对滞后，导致农产品质量安全水平有所下降。主要表现为，农产品质量安全监管机制有待完善，市场准入制度尚未全面实施，市场上仍存在一些不安全农产品，产品难以体现优质优价。另外，农业生产体系、技术保障体系基本上是围绕着增产这个目的建立的，相关质量安全监管基础工作薄弱亟待加强。农业部门的绩效考核体系不够完善，监管网络尚未健全，质量安全监测能力不足，监管部门之间信息共享机制仍不通畅。

（二）食品工业状况

1. 总体状况

2012 年，全国规模以上食品工业企业 33692 家，从业人员 707.04 万人，比上一年新增 39.70 万人；现价食品工业总产值为 89551.84 亿元，同比增长 21.7%；实现主营业务收入 87982.57 亿元，同比增长 19.0%；实现利润

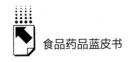

总额 6571.47 亿元，同比增长 25.2%。2013 年 6 月，规模以上食品工业企业达 35263 家，增幅 4.7%；2013 年 1～6 月完成主营业务收入 46951.10 亿元，实现利润总额 3276.57 亿元。

2012 年，食品工业总产值东部、中部、西部、东北地区完成量分别占同期全国的 42.43%、24.89%、18.90%、13.78%，同比中部和东北部有所增长，而东部和西部有所下降。按完成现价食品工业产值计，全国食品工业总产值的 65.70% 由山东、河南、辽宁、湖北、四川、江苏、广东、湖南、吉林、福建等位列前十位的地区完成，共完成食品工业总产值 58838.65 亿元。

2012 年，食品工业主要产品的生产量增长稳定，大米、速冻米面食品、精制食用植物油、成品糖产量的增速超过 20%；鲜肉、冷藏肉、小麦粉、冷冻水产品、方便面、软饮料、精制茶、饲料的增速超过 10%。

2. 食品工业主要行业发展情况

（1）粮食加工业

2012 年，全国规模以上粮食加工企业有 5473 家，共完成现价工业总产值 9890.7 亿元，同比增长 21.0%，占食品工业总产值的 11.0%。2012 年面粉（小麦）产量 12331.72 万吨，大米产量为 10769.66 万吨。谷物磨制加工业经济效益有改善，全年实现利润 506.46 亿元，平均利润率达到 5.1%。

（2）食用植物油加工业

2012 年，我国规模以上食用油加工企业有 1992 家，共完成现价工业总产值 9040.3 亿元，同比增长 22.6%，占食品工业总产值的 10.1%。食用植物油加工技术能级提高，工业企业规模化发展，供应市场的品种和规格日益丰富。

2012 年，全国食用油产量的 54.7% 由排名前 5 的山东、广东、江苏、湖北和黑龙江生产供应。

（3）屠宰及肉类加工业

2012 年，屠宰及肉类加工企业完成工业总产值 10427.94 亿元，比上年增长 20.7%，占食品工业总产值的 11.65%。按产值计，禽类屠宰占比下降至 28.8%，牲畜屠宰占比升高至 41.0%；肉制品加工占比为 30.2%。

（4）制糖业

2012 年，全国规模以上制糖企业 290 家，完成工业总产值 1200.23 亿元，比上年增长 17.3%，占食品工业总产值的 1.34%。该年度我国食糖进口创新高。全年进口食糖 374.70 万吨，价值 22.40 亿美元。

（5）液体乳及乳制品制造业

2012 年，规模以上液体乳及乳制品工业企业有 649 家，完成现价工业总产值 2542.36 亿元，同比增长 18.1%，占食品工业总产值的 2.84%。液体乳产量为 2545.1 万吨，销售量为 2518.7 万吨，产量增长 8.1%；产品销售率 99.1%。全行业实现利润 159.55 亿元，同比增长 21.7%。

（6）方便食品制造业

2012 年，全国规模以上方便食品工业企业有 1096 家，完成现价工业总产值 2904.99 亿元，同比增长 24.4%，占食品工业总产值的 3.24%。其中，速冻食品制造、米面制品制造、方便面及其他方便食品制造分别占全行业的 20.1%、20.6%、59.3%。全行业实现利润 210.30 亿元，同比增长 22.3%。

（7）酿酒工业

2012 年，全国规模以上酿酒工业企业有 2364 家，完成现价工业总产值 7527.02 亿元，同比增长 20.7%，占食品工业总产值的 8.41%。全年白酒、啤酒、葡萄酒、酒精产量分别为 1153.16 万千升、4902.00 万千升、138.16 万千升、820.62 万千升。

3. 食品工业存在的问题

首先，产业发展水平不高，成为我国食品安全基础薄弱的最大因素。近年来我国食品工业发展迅速，对经济增长的贡献率逐年增加，但由于行业准入门槛较低、技术能级不高等原因，食品企业呈现规模小、分布散、集约度不高等状况，产品质量安全管理能力有待提高。

其次，企业主体责任尚未落实。当前我国社会不讲诚信、不讲道德的现象在不同行业时有发生，食品行业这种现象可能更为普遍，总体诚信水平需要进一步提高。尤其是部分食品生产经营者为牟利，甚至故意从事违法违规活动，由此带来的食品安全隐患不容忽视。

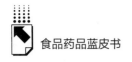
再次，食品产业的发展不适应公众食品消费结构的变化。随着经济社会的快速发展，城镇化、工业化的步伐进一步加快，城镇人口快速增长，而居民生活方式的转型和需求的升级，人们对食品和餐饮的安全要求越来越高，不仅要求食品具有"色、香、味"，还要食品价格低廉，并对食品食用方便性、易储存性提出更高的要求。为改善品相、味道以及达到延长保质期甚至某些营养成分指标检测的目的，一些非食用添加物质应运而生，其安全性成为食品安全监管的新难题。

最后，资源环境制约加剧，节能降耗、治理污染任务艰巨。食品工业中部分行业能耗、水耗及污染物排放较高，这与建设资源节约型和环境友好型社会不相符合。必须增强危机意识，树立低碳发展和绿色环保的理念，大力发展循环经济。着重在发酵、酿酒、制糖、淀粉等行业，进一步加快节能减排技术改造，积极推广清洁生产和综合利用等新技术、新工艺。

（三）餐饮行业状况

1. 主要产业数据

2012 年，全国餐饮收入 23448 亿元，同比增长 13.6%，增速同比下滑 3.3 个百分点。2012 年的餐饮收入占社会消费品零售总额的 11.15%。2013 年，全国餐饮收入 25569 亿元，同比增长 9.0%，增速继续下滑，连续 4 年低于社会消费品零售总额增长速度，为近 23 年来的增速最低水平，餐饮收入占社会消费品零售总额的 10.8%，占比继续下降，餐饮业发展面临前所未有的严峻形势。

2012 年餐饮百强企业营业收入达到 1850.56 亿元，同比增长 16.5%。2012 年入围门槛提高了，新增 16 家企业。全年百强企业市场集中度有所提高，营业收入超过 10 亿元的企业从 2011 年的 44 家增加至 47 家，前 10 名餐饮企业的营业收入均超过 30 亿元，总计达到 877.54 亿元，占百强营业收入的 47.42%，同比增长 0.67%。5 亿元以下企业仅为 10 家，比 2011 年减少 8 家。从企业性质来看，外商投资及港澳台企业有 15 家，营业收入达到 805.57 亿元，占百强企业营业总额的 43.54%；民营性质的企业有 74 家，尽管数量多，但其营业收入仅 867.2 亿元，占百强企业营业总额的 46.87%，可见民营企业的规模无法与外商及港澳台企业相比。

2013 年餐饮百强企业营业收入达到 1911.1 亿元，同比增长 5.7%，新增 5 家企业。2013 年百强企业的产业集中度有所下降，尽管前 10 名餐饮企业的营业收入均超过 30 亿元，但占百强营业收入的比例降至 46.3%。从企业性质来看，民营企业不仅占据了 3/4 的席位，营业收入也占到百强企业总营业收入的 50.3%，同比有所上升。

从地区来看，北京、上海、广东等东部餐饮业发达地区 2012 年行业增速创历史新低，上海限额以上住宿餐饮业零售额仅增长 3.4%；而中西部地区增势强劲，吉林、江西、湖北、广西、新疆餐饮业增长速度都超过 20%。2013 年，绝大部分省区市餐饮收入增速出现不同程度的下降，分化严重，总体表现低迷。

大众点评网发布的《2012 城市生活消费报告》显示，2012 年全国餐饮人均消费价格（不含小吃快餐）为 50~90 元/次。该报告共调查了 23 个城市，全国餐饮人均消费最高的前三大城市是上海、北京、深圳，人均消费价格分别为 90 元/次、87 元/次、81 元/次。2012 年，以大众需求为主的团购发展迅猛，大众点评网 2012 年团购销售总券数近 6000 万份，同比增长高达 150%，购买人数比 2011 年增长近 70%。

2. 餐饮行业存在的问题

近年来，中国餐饮业取得令人瞩目的成绩，但仍存在诸多问题，主要的问题有：从业人员素质参差不齐，行业整合度低，品牌建设乏力，企业诚信水平不高，经营管理体制落后，等等。

（1）"四高一低"制约发展

2011 年以来，经济下滑使餐饮业经营困难。房租高、劳动力成本高、原料成本高、能源价格高、利润降低的趋势仍较明显，餐饮行业利润不断下滑。2012 年，上海市限额以上住宿和餐饮企业实现利润 17.03 亿元，比上年同期下降 38.3%。北京市限额以上餐饮企业 1~11 月利润总额 11.59 亿元，同比下降 21.4%。

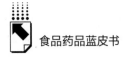

（2）食品安全事件给行业发展带来负面影响

餐饮上游产业链的食品安全问题、行业内部诚信自律不严以及媒体的夸大报道均给餐饮行业带来了负面效应，消费者对饮食安全高度关注且信心不足。2012 年，麦当劳销售过期食品在央视 3·15 晚会曝光，让品牌形象受到损伤。年底爆出的"速成鸡"事件，再次将多家知名餐饮企业推到风口浪尖。2013 年"大米镉超标""特大地沟油案""狐狸肉冒充牛驴肉"等一系列食品事件不断出现。

（3）政策变化深刻影响行业发展

自中央提出"八项规定"、"六项禁令"和"厉行勤俭节约，反对铺张浪费"等要求后，据中国烹饪协会调查，国内高端餐饮消费大幅下滑，餐饮领域奢华消费的势头得到有效遏制，以大众消费为主的中低档餐饮消费明显增长。规范公款消费、厉行勤俭节约的政策导向对餐饮业的发展产生了深远影响。《食品安全法》的制定（修订）和发布，表明了政府加强食品安全监管的决心。比如明确了我国食品安全工作"预防为主、风险管理、全程控制、社会共治，建立科学、严格的监督管理制度"的总体原则。明确网络食品交易第三方平台提供者的管理职责和法律责任，加强食品网络交易监管。鼓励食品生产经营企业投保安全责任险，防范大规模食品安全事件带来的风险，切实保护消费者权益。

（四）食品进出口贸易状况

1. 主要产业数据①

2012 年，我国食品进出口为 1416.8 亿美元，同比增长 12.8%。其中食品进口额为 874.3 亿美元，增长 20.5%；食品出口额为 542.5 亿美元，增长2.2%。进出口贸易逆差 331.8 亿美元。2013 年，我国食品进出口达 1531.6

---

① 熊必琳：《2012年食品工业经济运行综述和2013年一季度情况及展望》，《中国食品安全报》2013年5月16日第 A02版；孟克：《食品工业升级为国民经济支柱产业》，《中国食品安全报》2014年5月26日第1版；《我国食品机械出口潜力巨大　品牌意识不可缺》，http://www.cnfood.cn/n/2014/0331/15527.html，2015年4月13日。

亿美元，比 2012 年增长 8.1%；当年食品进口 952.1 亿美元，同比增长 8.9%；食品出口 579.5 亿美元，同比增长 6.8%。

2012 年，我国的食品进出口主要以一般贸易方式进行，金额为 1154.9 亿美元，增长 12.9%，占同期食品进出口总额的 81.5%；其余的以加工贸易方式进行，进出口金额为 144.8 亿美元，增长 6.1%，占 10.2%。2012 年，我国出口的主要商品为水产品、蔬菜，占食品出口总值的 57.2%；肉及肉制品占 9.4%。而进口的食品主要为粮食、油料、油脂等粮油产品，占食品进口总值的 66.0%；大豆和其他植物油的进口额分别为 349.9 亿美元和 121.5 亿美元，增长了 17.6% 和 14.3%。

2012 年，中美双边食品贸易额达到 280.1 亿美元，增长 18.9%，美国已成为我国最大的食品进出口国；第二大食品进出口贸易地区是东盟，双边食品贸易额达 244.7 亿美元，增长 5.8%；欧盟占据第三位，进出口 126.6 亿美元，增长 6.1%。

2013 年，我国食品进出口前三大贸易伙伴分别是美国、东盟和巴西。其中美国全年进出口总值 262.7 亿美元，占同期我国食品进出口总值的 17.1%；东盟进出口额 247.8 亿美元，占 16.1%；巴西进出口额 228.8 亿美元，占 14.9%。

2. 食品进出口贸易中存在的问题

我国食品进出口贸易中需要关注的问题主要是生产成本上升、进口食品安全等。首先，中国食品出口企业面临较大的生存压力。生存压力一是来自生产成本上升，主要包括食品原材料等价格的上涨，食品相关企业的生产成本急剧上涨，劳动力成本提高和人民币升值的影响。二是贸易壁垒的不断提高，给中国食品出口企业带来新挑战，技术性贸易壁垒成为制约中国食品出口的障碍。其次，中国出口食品的结构未明显改善，水产品和蔬菜的出口比重仍然较大。低附加值的初级产品出口比重依旧占据了较高的份额，而软饮料、罐头、酒等附加值高的食品出口量却下滑明显。与此同时，进口食品安全问题不容忽视。检出的不合格进口食品，主要涉及农兽药残留超标、重金属和食品添加剂超标、有害生物、微生物污染以及食品标签标识不符合规定等。其中不乏一些世界知名品牌。

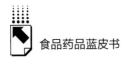
二 食品安全法制与标准体系建设

（一）食品安全法制建设的总体情况

2009 年《食品安全法》颁布实施以来，我国食品安全法制工作不断推进，逐步形成了以《食品安全法》等法律为统领，食品安全行政法规、部门规章、地方性法规等配套性法规规章相衔接，相对完备的食品安全法律规范体系。食品许可管理、食品安全标准建设、食品风险评估与监测、新食品原料管理、食品添加剂管理、食品标签标识管理、食品安全信息管理、食品安全应急处置等关系食品安全的法律法规和制度规范日趋健全和完善。食品安全法制工作的推进，为强化食品安全行政执法、日常监管，规范食品生产经营活动，保障民众的食品安全权提供了重要的制度支撑和法律保障。

2013～2014 年食品安全法制建设总体呈现出两方面特征。一方面，食品安全法制工作在既往基础上进一步完善和深化。针对新食品原料（原新资源食品）的管理，国务院卫生行政部门修订了《新食品原料安全性审查管理办法》，进一步科学合理地设定对新食品原料的界定；针对食品安全犯罪案件在司法裁判中的法律适用，最高人民法院、最高人民检察院联合发布《关于办理危害食品安全刑事案件适用法律若干问题的解释》，就生产、销售有毒有害食品罪及生产销售不符合食品安全标准的食品罪相关司法适用问题做出可操作性的规定。《关于审理食品药品纠纷案件适用法律若干问题的规定》的颁布实施，则就统一食品民事纠纷的裁判尺度、依法维护消费者的食品安全权益做出积极尝试，涉及知假买假的法律认定、因赠品产生质量安全问题的责任认定、第三方交易平台提供者的责任等多方面内容。这些规章、司法解释的颁布实施，是对食品安全监管实践和需求的有效回应。

另一方面，2013～2014 年是我国新一轮食品安全监管体制变革的关键时期，由于食品安全监管职责划转、机构整合等多方面的原因，这一时间段内的食品安全法制建设从以往的以深化落实《食品安全法》，健全和完善食品安全领域的配套性法规规章为重点，开始转向新的监管体制改革背景下监管职责划分、监管理念更新的食品安全法制调整和革新。《食品安全法》的修订、食品安全规章的整合、食品安全领域规范性文件的清理等工作都成为新形势下食品安全法制工作的重点。国务院将《食品安全法》等相关法律法规的修订工作纳入年度立法工作范畴，国务院法制办公开向社会征求对食品安全法修订草案的意见，提交全国人大常委会讨论的二审稿更是对社会普遍关注的转基因食品等内容进行了有效回应；国家食品药品监管总局印发2013 年、2014 年立法工作计划，对食品安全监管体制改革后涉及食品安全监管各领域的规章整合、制/修订工作也进行了规划。国家食品药品监管总局制/修订了包括行政处罚程序规定等在内的一系列部门规章，互联网食品经营管理办法、婴幼儿配方乳粉生产企业食品安全信用档案管理规定、食品召回等监督管理办法也在不断征集各方建议并进行完善。

（二）食品安全法制领域的重要动向与进展

1.《食品安全法》的修订

2013 年 5 月，《食品安全法》修订工作被列入《国务院 2013 年立法工作计划》（国办发〔2013〕37 号）。同月，国家食品药品监管总局制定《食品安全法》修订工作方案和工作计划。明确了《食品安全法》修订的总体原则，并将监管实践中比较成熟的、有利于促进科学监管的制度、举措纳入修订草案中，以完善监管制度、健全监管机制、强化各方责任。

国家食品药品监管总局汇总整理了历年来全国人大代表、政协委员有关食品安全监管的提案议案建议，召开专家咨询、论证会，广泛听取食品行业协会、企业的意见建议，征求食品安全监管部门、地方政府、社会公众等相关主体的意见建议，于 2013 年 9 月底形成了《食品安全法》（修订草案）稿。2013 年 10 月 29 日，国务院法制办公开向社会征求对修订草案送审稿的意见。2014 年 12 月，对食品储存运输等七方面问题细化后的修订草案二

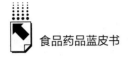

审稿提交全国人大常委会审议。2014年12月29日，修订草案二审稿向社会公开征求意见。2015年4月24日，修订后的《食品安全法》经人大审议正式颁布。

《食品安全法》的修订主要围绕落实监管体制改革成果、强化企业主体责任落实、完善地方政府责任、创新监管方式方法、构建社会共治格局、形成科学严谨宽严有度的食品安全法律责任体系等方面开展，从增强法条的科学性和可操作性出发，着力解决食品安全监管实践中反映的重点难点问题。①

一是删繁就简合理拆分条款。合并或适当简化了部分条款的内容，删除了其他相关法律已有规定或属于具体工作范畴的内容；将食品生产经营部分拆分为"一般规定"、"生产经营过程管理"、"标签、说明书和广告管理"和"特殊食品管理"等，使得法条的逻辑性更加清晰，法条规范的内容更加可辨，食品生产经营者应负的义务更加清楚明白。

二是明晰食品安全监管的责任归属。对国家食品药品监管总局等的食品安全监管职责进行了规定，力求明确，但又为以后可能出现的机构改革和职能调整留有余地，避免动辄修改法律的情况出现。比如对国家检验检疫部门的职责规定十分简洁："国家出入境检验检疫部门对进出口食品安全实施监督管理"。首次明确食品安全工作实行"预防为主、风险管理、全程控制、社会共治，建立科学、严格的监督管理制度"的原则。

三是细化完善企业主体责任。明确提出食品生产经营者是"食品安全第一责任人"，应当"对其生产经营食品的安全负责"，从总体上确立了食品生产经营者的义务。从制度层面强化企业责任，要求食品生产经营企业建立食品追溯体系；明确网络食品交易第三方平台提供者的管理职责和法律责任；鼓励食品生产经营企业投保安全责任险，防范大规模食品安全事故带来的风险；要求食品生产经营者建立食品安全自查制度，定期对食品安全状况

---

① 全国人大常委会法工委《关于征求十二届全国人大常委会五年立法规划项目建议的函》（法工办发〔2013〕45号）明确要求"增强法律条文的可操作性，尽量减少法律配套法规"。

进行评价，及时发现、防范和处置风险。

四是构建食品安全社会共治格局。提出社会共治理念，从具体制度层面建构落实社会共治的路径。食品行业协会应当依照章程建立和健全行业行为规范以及内部奖励和惩戒机制，提供食品安全相关的信息、技术指导等服务，敦促和引导食品生产经营者依法开展生产经营活动；消费者协会和其他消费者组织对侵害消费者合法权益的食品安全违法行为有权进行社会监督；对举报人的相关信息予以保密，保护其合法权益；对媒体编造、散布虚假食品安全信息要事后追责。

五是构建科学严密的法律责任体系。加大"明知故犯"型食品安全违法违规行为的处罚力度：明知违法仍为其提供场所或者其他条件，规定其与食品生产经营者承担连带责任；在食品中添加药品等违法行为加重处罚，对用非食品原料生产食品的责任人可予拘留等；采取行业禁入制度，明确食品生产经营者被吊销食品生产经营许可证后，五年内不得从事食品生产经营；进一步完善惩罚性赔偿制度，除规定支付价款 10 倍或者损失 3 倍的赔偿金外，还新增了"增加赔偿的金额不足一千元的，为一千元"的规定。

对能够证明已经履行法定义务或者违法行为显著轻微对食品安全没有实质影响的行为，采取减轻或免予处罚的处理方式；食品的标签、说明书有瑕疵但不影响食品安全的，生产经营者不承担惩罚性赔偿责任。

2. 与食品安全有关的食品行政法规制修订

与《食品安全法》一并纳入修订的项目还有《乳品质量安全监督管理条例》（修订）和《清真食品标志使用管理办法》（制定）。《乳品质量安全监督管理条例》已征求国务院相关食品安全监管部门的意见。《清真食品标志使用管理办法》也进入起草和论证的阶段。《清真食品管理条例》也正在进行修订完善。

乳品质量安全问题近年来受到社会各界的普遍关注，《乳品质量安全监督管理条例》的修订，一方面在食品安全监管职责上根据新的体制改革的成果进行修订；另一方面根据前期征求意见的结果，关于婴幼儿配方乳粉、进口乳品的监管及乳品风险监测等问题是食品安全监管部门初步反映需要加

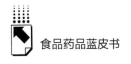

以修改和完善的地方。

清真食品通常是指按照中国穆斯林饮食习惯屠宰、加工、制作的符合清真要求的饮食产品。根据《清真饮食与食品安全研究报告》，我国清真产业产值近年来每年以10%的速度增长，我国2400多个县市中，近98%的市县有清真食品、用品生产企业，饮食、副食、食品经营户12万多户，清真市场的主要经营模式有清真食品用品的生产加工、零售、出口，清真餐馆、清真食品的运输、物流和涉及清真食品用品方面的管理、咨询、培训等。清真食品行业也存在假借清真品牌生产经营非清真食品、生产经营关键岗位聘用非穆斯林员工等问题。①《清真食品标志使用管理办法》和《清真食品管理条例》如果能够顺利出台，必将对规范和促进我国清真食品行业发展，提升清真食品安全水平提供重要法制保障。根据2013年形成的《清真食品管理条例》（草案修改稿），国务院民族工作部门负责对全国清真食品涉及少数民族饮食习惯事务的指导和监督检查工作，在地方则有县级以上地方人民政府民族工作部门负责上述工作。除此之外，从事清真食品生产经营活动还应当取得清真食品标志使用许可。条例草案还对清真食品的生产经营规范、违法违规行为的法律责任等做了规定。

3. 食品安全部门规章的制修订

2013年食品安全监管体制改革后，国家食品药品监管总局全面负责食品生产、流通和餐饮环节的食品安全监管工作。为了适应新的监管形势，国家食品药品监管总局制定了《国家食品药品监督管理总局2013年立法计划》，该计划涉及食品（含综合）的规章制修订项目共22项，主要有立法程序、行政复议、行政处罚、事故调查、监督抽验、许可管理、添加剂监管、标签标识管理、召回管理、保健食品管理、食品安全信息发布等。

4. 食品安全规章和规范性文件的清理

由于近年来我国食品安全监管体制处于不断调整过程之中，各监管部门

---

① 《我国首份清真食品安全研究报告发布》，http：//sp. chinadaily. com. cn/ningxiasp/
20131127/193242. html，2013年12月1日访问。

均发布了相应的规章和规范性文件。政出多门、清理整合不到位等多种因素给食品安全执法带来了不少困扰。系统地清理食品安全领域的规章、规范性文件显得尤为必要。以新的《食品安全法》出台为节点，对食品安全领域的规章、规范性文件根据不同情况，分别采取废止、修改等不同的解决方式，将是有效厘清食品安全领域相关规范，形成科学合理、没有冲突的食品安全法制体系的重要保障。

5. 已颁布的重要的食品安全规章和规范性文件

（1）《国务院办公厅关于加强农产品质量安全监管工作的通知》

该通知 2013 年 12 月 11 日印发，从强化属地管理、落实具体执法任务、推进农业标准化建设、加强禽畜屠宰监管、推进专项治理、提升监管能力等方面对农产品质量安全监管工作进行统一部署。在国家层面统一部署农产品质量安全的监管工作，食品安全风险把控关口前移，有利于从整体上提升我国食品安全的水平。

（2）《新食品原料安全性审查管理办法》

为规范新食品原料安全性评估材料审查工作，国家卫生计生委修订并发布《新食品原料安全性审查管理办法》，进一步规范了新食品原料应当具有的食品原料属性和特征，取消了生产经营和卫生监督相关内容，增加了受理新食品原料申请后，向社会公开征求意见的程序，规定新食品原料现场核查要求。

（3）婴幼儿配方乳粉监管的系列文件

2013 年，国务院办公厅印发《关于转发食品药品监管总局等部门关于进一步加强婴幼儿配方乳粉质量安全工作意见的通知》，国家食品药品监管总局发布《关于禁止以委托、贴牌、分装等方式生产婴幼儿配方乳粉的公告》《关于发布婴幼儿配方乳粉生产企业监督检查规定的公告》，进一步加强了对婴幼儿配方乳粉的监管工作。

（4）《食品安全抽样检验管理办法》

该办法 2014 年 12 月 31 日公布，一是要求食品生产经营者收到不合格检验结论后，应当立即采取封存库存问题食品，暂停生产、销售和使用问题

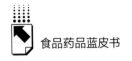

食品等措施控制食品安全风险；二是规定了承检机构的工作规范、明确了伪造数据或出具虚假报告、未按时公布检验结论等不正当行为的法律后果；三是强化监管部门的主动作为；四是完善不合格检验结论的报告通报程序；五是完善不合格检验结论的复检程序；六是简化真实性异议的处置程序；七是强化依法调查处理不合格检验结论的职责；八是完善抽样检验信息的公布程序。

（三）食品安全的司法保障

1. 食品安全犯罪法律适用问题的司法解释

最高人民法院、最高人民检察院会同有关部门在深入调研、论证基础上，制定了《关于办理危害食品安全刑事案件适用法律若干问题的解释》（以下简称《解释》）。

该《解释》共二十二条，对十一个方面的问题进行了规定，包括生产、销售不符合安全标准的食品罪和生产销售有毒、有害食品罪的明确界定以及定罪量刑标准，严惩食品添加剂滥用行为和食品非法物质添加行为，首次明确生产、销售不符合安全标准的食品添加剂、食品相关产品行为的定罪处罚标准，严惩非法生产、销售国家明令禁止的食品使用物质的行为，从严惩治非法生猪屠宰、经营行为，明确界定危害食品安全犯罪竞合的处理原则，依法严惩危害食品安全犯罪的共犯以及食品虚假广告类犯罪，严惩食品监管人员的渎职犯罪，对危害食品安全的犯罪从严适用刑罚等。

上述《解释》还明确了危害食品安全相关犯罪的定罪量刑标准，列出相关罪名的司法认定标准，统一了新型疑难案件的法律适用意见，对于进一步加大对危害食品安全犯罪的打击力度将发挥重要作用。

2. 食品安全民事纠纷的司法解释

食品、药品纠纷常常涉及人身损害赔偿，不仅容易产生违约责任，而且会产生侵权责任，同时案件受到侵权责任法、消费者权益保护法、合同法、食品安全法等一系列法律法规的调整，办案过程中遇到的程序和实体问题较为复杂。为了有效保障消费者的合法权益，发挥司法在食品药品纠纷方面的积极作用，增强法条的可操作性，最高人民法院制定了《关于审理食品药品纠纷案件适用法律若干问题的规定》（以下简称《规定》）。

《规定》明确了"知假买假"者的消费者主体地位；明确了食品生产经营者应对赠品的质量安全承担责任；针对食品纠纷案件的违约之诉和侵权之诉合理设置了消费者和食品生产经营者的举证责任；确定了网络交易平台提供者的法律责任；明确了虚假食品、药品广告代言人和推销者的法律责任；规定了食品检验、认证机构因故意或者过失出具虚假、不实检验报告、认证的法律责任；明确了消费者主张"十倍赔偿"或其他类型的赔偿不以发生实际损害为前提；明确支持消费者协会的公益诉讼行为。此外，《规定》还进一步重申了霸王条款无效、民事责任优先等内容。

3. 食品安全犯罪的司法打击与特点分析

2013～2014 年，全国司法机关继续保持对食品安全犯罪依法严惩的高压态势。2013 年全国法院共受理生产、销售有毒、有害食品，不符合卫生标准的食品，不符合安全标准的食品案 2366 件，审结 2082 件，生效判决人数 2647 人（见图 1）。审结案数、生效判决人数与 2012 年相比，均有较大幅度增长。其中一审审结数同比增长 159.2%，生效判决人数同比增长 75.88%。

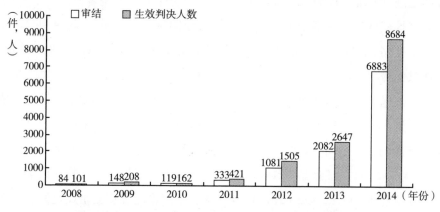

图 1　2008～2014 年全国法院审结案件数、生效判决人数

2014 年受理生产、销售有毒、有害食品罪、生产销售不符合食品安全标准罪 7090 件，审结 6883 件，生效判决人数 8684 人，审结案数、生效判

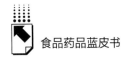
决人数与 2013 年相比，增幅巨大。其中审结数同比增长 230.6%，生效判决人数同比增长 228.07%。食品安全执法力度的不断增强、行刑衔接机制的不断优化，相关法律、司法解释的不断完善，共同促进了食品安全犯罪案件数量、受刑事制裁人数的双攀升。

（四）食品安全标准体系建设及进展

1. 总体情况

近年来，国务院卫生行政部门对食品安全标准的建设与管理主要通过以下四种形式开展。

一是从整体上加强对食品安全国家标准的建设和管理工作的规范性指导。国务院卫生行政部门单独或会同其他部门先后发布《关于开展食品地方标准清理工作的通知》《关于做好食品安全国家标准咨询答复等工作的函》《关于加强食品安全标准工作的指导意见》《食品安全国家标准整合工作方案（2014~2015 年)》《2014 年食品安全国家标准项目计划》《中国食品法典委员会工作规则》《食品安全地方标准制定及备案指南》，就食品安全地方标准的清理、标准咨询答复的具体责任机构、标准的具体建设和管理等问题进行了统一规划和部署。

二是在整合清理基础上制修订食品安全国家标准。截至 2014 年 12 月31 日，国务院卫生行政部门公布乳品安全标准，食品中污染物、真菌毒素、致病微生物和农药残留限量、食品添加剂和营养强化剂使用、食品生产经营规范、预包装食品标签和营养标签通则等食品安全国家标准，以及相关食品标准、生产经营过程的卫生要求和配套检验方法等，总计 463 项。[①] 其中，2013 年新制定、公布标准 109 项，包括《预包装特殊膳食用食品标签》（GB13432 - 2013)、《食品中致病菌限量》（GB29921 - 2013)、《特殊医学用途配方食品通则》（GB29922 - 2013)、《特殊医学用途配方食品企业良好生产规

---

① 《2013 年食品安全标准工作进展》，http：//www. moh. gov. cn/sps/s3594/201401/b200e87c56b84824a2a9a76b759b8cb3. shtml，2014 年 1 月 13 日访问，2014 年标准公布情况主要参考国家卫生计生委网站统计得出。

范》（GB29923 - 2013）等 4 项基础标准；《食品生产通用卫生规范》（GB14881 - 2013）1 项生产经营规范；《牛奶中左旋咪唑残留量的测定高效液相色谱法》（GB29681 - 2013）等 29 项兽药残留检测方法；《食品微生物检验副溶血性弧菌检验》（GB4789.7 - 2013）等 75 项检验检测方法。2014 年，国务院卫生行政部门先后制/修订食品安全标准 52 项，其中修订并重新发布基础标准 1 项，制定公布食品添加剂基础标准 1 项，生产经营规范 1 项，食品产品标准 12 项，食品检验方法规程 23 项，食品添加剂标准 12 项，食品营养强化剂标准 2 项。

表1　2014 年公布的食品安全国家标准

	名称	标准类别	编号
1	食品中农药最大残留限量	基础标准	GB 2763 - 2014
2	食品经营过程卫生规范	生产经营规范	GB 31621 - 2014
3	食品添加剂使用标准	食品添加剂基础标准	GB 2760 - 2014
4	面筋制品	食品产品标准	GB 2711 - 2014
5	豆制品	食品产品标准	GB 2712 - 2014
6	酿造酱	食品产品标准	GB 2718 - 2014
7	食用菌及其制品	食品产品标准	GB 7096 - 2014
8	巧克力、代可可脂巧克力及其制品	食品产品标准	GB 9678.2 - 2014
9	水产调味品	食品产品标准	GB 10133 - 2014
10	食糖	食品产品标准	GB 13104 - 2014
11	淀粉糖	食品产品标准	GB 15203 - 2014
12	坚果与籽类食品	食品产品标准	GB 19300 - 2014
13	保健食品	食品产品标准	GB 16740 - 2014
14	膨化食品	食品产品标准	GB 17401 - 2014
15	包装饮用水	食品产品标准	GB 19298 - 2014
16	食品安全性毒理学评价程序	检验方法规程	GB 15193.1 - 2014
17	食品毒理学实验室操作规范	检验方法规程	GB 15193.2 - 2014
18	急性经口毒性试验	检验方法规程	GB 15193.3 - 2014
19	细菌回复突变试验	检验方法规程	GB 15193.4 - 2014
20	哺乳动物红细胞微核试验	检验方法规程	GB 15193.5 - 2014
21	小鼠精原细胞或精母细胞染色体畸变试验	检验方法规程	GB 15193.8 - 2014
22	啮齿类动物显性致死试验	检验方法规程	GB 15193.9 - 2014

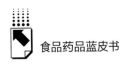
续表

	名称	标准类别	编号
23	体外哺乳类细胞 DNA 损伤修复（非程序性 DNA 合成）试验	检验方法规程	GB 15193.10 - 2014
24	体外哺乳类细胞 HGPRT 基因突变试验	检验方法规程	GB 15193.12 - 2014
25	毒物动力学试验	检验方法规程	GB 15193.16 - 2014
26	体外哺乳类细胞 TK 基因突变试验	检验方法规程	GB 15193.20 - 2014
27	受试物试验前处理方法	检验方法规程	GB 15193.21 - 2014
28	饮料中咖啡因的测定	检验方法规程	GB 5009.139 - 2014
29	植物性食品中游离棉酚的测定	检验方法规程	GB 5009.148 - 2014
30	食品中指示性多氯联苯含量的测定	检验方法规程	GB 5009.190 - 2014
31	食品中丙烯酰胺的测定	检验方法规程	GB 5009.204 - 2014
32	食品微生物学检验　空肠弯曲菌检验	检验方法规程	GB 4789.9 - 2014
33	食品微生物学检验　β 型溶血性链球菌检验	检验方法规程	GB 4789.11 - 2014
34	食品微生物学检验　蜡样芽孢杆菌检验	检验方法规程	GB 4789.14 - 2014
35	28 天经口毒性试验	检验方法规程	GB 15193.22 - 2014
36	体外哺乳类细胞染色体畸变试验	检验方法规程	GB 15193.23 - 2014
37	食品安全性毒理学评价中病理学检查技术要求	检验方法规程	GB 15193.24 - 2014
38	生殖发育毒性试验	检验方法规程	GB 15193.25 - 2014
39	食品添加剂　硬脂酸钾	食品添加剂	GB 31623 - 2014
40	食品添加剂　β - 阿朴 - 8 - 胡萝卜素醛	食品添加剂	GB 31620 - 2014
41	食品添加剂　天门冬氨酸钙　第 1 号修改单	食品添加剂	GB 29226 - 2012
42	食品添加剂　胶基及其配料	食品添加剂	GB 29987 - 2014
43	食品添加剂　决明胶	食品添加剂	GB 31619 - 2014
44	食品添加剂　水杨酸苄酯（柳酸苄酯）	食品添加剂	GB 31626 - 2014
45	食品添加剂　香芹酚	食品添加剂	GB 31627 - 2014
46	食品添加剂　高岭土	食品添加剂	GB 31628 - 2014
47	食品添加剂　聚丙烯酰胺	食品添加剂	GB 31629 - 2014
48	食品添加剂　聚乙烯醇	食品添加剂	GB 31630 - 2014
49	食品添加剂　氢气	食品添加剂	GB 31633 - 2014
50	食品添加剂　聚苯乙烯	食品添加剂	GB 31635 - 2014
51	食品营养强化剂　酪蛋白磷酸肽	食品营养强化剂	GB 31617 - 2014
52	食品营养强化剂　棉子糖	食品营养强化剂	GB 31618 - 2014

资料来源：数据统计自国家卫生计生委官方网站。

三是通过发布标准问答的形式就某一标准在实践中的理解和操作进行阐释。国务院卫生行政部门先后发布《预包装食品标签通则》（GB7718 -

2011）问答（修订版）、《预包装食品营养标签通则》（GB28050－2011）问答（修订版）、《食品中致病菌限量》（GB29921－2013）问答、《食品生产通用卫生规范》（GB14881－2013）问答、《预包装特殊膳食用食品标签》（GB13432－2013）问答及修订版等多个问答式标准解读文件，对涉及食品安全的重要基础性标准的实践应用进行指导。

四是通过请示答复的形式对个案中标准的适用问题进行解释。卫生部还通过批复、公告等形式对食品安全标准的适用问题进行解读，先后发布了《关于龙舌兰酒按照进口尚无食品安全国家标准食品管理的公告》《关于风味鱼干制熟食适用标准问题的批复》《关于低聚果糖使用有关问题的复函》《关于鱼肝油相关问题的复函》《关于黄花菜中镉限量问题的复函》《关于"滨海白首乌"有关问题的复函》等文件指导标准的适用。

2. 食品安全标准的清理工作

根据《食品安全法》要求和国务院的统一部署，国务院卫生行政部门开始全面推进食品安全相关标准的清理工作。制定并公布了《食品标准清理工作方案》，成立食品标准清理工作的领导小组和专家组，并会同各相关部门开展全面的标准清理，及时公布标准清理工作的进展等相关信息，向社会公开征询意见和建议。

清理工作在借鉴国际或其他国家的标准体系基础上，考虑我国食品生产的实际情况，已基本完成清理工作。摸清了现有食品安全相关标准的基数，梳理出5000项左右的食用农产品质量安全标准、食品质量标准、食品卫生标准以及行业标准；对标准或指标的废止、修订和继续有效提出具体的清理意见；拟定了我国的食品安全标准体系的整体框架，提出约1000项食品安全国家标准目录。

例如现行的食品产品标准共计860项，其中133项为强制性的国家标准，223项为推荐性的国家标准；强制性行业标准有70项，推荐性行业标准有434项。经清理，建议废止15项标准，如《可可粉》（LS/T3222－1994）等；建议修订为食品安全国家标准的包括《食用酒精》（GB10343－2008）、《蜂蜜》（GB14963－2011）等39项标准；建议整合为食品安全国

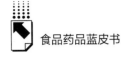

家标准的有《蛋与蛋制品》等 45 项标准；建议继续有效的食品安全国家标准有《速冻面米制品》等 14 项；建议不纳入食品安全国家标准体系的有《稻谷》等 747 项。建议不纳入食品安全国家标准体系的 747 项标准中，包括 39 项强制性国家质量标准，67 项强制性行业标准，以及 641 项推荐性国家标准和行业标准。这些标准中涉及食品安全的指标基本引用同类产品的食品安全标准或者食品中污染物限量等基础标准指标。

三 食品安全总体情况

近年来，在党中央、国务院的高度重视和各方的努力下，一系列食品安全监管的改革措施相继出台，相关政策得到了有效实施，我国食品安全形势总体上呈现稳定向好发展的态势。但当前食品安全仍处在问题"多发期"与监管工作"薄弱期"两碰头的特殊时期，"小、散、乱、低"的产业基础以及监管能力不足，仍从根本上制约食品安全水平的提升。

2013 年英国经济学人智库和美国杜邦公司分别发布了全球食品安全指数排行榜，中国在两个榜单中分别排第四十二位和第三十九位，比较客观地反映了我国食品安全在世界上的水平，中国食品安全水平处于世界中上游、发展中国家前列。但国内群众对食品安全状况评价不高。比如，2013 年《小康》杂志等机构在全国范围内开展的"中国平安小康指数"调查结果显示，有 70% 的受访者对"食品安全"表示担忧，连续四年《小康》发布"最让人担忧的十大安全问题"排行榜，"食品安全"每年居榜首。2013 年 12 月发布的"2013 中国综合小康指数"相关数据也显示，"食品安全"仍位居该年度中国公众最关注的十大焦点问题之首。

（一）食品安全监管体制机制

根据《食品安全法》规定，国务院设立食品安全委员会及其办公室，地方各级政府也设立了相应机构。各级食品安全委员会及其办公室做了大量卓有成效的工作，发挥了不可替代的作用。

2013 年 3 月 22 日，新成立的国家食品药品监督管理总局挂牌。3 月 26 日，国务院办公厅印发《国家食品药品监督管理总局主要职责内设机构和人员编制规定》。新组建的国家食药监总局，为国务院直属机构，整合了国务院食品安全委员会办公室、国家食品药品监督管理局的职责，以及国家质量监督检验检疫总局的生产环节食品安全监督管理职责和国家工商行政管理总局的流通环节食品安全监督管理职责。国家层面顶层设计的基本完成，为全国各级监管体制改革打下了扎实基础。

2013 年 4 月 10 日印发《国务院关于地方改革完善食品药品监督管理体制的指导意见》（以下简称《指导意见》），地方监管体制改革进入实质性操作阶段。《指导意见》对各地监管分工方式的确定、监管机构的设置、协作机制的建设，监管责任及追究机制的确立均做出明确要求。

这次体制改革有三个突出特点：一是将分散在各部门的食品安全监管职能予以整合，实行从生产、流通到消费环节食品安全的统一监管；二是明确了食品安全责任，由地方政府负总责，相关责任部门各司其职、各负其责，生产经营企业承担主体责任；三是强调监管部门的能力建设，要充实和强化基层一线的监管力量。

（二）食品安全监督执法和专项整治情况

据统计，全国现有食品生产企业近 13 万家，食品添加剂生产企业 3000 多家，食品经营主体 700 多万户，此外还有 2 亿多户农牧渔民和难以计数的食品小作坊、小摊贩。全国各级承担食品安全监管的专职人员约 10.7 万人，平均每 2 人要监管近 200 个食品生产经营主体。

2013 年全国司法机关侦破 3.2 万起食品安全犯罪案件，是 2012 年的 2.6 倍；开展了包括婴幼儿配方乳粉质量安全综合治理、肉制品专项治理、保健食品打"四非"等工作，妥善处置了数十起突发的食品事件及热点问题。农业部门开展农产品质量安全专项整治行动，以打击违法违规使用"禁用高毒农药"、孔雀石绿、三聚氰胺等非法物质，以及"瘦肉精"、硝基呋喃等违禁药物为重点，严厉查处违法案件。以 2013 年为例，全国共出

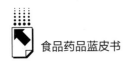

动执法人员 310 万余人次，检查相关生产经营单位 274 万家，查处问题 5.1 万起。

（三）食品安全法律法规和标准体系建设

1. 食品安全法制建设在调整中稳步向前

以食品安全体制改革为契机，食品安全法律法规体系处于进一步调整和完善过程之中。《食品安全法》已按计划进行修订。最高司法机关先后出台涉及食品安全刑事犯罪、民事纠纷的司法解释，对食品安全犯罪行为的定罪量刑标准进行细化、增强相关法律对消费者权益的保护力度。《乳品质量监督管理条例》等被纳入修订计划，部门规章及规范性文件的清理整合工作也逐步启动。食品安全法制建设在调整中稳步向前。

2. 食品安全标准建设与清理工作有序推进

国务院卫生行政部门继续推进食品安全标准体系建设，截至 2013 年共公布 411 项食品安全国家标准，其中 2013 年公布 109 项。根据《食品安全法》和国务院工作部署，国家卫生计生委全面启动了食品标准清理工作，在清理基础上，制定整合工作方案，部署 2014~2015 年食品标准整合工作，2014 年共完成 228 项食品安全国家标准整合和 68 项新标准制定公布，为构建我国食品安全国家标准体系奠定了基础。

（四）食品安全风险监测、评估和交流工作

我国风险监测工作开始于 2000 年，全国一半以上的县开展了该项监测工作。2009 年以来共监测了 29 类 44 万余份的食品，获得了 400 余万个监测数据，已经建立 1488 个县级食品污染及食品中有害因素的监测点。初步形成了以国家食品安全风险评估中心为核心，各级疾病预防控制中心和医疗机构为主体，其他有关部门技术机构共同参与的全国食品安全风险监测体系。针对公众开展食品安全风险交流和宣传培训，以多种形式普及食品安全标准、食品添加剂等的知识，及时组织权威专家针对热点事件解疑释惑，积极回应社会关切。

为加强和规范食品安全风险监测工作，国家食品药品监管总局也于

2013 年制定出台了《食品安全风险监测管理规范（试行）》《食品安全风险监测问题样品信息报告和核查处置规定（试行）》《食品安全风险监测承检机构管理规定（试行）》和《食品安全风险监测样品采集技术要求》。

（五）食物中毒情况

2012 年，卫生部突发公共卫生事件网络直报系统共收到全国食物中毒类突发公共卫生事件（以下简称食物中毒事件）报告 174 起，中毒 6685 人，死亡 146 人，无特别重大和重大级别食物中毒事件报告。其中较大食物中毒事件 105 起，中毒 2857 人，死亡 146 人；一般食物中毒事件 69 起，中毒 3828 人。与 2011 年相比，报告起数和中毒人数分别减少 7.9% 和 19.7%，死亡人数有所上升，增加 6.6%。

2013 年，国家卫生计生委网络直报系统共收到全国食物中毒类突发公共卫生事件报告 152 起，中毒 5559 人，死亡 109 人。同期相比，报告起数、中毒人数、死亡人数分别减少 12.6%、16.8%、25.3%。2013 年，无重大及以上级别食物中毒事件报告；较高级别食物中毒事件发生 76 起、中毒 1099 人、死亡 109 人；一般级别食物中毒事件发生 76 起、中毒 4460 人。

1. 食物中毒事件分析

2012 年 5～10 月的报告起数、中毒人数和死亡人数偏高，分别占总数的 70.1%、61.4% 和 79.4%。2013 年的报告起数、中毒人数和死亡人数以第三季度为最高，分别占总数的 40.1%、36.6% 和 41.3%。

表 2　2012 年、2013 年各月食物中毒情况

单位：起，人

月份	报告起数		中毒人数		死亡人数	
	2012 年	2013 年	2012 年	2013 年	2012 年	2013 年
1	8	12	143	399	7	8
2	4	5	89	154	3	5
3	5	8	206	205	2	6
4	14	9	1335	282	3	9
5	17	13	977	494	5	8

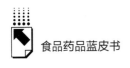

续表

月份	报告起数		中毒人数		死亡人数	
	2012 年	2013 年	2012 年	2013 年	2012 年	2013 年
6	20	17	274	718	23	8
7	21	22	741	293	24	27
8	22	18	935	609	13	12
9	23	21	760	1131	13	6
10	22	7	419	521	38	5
11	11	11	628	469	10	7
12	7	9	178	284	5	8
合计	174	152	6685	5559	146	109

2. 食物中毒原因分类

2012 年，食物中毒报告起数和死亡人数以有毒动植物及毒蘑菇引起的食物中毒事件居多，分别占总数的 41.4% 和 67.8%；微生物引发的食物中毒导致的中毒人数较多，占总数的 56.1%。微生物性食物中毒主要由沙门氏菌、副溶血性弧菌、大肠杆菌、蜡样芽孢杆菌、葡萄球菌肠毒素、肉毒毒素、变形杆菌、气单胞菌、志贺氏菌、肺炎克雷白杆菌等引起。有毒动植物及毒蘑菇是造成食物中毒死亡的主要原因，常见的毒素有河豚毒素、毒蘑菇、未煮熟的四季豆等，以毒蘑菇为主。化学性食物中毒事件中常见的毒素是亚硝酸盐、有机磷农药、剧毒鼠药及甲醇等，以亚硝酸盐为主。

2013 年，由有毒动植物及毒蘑菇引起的食物中毒事件报告起数和死亡人数仍为多数，分别占总数的 40.1% 和 72.5%；微生物引发的食物中毒人数较多，占总数的 60.4%。微生物性食物中毒主要由副溶血性弧菌、沙门氏菌、金黄色葡萄球菌及其肠毒素、蜡样芽孢杆菌、大肠埃希氏菌、志贺氏菌及变形杆菌等引起。有毒动植物及毒蘑菇引起的食物中毒事件中的毒素除了常见的毒蘑菇、未煮熟四季豆外，还有乌头碱、木薯、黄花菜、钩吻、野生蜂蜜和蜂蛹、眼斑芫菁等。

化学性食物中毒事件的中毒因素常见的有农药、亚硝酸盐、甲醇及氰化物等。

表3 2012年、2013年食品中毒原因

单位：起，人

中毒原因	报告起数		中毒人数		死亡人数	
	2012年	2013年	2012年	2013年	2012年	2013年
微生物性	56	49	3749	3359	16	1
化学性	21	19	395	262	19	26
有毒动植物及毒蘑菇	72	61	990	718	99	79
不明原因	25	23	1551	1220	12	3
合计	174	152	6685	5559	146	109

3. 食物中毒场所分类

2012年，报告起数和死亡人数以发生在家庭的食物中毒事件居多，分别占总数的55.2%和87.7%；集体食堂发生的食物中毒事件的人数多，占总数的46.3%。有毒动植物及毒蘑菇中毒事件和化学性食物中毒事件是家庭食物中毒事件中死亡的主要原因。食物污染或变质、加工不当及交叉污染等是集体食堂食物中毒事件的主要诱因。

2013年，报告起数和死亡人数以发生在家庭的食物中毒事件居多，分别占总数的53.3%和87.2%；发生在集体食堂的食物中毒事件人数较多，占总数的43.0%。有毒动植物及毒蘑菇中毒和化学性食物中毒是家庭食物中毒事件死亡的主要原因，食品加工、储藏不当导致食品交叉污染或变质是集体食堂食物中毒的主要原因。

表4 2012年、2013年食品中毒发生的场所

单位：起，人

中毒场所	报告起数		中毒人数		死亡人数	
	2012年	2013年	2012年	2013年	2012年	2013年
集体食堂	42	37	3096	2388	3	3
家庭	96	81	1615	1563	128	95
饮食服务单位	12	22	324	1207	8	1
其他场所	24	12	1650	401	7	10
合计	174	152	6685	5559	146	109

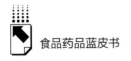

4. 学生食物中毒事件情况

2012 年，学生的食物中毒事件共计发生 35 起，中毒 2754 人，死亡 4人。报告起数、中毒人数和死亡人数分别占总数的 20.1%、41.2% 和2.7%。其中发生在学校集体食堂有 34 起，中毒 2669 人，死亡 3 人。

2013 年，学生的食物中毒事件共计发生 28 起，中毒 1895 人，死亡 2人。报告起数、中毒人数和死亡人数分别占总数的 18.4%、34.1% 和1.8%。其中发生在学校集体食堂有 25 起，中毒 1843 人，无死亡。

表5　2012 年、2013 年学生食物中毒原因

单位：起，人

中毒原因	报告起数		中毒人数		死亡人数	
	2012 年	2013 年	2012 年	2013 年	2012 年	2013 年
微生物性	19	14	1512	1179	1	0
化学性	3	3	137	110	2	1
有毒动植物及毒蘑菇	6	5	385	228	0	1
不明原因	7	6	720	378	1	0
合计	35	28	2754	1895	4	2

（六）食品安全宣传教育

近年来，全国各地、各有关食品安全监管部门针对社会舆论普遍关注的食品安全问题，开展了大量有针对性的宣传教育和培训活动。通过"食品安全宣传周"，在全国范围内集中开展食品安全主题宣传活动。开展食品安全进校园、社区、农村等活动，编辑出版科普读物与音像制品，刊播公益广告，加强与媒体的沟通交流，大力宣传食品安全工作方针政策和重要措施，办好食品安全网站，抓好监督执法信息公开，研判处置食品安全舆情，开展典型案例警示教育，积极宣传正面典型，加强对食品安全监管人员和食品生产经营者的培训，逐步构建食品安全社会共治格局。2013 年开展了"食品安全诚信守望"新闻公益活动、举办了地厅级领导干部食品安全专题研究班等，广泛宣传和普及食品安全知识。

2014 年相关部门开展了"尚德守法全面提升食品安全法治化"为主题的宣传活动。

（七）食品安全应急管理

国家食药监总局成立以来，积极推进应急体系建设与应急管理能力建设，将应急管理与日常监管相结合，努力实现从重处置到重预防的转变、从防范人身伤害到人身伤害、社会风险共同防范的转变。出台了《国家食品药品监督管理总局食品药品安全事件防范应对规程（试行）》，成立应急工作领导小组，负责组织领导全国食品药品监管系统应急体系建设，指导协调重大食品药品安全突发事件的应急处置工作等。通过提高强化监测、科学研判，协调指导有关方面妥善处置了新西兰恒天然乳清蛋白粉检出肉毒杆菌、白酒检出塑化剂、大米镉超标等数十起食品安全突发事件及热点问题。

四　涉及食品问题的重要事件

回顾 2013 ~ 2014 年，各类食品事件的报道依然是社会关注的热点。通过对典型事件的梳理和分析，读者可以看到引发食品事件的原因主要还是以下几个方面。一是食品安全源头治理不容乐观，工业"三废"的排放不达标，造成农业用地的污染现象较为普遍，农药、兽药、化肥等农用化学品的滥用或不当施用，从源头上给食品带来了不安全因素，如"湖南镉超标大米事件"和"山东农户使用剧毒农药种植生姜事件"。二是带有明显主观恶意和隐蔽性的违法违规行为仍然存在，利润的驱动、违法成本较低和监管检验手段的不足是此类事件高发的主要原因，如多地频发的"假羊肉事件"和"中储粮进口菜籽油事件"。三是政府监管部门在日常执法检查和食品安全风险监测中主动发现食品安全事件，主动向社会通报并提出预警，同时监管部门采取相关措施来有效控制风险的工作做得不到位，如"婴幼儿罐装辅助食品汞超标事件"和国家食药监总局通报的"21 种含有违禁化学药物成分的假冒保健食品事件"。

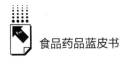

（一）湖南镉超标大米事件

2013年2月27日，《南方日报》报道湖南重金属镉超标大米流入广东市场。当日下午，涉事的深圳市粮食集团有限公司（简称深粮集团）召开新闻发布会，称该集团于2009年采购的共15415吨湖南早籼米，在送检发现镉残留超标后，第一时间采取紧急措施，封存该批大米，其中镉残留量超标的13584吨早籼米全部完成退货退款。5月21日，湖南省攸县召开新闻发布会，通报了当地三家涉事米厂产品镉超标的情况，已经责令其停产进行整顿；但攸县水、空气的质量均满足标准要求，涉事企业周围10公里内没有重金属生产企业。

这一事件迅速将湖南的米市推上舆论的风口浪尖，并不断发酵。全国最大的水稻主产区湖南省遭受了较大的影响。湖南最大的米市"兰溪米市"，有70%的米厂停工。

实际上，媒体已不是第一次报道我国粮食主产区土壤重金属超标问题。早在2010年，就有专家指出，包括湖南在内的我国土壤重金属超标现象较为普遍。2012年湖南省农业厅在全省耕地质量管理会议上就曾披露，湖南省农产品产地的重金属污染总体状况呈现从轻度污染向重度复合型污染发展、从局部污染向区域污染发展、从城市郊区向广大农村扩散发展的趋势。另外，由于污染物通过根系吸收在农作物上积累，将直接危及农产品质量安全。而大米作为我国居民最主要的膳食组成，其安全性又与公众的身体健康和日常生活息息相关。

通过该事件，我们提出以下警示。①加强对大米生产基地的监管，从源头控制重金属对食品的污染，严格控制工业"三废"的排放标准。②综合治理环境污染，对于已查明的重点污染农田，不再种植大米和其他食用作物。③加强食品安全监督与检验，完善食品安全检验检测体系，对农产品产地环境、农业投入品和农产品质量安全状况进行严格监测与评估，并及时公布相关信息。④对已污染的食品应根据不同情况作不同处理，如把收购来的镉超标稻谷和合格的稻谷分开储存和利用，严格限定镉超标大米、稻谷只能用于工业。⑤国家应当建立利益受损补偿机制，对于因此类事件遭受损害的农民、粮库、粮食加工者、经营者等利益相关方给予合理的补偿，解除民众的后顾之忧，从而减少各类明知违法仍铤而走险的投机行为。

（二）假羊肉事件

2013 年有关羊肉"造假售假"的报道在全国各地可谓此起彼伏。2013年初媒体报道，辽宁警方破获一起特大生产制售假劣羊肉卷案件，查封生产线 3 条、生产设备十余套；查扣 40 余吨尚未出售的伪劣牛羊肉卷，十余吨鸭肉、羊油等原料；250 公斤非法添加物质，涉案金额达 3000 余万元。2013 年 2 月，江苏无锡公安部门在无锡、上海两地统一行动，打掉一特大制售假羊肉的犯罪团伙，现场查扣十余吨造假原料及成品和半成品。案件掺假羊肉的原料涉及水貂、狐狸、老鼠等动物来源，还添加了胭脂红、明胶、硝盐等各种化学物质。涉案产品被销售至江苏、上海等地的农贸市场，案值达一千余万元。

针对制售假羊肉、病死畜禽肉等违法行为，国务院食安办于同年 5 月发出通知，要求各地各部门深入开展肉及肉制品专项治理行动，全面加强肉及肉制品质量安全监管。

其实羊肉冷冻市场确实存在"复合羊肉片"，且价格与纯羊肉片相差好大，"混合肉"大部分是由鸭肉、鸡肉、猪肉再配合部分羊肉压缩而成。对于这类"混合肉"，我国现行法规的规定是原料和成品经检验检疫合格，并在标签标识中明确标出含有的各种原料和配料。可见"混合肉"本身是没有安全问题的。但是，如果虚假宣传，则涉嫌欺诈消费者；如果原料未经检验检疫就投入生产，或在生产加工过程中违法添加物质，就会影响食品安全，可定罪入刑。

同年 2 月发生的"欧洲马肉风波"事件波及欧洲至少 16 个国家，对此欧盟有关部门的结论是：这并非食品安全事件，而是标签欺诈事件。即便被混入牛肉食品的马肉是安全的，但消费者从标签上无法知晓自己吃了"牛

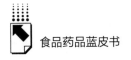
马肉"，更未在价格上体现这种差异。欧盟针对马肉事件出台了一系列措施来加强对地区食物链的监控，如修订关于马肉经营许可的规定，加大相应的惩罚力度，特别是对标签造假予以惩罚；同时完善欧盟地区马匹、马肉认证和追踪数据库系统，强化加工过程的监管；加大对成员国政府的监督检查力度，杜绝类似事件发生。并非事发国的德国推出含 10 项应对措施的国家行动计划，如增加检测内容，判断是否含有其他未知肉类，并通过互联网和热线电话向消费者及时公布肉制品召回信息。

高利润驱动、监管检验技术不足，以及违法成本较低是导致我国假羊肉事件长期存在的重要原因。该事件再次表明食品溯源体系建设的重要性。2013 年 4 月国务院办公厅印发的《2013 年食品安全重点工作安排》就明确提出"建设食品安全电子追溯体系，统一追溯编码"等要求。同时食品安全问题不仅需要专项行动来重拳出击，更需要制度化保障和常态化监管，同时不断提升有关部门的监管能力和检验水平。

（三）婴幼儿罐装辅助食品汞超标事件

2013 年 4 月 30 日，新华网报道："贝因美"、"亨氏"和"旭贝尔"品牌的 23 份以深海鱼类为主要原料的婴幼儿罐装辅助食品样品有汞含量超标情况。对此，当地食品监管部门要求涉事企业召回问题产品。经相关部门科学评估，问题样品平均监测值为 0.03 毫克/公斤（我国相关标准规定婴幼儿罐装辅助食品总汞限量为 0.02 毫克/公斤），不会对婴幼儿造成健康影响。初步调查结果表明，企业使用深海旗鱼和金枪鱼作为原料生产婴幼儿辅助食品，从而导致汞含量超标。

该事件是由国家食品安全风险监测主动发现的。虽然该产品的汞含量超标不会对婴幼儿健康造成重大影响，但鉴于婴幼儿为敏感人群，相关部门对汞超标的产品应追查并撤出市场，对违规的企业应严格依法查处。另外，相关专家也提示消费者，由于旗鱼、金枪鱼等食肉性鱼类容易通过食物链在体内富集甲基汞，建议婴幼儿、乳母、孕妇等特殊人群在选择鱼类食品时，注意适量食用食肉性鱼类及其产品。同时对于需要添加辅食的婴幼儿，要考虑其辅食的多样性和不偏食，做到既均衡营养，又避免安全风险。

从该事件的处理结果，可以看到我国食品安全监管的水平有所提高。一是常规的食品安全监测起作用，能有效发现安全隐患并提出预警，监管部门行动迅速，控制了风险。二是政府发布的消息（通过新华网）较过去更为迅速、全面、透明。同时向消费者提供全面、及时的科普知识宣传与告知。三是采用了国际上常用的企业召回问题食品的措施来应对，亦是此次事件的一大亮点。

（四）农夫山泉标准门事件

2013 年 4 月 10 日，《京华时报》报道农夫山泉执行的产品标准低于国家桶装水卫生标准和自来水标准，声称农夫山泉不如自来水。其后，从 4 月 10 日到 5 月 10 日，该报连续 27 天、用了 67 个版面对农夫山泉标准门事件进行大幅度的持续跟踪报道。其间该报与农夫山泉你来我往，双方交锋日渐强硬。该事件进入公众视野。

5 月 6 日，农夫山泉在北京就其水质标准问题召开新闻发布会，声明农夫山泉执行的是国家强制卫生安全标准及质量标准，是目前饮用天然水行业级别最高的质量标准。会上农夫山泉代表与《京华时报》记者再次发生激辩和冲突。5 月 8 日，浙江省卫生厅相关负责人接受记者采访时表示，浙江省始终按照"国标地标并行、就高标准执行"的原则，严格执行国家强制性标准。浙江境内的瓶装饮用水生产企业不存在"只执行指标低于国家标准的地方标准"的情况。

5 月 9 日，人民日报刊发"农夫山泉抽查合格率 100%"的报道后，农夫山泉"标准门""质量门"的质疑基本消除。媒体和公众对当事双方的互相辩驳已不再关注，开始转向对饮用水标准制定的混乱和监管部门的不到位等问题进行理性的评论。同时农夫山泉在召开新闻发布会前后，启动了包括邀请媒体参观厂区活动在内的有关危机公关方案，从而缓解了舆论压力，该事件基本宣告平息。

该事件牵出我国饮用水标准混乱的现状。目前国家卫生和计划生育委员

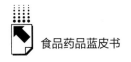

会正在加紧对包装饮用水标准进行清理，将整合公布新的包装饮用水食品安全国家标准。

该事件让我们看到，媒体的舆论监督和企业的危机公关是一对矛盾的共同体。媒体从业人员应提高自身的科学素养以及职业素养，舆论监督报道要做到客观、真实、合理、合法。企业要加强产品质量管理，同时要不断提升危机公关能力，舆情应对要做到有理、有据、有力。媒体和企业双方不应借助舆论实现私利，而应本着开放包容的心态和对公众负责的精神，理性寻求危机解决之道，引导舆论趋向平和，共同推动社会进步。

（五）胶原蛋白功效风波事件

2013 年 5 月，我国一名骨科医生在微博中质疑口服胶原蛋白产品。该微博引发了胶原蛋白"功效"之争，随着"功效"风波的进一步发酵，7 月，央视《焦点访谈》节目以"胶原蛋白的美丽神话"为题，对胶原蛋白市场的乱象进行了报道。随后媒体又报道了由第三方检测机构对无限极、汤臣倍健、颜如玉等七款口服胶原蛋白产品的检测结果，指出多款产品存在"含量与标识不符，部分品牌产品不含胶原蛋白"的情况。至此曾经一度被热炒的胶原蛋白产品被卷入"无效、骗人"的风波。随着网络上越来越多的专家、学者、公众和媒体对胶原蛋白的功效和生产商的宣传提出质疑，敏感的股市也迅速对该事件做出回应，汤臣倍健、贵州百灵、东宝生物、东方海洋、同仁堂、东阿阿胶等上市公司股价纷纷出现剧烈波动。

针对该事件，专家指出一定要对胶原蛋白和胶原蛋白肽做出一次全面的梳理，以正本清源，向消费者传递出科学的信息。

我们应科学认识胶原蛋白及相关产业，严格区分商业事件与科学问题，对个别企业在经营中的不当行为要加强监督与批评。对此，相关企业要充分自律，既要抓好生产环节，保证产品的安全，又要保证不虚假宣传，还胶原蛋白的本原给消费者。同时政府部门要加强对此类产品的审批和监管，惩罚违规经营者并淘汰伪劣产品，对质疑者和广大消费者给予正确、及时的回应。

（六）山东农户使用剧毒农药种植生姜事件

2013 年 5 月 4 日晚，中央电视台焦点访谈节目以"管不住的'神农丹'"为题，曝光了山东省潍坊市峡山姜农在种植生姜时违规使用剧毒农药涕灭威（即神农丹）事件。5 月 4 日，山东省派出工作组到潍坊进行现场督导查处。5 日晚间，潍坊市峡山区警方对相关门店予以查封，门店经理被依法刑事拘留。5 月 5 日，山东省农业厅下发紧急通知，要求切实加强对禁限用农药及其规范使用的监管，全面推进和强化农产品质量安全监管。

据农业部农药检定所的产品登记信息：涕灭威作为一种剧毒农药，全国仅有一家企业登记并生产，登记允许使用的作物是花生、烟草、棉花、月季、甘薯，防治危害的对象为线虫、烟蚜、蚜虫、红蜘蛛、茎线虫，施用方法为沟施、穴施，并没有在生姜上取得登记。可见这是一起典型的违规施用农药事件。该事件将农药安全施用问题又一次摆在公众面前，并给农产品质量安全监管工作敲响了警钟。针对这次事件，潍坊政府决定建立农产品质量安全监管长效机制，涉及健全农产品质量安全监管体系、建立高毒农药政府储备制度、完善农产品质量检测体系等措施。

该事件提示我们，农产品的质量安全要在源头把好关。监管部门强化监管责任，加大监管力度，确保农资监管全过程、全方位、全覆盖。首先，加强对高毒、剧毒农药生产企业的监管，特别是严把市场流向关；其次，严格执行农业部的规定要求，对高毒、剧毒农药进行定点经营；再次，要加大农药使用的监管力度，强化生存环境保护的宣传教育，加强生产技术培训，避免违规施用农药，杜绝违规使用高毒和剧毒农药的行为；最后，要加强农产品农药残留的检测工作。

（七）中储粮进口菜籽油事件

2013 年 8 月，媒体报道在国家临时存储菜籽（油）收购过程中，有一些委托收储企业进口转基因菜籽油流入国储库。该消息立即引起公众的广泛关注，并引发了消费者对转基因菜籽油安全性的担心。该事件引起中储粮总

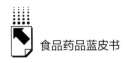

公司的高度重视，专门成立了 3 个专项检查组，分赴四川、湖南、湖北等油菜籽产区进行检查，同时要求承担临储菜籽油收购任务的分公司全面开展排查和自查。9 月国家财政部驻上述三省专员办对此开展专项检查。

经过检查，中储粮总公司发现存在 3 个问题，涉及的企业有 16 家。其中，2 家是违反收购政策，将进口油菜籽混存入临储库存，这两家企业均属委托收储企业。总公司对这两家违规企业所收购的油菜籽以及加工生产的菜籽油，全部退出国家临储库存，取消其参与临储收购的资格，追回企业全部非法所得，移交主管部门予以行政处罚和经济处罚。针对检查中收购政策执行不严格、基础管理薄弱和不规范等问题，总公司制定整改措施，对违反临储收购政策、损害国家利益的行为进行严厉查处。

2013 年我国相关部门制定的《关于切实做好 2013 年国家临时存储菜籽（油）收购工作的通知》（国粮调〔2013〕117 号）明确规定，"严禁将进口油菜籽加工后作为国家临时存储油入库"。国储库收购菜籽油，不是纯粹的经济行为或者战略储备，而是"托市收购"，目的是"为保护农民利益，保证食用油市场供应和价格基本稳定，促进食用油产业持续健康发展"，并非进口和国产两种菜籽油存在安全性或品质的差异。国储库将进口（转基因）菜籽油与国产（非转基因）菜籽油混在一起是违法违规行为，性质相当严重，但不涉及对消费者健康的安全问题。

该事件所反映的，一方面是中储粮存在监管不力的责任，另一方面是有不法企业利用转基因菜籽油和国产菜籽油存在差价（每吨相差 1000 元以上）的情况，投机取巧，形成商业欺诈并侵犯了消费者知情权。今后针对此类事件，监管部门应该加大监督检查力度，违规必究，严肃国家临储收购政策执行的纪律。

（八）杭州广琪贸易有限公司销售过期进口食品原料事件

据 2014 年"3·15 晚会"曝光，杭州广琪贸易有限公司（以下简称广琪）将过期面粉所贴的生产日期进行篡改后，再销售给杭州浮力森林、可莎蜜儿、九月生活等 8 家杭州烘焙企业。当日，按照国家食品药品监管总局的部署，浙江省食品药品监管局会同浙江省公安厅联合行动，在杭州广琪的仓库中查获大量的过期食品等制假原料、账本及相关设备，现场抓获7名涉案人员。次日广琪公司法人代表吴雷被控制。3月17日，杭州市工商局正式对广琪做出"冻结"处理，停止该企业的运行。19日，杭州市场监督管理局紧急约谈涉事的8家烘焙企业，要求他们及时处理好消费者投诉事宜。

该事件中，生产企业篡改生产日期，进而延长保质期，属于欺诈消费者行为，情节严重，应追究其刑事责任。通过此事，食品企业应引以为戒，要认真检查采购原辅材料存在的漏洞，或考虑改变传统采购方式和通路，确保采购产品的安全。事件发生后，涉事企业积极应对，并在第一时间开展召回、赔偿等措施，以争取公众谅解和理解，挽回了企业良好的社会责任形象。

（九）上海福喜事件

2014年7月20日，上海卫视播发新闻"过期重回锅 次品再加工 上海福喜食品向知名快餐企业供应劣质原料"，曝光上海福喜食品有限公司加工过期、变质肉，再销售给肯德基、麦当劳等大部分快餐连锁店。上海福喜食品有限公司是肯德基、麦当劳、必胜客等知名快餐连锁店的肉类供应商。美国福喜集团在中国共设立10家公司。上海福喜是其母公司美国欧喜集团公司（OSI集团公司）在中国投资的第二个肉类、蔬菜加工企业，是外国法人独资企业。视频反映，通过对过期食品回锅重做、更改保质期标签等手段加工过期劣质肉类，再将生产的麦乐鸡块、牛排、汉堡肉等售给上述快餐连锁店。节目播出当晚，上海市食品药品监管部门连夜出击，控制了上海福喜违法生产的证据，查封了该企业，并要求麦当劳、肯德基的问题产品全部下架。7月21日，上海食药局、国家食药总局相继发布《上海福喜食品已被查封监管部门责令下游企业立即封存相关食品原料》《国家食品药品监督管理总局部署各地彻查上海福喜食品有限公司问题食品》的新闻通稿，对媒体曝光问题进行回应，并立即部署对事件进行全面调查处理。浙江、福建、四川、广东、山东等24个地方局、麦当劳、上海福喜等政府监管部门和涉

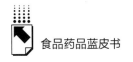

事企业相继发表声明，对事件查处和处置情况进行说明。7月22日，调查组约谈上海福喜公司的相关责任人，负责人承认公司多年来一直存在使用过期原料的做法，并且得到了高层领导的授意。上海市公安局对相关负责人立案侦查，并于7月23日依法对上海福喜食品有限公司负责人、质量经理等5名涉案人员予以刑事拘留。7月28日，福喜集团全球主席兼首席执行官谢尔顿·拉文向上海市食品药品监管局报告整改措施，表示公司将严格遵守中国法律配合调查，全面承担责任。8月29日，上海市检察院网站发布消息称，上海福喜涉嫌使用过期原料生产加工食品，公司高管胡骏等6人因涉嫌生产、销售伪劣产品罪，被上海市人民检察院第二分院依法批准逮捕。

福喜事件的性质是一起违反《中华人民共和国食品安全法》的食品安全事件。该事件引发的思考如下。一是中国食品安全问题频发的原因是违法成本太低，就连一贯被视为"规范守法"、受到消费者信赖的大型跨国公司到了中国也会无视法律而公然违规生产，而在国外涉事企业可能会被罚得倾家荡产。二是单纯依靠检验无法解决目前监管中碰到的各种微生物存在的情形及可能对产品品质的影响，而采取保质期的办法是目前解决这个问题最有效风险控制的手段之一。三是市场监管机制深化改革紧迫性更为凸显，随着食药领域的大部制改革，专业人员流失现象普遍，缺乏专业人员的监管部门将无法承担保障百姓的食品药品安全的重任。在以食品行业为代表的专业性领域，稳定监管队伍，提升执法人员的专业水平，明确执法队伍的强制执法权，将是下一步市场监管机制进一步深化改革的目标。

（十）上海华江路桥猪内脏"黑市"事件

2014年8月4日，《劳动报》夏令热线专栏报道，华江路桥上有一个大规模的地下猪内脏"黑市"。该桥地处嘉定、闵行交界，长期以来成为猪内脏交易的"避风港"。新闻报道后，涉事两区相关部门第一时间召开整治协调会，决定集中开展一个阶段的整顿，力争尽快端掉这一地下"黑市"。但事发两个月后，华江路桥"黑猪肝"商贩又有回潮现象。12月11日，《新闻晨报》记者报道，华江路桥上已经没人做猪内脏生意，而是改为直接送货上门，或者在桥附近的隐秘地点碰头。有的交易甚至已经"电商化"，改在网上交易。

事件发生后，上海市食安办会同闵行、嘉定两区联手开展整治，一举取缔该黑市，同时，市食安办将同市农委、市商务委着手落实长效机制，以防死灰复燃。

该案件让我们看到：①解决猪内脏"黑市"类似问题，必须跨区、跨部门合作，建立快速处置机制。打游击式的执法监管属于治标不治本的手段，也造成这一问题处于反复状态。②对非法生产、流通、销售未经检验检疫不安全食品（包括猪内脏）的行为，由相关部门严厉追究生产、流通环节当事人责任，严重的甚至可以追究刑事责任，形成对违法行为的强力震慑作用。③加强源头管理。强化屠宰场的检验检疫工作，猪内脏必须经过检验检疫，并且包装好才能出屠宰场，对不合格产品将进行无害化处理。④加强对不安全食品危害性的宣传，树立健康、科学的消费观念。

五　监管政策发展趋势

从国际经验看，市场经济高速发展的初期，由于市场经济商业诚信体系的不完善，市场约束机制尚不能有效发挥作用，导致食品安全风险高发和易发。

从我国国情看，食品安全问题是由于我国食品产业粗放落后的生产管理方式与市场迅猛增长的需求不匹配形成的矛盾。自 2008 年"三鹿奶粉事件"以来，政府已经采取大量措施进行食品安全改革，但还没有取得根本性的改善，究其原因还是市场与政府角色定位的问题。市场还不习惯独自"走路"，政府也不知如何与市场同台合作。这个问题不是食品行业的问题，是整个国民经济转型中都存在的问题，也是在经济新常态下，需要各界共同来解决的问题。

从下一阶段的政策发展趋势来看，政府会在监管体制改革和执法力度方面继续推进，同时也会根据政府职能转变的要求，在"放权"和"信息公

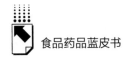

开"两个方面积极探索，逐渐收回自己的手，当好"裁判员"的角色，划清责任，把市场推向促进食品安全的"前台"。

（一）积极探索符合各地实际情况的监管体制

国务院机构在市场监管上的改革符合中国经济转型的需要，食品监管作为其中的一环，尤其显得重要。由于各地食品安全和地方政治生态不同，中央并没有急于用一个模式来解决所有问题。但是打破分段监管、强化基层执法的思路是非常明确的，正如党的十八届三中全会所提出的，将"加强食品安全基层执法力量，完善统一权威的食品安全监管机构，建立最严格的覆盖全过程的监管制度，建立食品原产地可追溯制度和质量标识制度"，这有利于构建更加统一、更加明确的监管环境，为市场搭建公平竞争的舞台。

（二）进一步完善科学的监管法制

随着《食品安全法》的出台，相应的实施办法和配套制度将更为严格和周全，加大对违法企业的惩处力度，对违法违规结果的惩戒改为对违法违规行为的惩戒，为食品安全法制建设做好顶层设计。下一步，有关部门的工作重点将从行政性法规转向技术性法规，在产品标准、流程规范等方面加大建章立制的力度，努力将食品安全监管从"人力型监管"转为"技术型监管"。

（三）加大监管创新，放权市场

当前食品行业和食品安全领域，政府、国有企业、公有制企业所起的作用还是主导性的，一些关键市场竞争要素仍然没有放开，一些有管理实力和责任承担能力的大集团大公司难以进入市场，也难以看到可持续的赢利模式；而一些低端的市场由于执法不严，客观造成准入门槛低，形成"劣币驱逐良币"的效应。要真正落实食品安全主体责任，关键是政府要创新监管思维。

一是要为国有、公有、私营、外资等各类企业搭建公平的竞争平台，减少政策上对国有企业的倾斜，减少在市场开办、货物流通、检验检疫、土地承包等方面的行政许可；二是政府不越俎代庖，能由市场做的，坚决交给市场，如食品追溯系统等信息化系统，应交由企业自行建设，让优质企业将技术优势和管理优势转化为竞争优势；又如检验检测机构，应充分借助社会第三方力量，并下决心将国有优质检测机构推向市场，在竞争中提高技术能力。三是积极鼓励"互联网＋"在农产品和食品安全生产、管理和服务领域的应用，不设限制、不做有罪推定。

（四）加强信息公开，降低市场竞争外部性

市场不是万能的，尤其是食品安全领域存在较大的信息不对称性。政府部门将进一步建立食品安全交流机制，及时向社会公布食品安全状况和不法企业名单；积极探索建立"严重违法失信食品生产经营者黑名单"制度，对不法生产经营企业，依法公开其违法情况，使得不法生产经营者"一处失信、寸步难行"，情节严重的则必须勒令其停业并实行行业禁入。此外，还应借助法律、检验检测、医学等其他社会第三方机构，用科学的数据和公开的态度重塑社会对中国食品安全的信心，让有能力的企业不吃"哑巴亏"。

B.3
食品安全治理理念创新

徐景和*

摘　要： 本文通过对食品安全治理理念所包含的各项基本要素的阐述，提出我国食品安全监管创新必须从治理理念的创新起步，才能有效摆脱目前传统和经验治理模式，向现代和科学治理方向发展，逐步实现食品安全治理方式的创新。

关键词： 食品安全　治理理念　治理方式创新

食品安全事关民生福祉、国民经济发展、社会和谐和国家形象，是当今社会普遍关注的重大民生问题。当前，我国正处于全面建成小康社会的决定性阶段，顺应时代发展潮流，倾听人民群众呼声，实现食品安全从经验治理到科学治理、从传统治理到现代治理的转变，必须深刻把握食品安全治理规律，推进食品安全治理理念的创新。

理念，通常是指人们通过长期的理性思考及实践所形成的体现事物运动内在规律，对事物发展具有指导意义的哲学基础、根本原则、核心价值的高度抽象概括。理念是事物发展的灵魂，反映事物运行的规律，决定事物的发展方向，具有根本性、基础性、全局性和战略性的特点。在食品安全治理创新体系中，治理理念创新占有基础而首要的地位。国际食品安全治理创新，是从治理理念创新向治理方式创新逐步展开的。

从国际经验来看，食品安全治理理念应包括人本治理、责任治理、效能

治理、风险治理、全程治理、专业治理、社会治理、能动治理、精细治理、透明治理、智慧治理、依法治理、全球治理等基本要素。要素的选择与应用在一定程度上可以反映不同国家、不同时代以及不同阶段食品安全治理的普遍规律和特殊需求。

一　人本治理理念

人本治理主要解决的是"为谁治理"。在食品安全领域，坚持人本治理，就是以保障公众身体健康和生命安全作为食品安全治理的出发点和落脚点。食品安全人本治理，是"以人为本"的价值观在食品安全领域的具体要求。"以人为本"的"人"是具体的而不是抽象的；是广泛的而不是狭隘的；是现实的而不是虚幻的；是生动的而不是僵化的。这里的"人"就是"最广大人民群众"。坚持食品安全的人本治理，应重点把握以下两个关系。一是公共利益和商业利益的关系。这属于社会立场问题。我国许多法律都有关于公共利益的规定。公共利益的特点是与诚实信用、公序良俗等类似的一个框架性概念，具有较高的抽象性和概括性。正如有的学者所指出的那样，"公共利益就像一匹野马，一旦跨上它，你就不知道要走到哪里"；"公共利益如同一个空壳，每个人都可以将自己的理解装入其中"。但公共利益是可以具体化的，抽象的公共利益不具有正当性。在社会主义市场经济条件下，公共利益和商业利益之间的关系具有双重性，既有和谐统一的一面，也有矛盾冲突的一面。当两者发生冲突时，食品安全监管部门应当始终坚定不移地站在公共利益一边，毫不动摇地维护公共利益。二是安全监管与促进产业发展的关系。这涉及监管体制问题。安全监管与促进产业发展应该合一还是应该分立，在许多国家和地区争论不休。长期以来，两者之间的关系并未引起足够的重视，而且在"管理就是服务"的时代，两者的统一甚至合而为一在人们的习惯性思维中被认为是理所应当的。应该说，在食品安全状况比较好的情况下，安全监管与促进产业发展之间的关系，矛盾并不突出；但当食品安全状况恶化时，两者之间的冲突就会凸显出来。由于安全监管与促进产

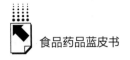

业发展在目标定位、服务对象、利害关系、价值体现等方面存在差异，由一个部门同时承担上述两项职责，一旦两者发生冲突，政府的天平就会在现实利益的驱动下发生倾斜。在深刻总结历史教训的基础上，许多国家和地区在食品安全领域实行安全监管与产业促进分立的体制，食品安全监管部门不承担产业促进的职责。在我国，安全监管与促进产业发展的关系，有时还会转化为行政监管与行业管理的关系。食品安全行政监管与食品安全行业管理密切相关，但两者的出发点、着力点并不完全相同。食品安全监管部门和行业管理部门可以在宏观层面上进行衔接，但在具体职能等微观层面上不应混同。

二　风险治理理念

风险治理主要解决的是治理的科学基础以及运行模式的问题。在食品安全领域，近二十年来的最大变革就是风险治理理念的引入，其对食品安全治理形成的是全局性、根本性和方向性的重大影响。可以更加自信地说，找到了"风险"，就找到了认识和破解食品安全问题的一把"金钥匙"。20世纪90年代以来，风险治理理论从启蒙探索阶段逐渐发展并进入成熟应用阶段。2006年，联合国粮农组织、世界卫生组织发布《食品安全风险分析——国家食品安全监管机构指南》，确立了全球食品安全风险治理的基本框架。随着治理实践的深入，人们更加深刻地认识到，安全与风险相辅相成，对立统一，此消彼长。今天的平安无事，绝不意味着明天的万事大吉。今天的平安无事，恰恰告诫我们，食品安全风险正在悄悄地逼近。难预测、难追溯、难控制，是食品安全治理的基本状况。唯物辩证法的基本原理揭示，只有在安全与风险的"对立"中研究，才能把握食品安全的奥妙；只有在安全与风险的"统一"中研究，才能把握食品安全的真谛。风险治理理论的提出，对食品安全治理具有重要的转折性意义，表明食品安全治理进入一个全新的时代。坚持食品安全风险治理，应当科学把握以下三个关系。一是风险评估、风险管理与风险交流的关系。控制食品安全风险，需要从技术、行政和社会这三个维度展开。风险评估主要从技术的角度来认识食品安全存在的风险，风险管理则是从行政的角度来管控食品安全风险，风险交流主要是从社会的角度来应对和消解食品安全风险。目前，在我国的食品安全风险治理体系中，风险交流才刚刚起步，远不适应形势发展的需要，应当尽快明确基本定位、加强资源投入、提升社会认知，实现有序发展。二是全面治理与重点治理的关系。我国是个幅员辽阔、人口众多、区域差别显著的大国，食品安全风险除具有国际社会的共同属性外，更加具有多样性、广泛性、复杂性、叠加性等特点。从绝对的意义上看，风险无处不在、随时可能发生；从相对的意义上看，风险有高有低、有远有近。对食品安全工作实行基于风险的分类治理，这是唯物辩证法的矛盾普遍性与特殊性规律的基本要求。通过开展风险排查和已知风险的评估，可以就特定品种、环节、场所等的食品安全风险状况进行针对性的系统分析，确定食品安全治理重点，更好地解决区域性、系统性风险。三是单一治理与综合治理的关系。食品安全治理手段多样，如风险监测、风险评估、检验检测、认证评价等。实践证明，单一部门或者机构的单一手段发现风险的能力往往受到很大的限制，只有多种手段的综合利用才能有效提升治理能力。食品安全监管部门可以定期组织开展食品安全风险综合分析，协同有关部门和资源，共同研判食品安全形势和问题，采取切实有效的措施深化治理。

三 全程治理理念

全程治理主要解决的是整体布局问题。产品生命周期理论揭示，在食品全生命周期中，食品安全风险始终存在。在市场经济条件下，由于商品生产经营活动的逐利性质，食品的自然生命周期和商品生命周期间往往形成一定的鸿沟，而跨越这一鸿沟，则成为食品安全监管所面临的最大挑战。全程治理要求食品的产业链、价值链、利益链、风险链、监管链、责任链等应当保持一定的关联度和匹配度。传统食品安全保障体系的重点锁定在生产和加工环节。随着科学技术的发展和经济规律的张扬，人们逐渐认识到：食品生产、流通经营等环节存在的任何缺陷，都可能导致食品安全保障体系的崩

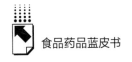

塌。为最大限度地保护消费者利益，必须将全程治理理念引入食品安全保障体系中。坚持食品安全的全程治理，应当科学把握以下两个关系。一是职能部门职责分工与社会协作的关系。全程治理应当包括全程覆盖、积极预防、源头把关、过程控制、紧密衔接、责任落实等基本内涵。应当特别关注职能部门的分工与社会协作的关系，或者说独立承担职责与共同保障的关系。分工是为了提高专业化的工作成效，协作是为了提高整体化水平。无论何种监管模式，都需要进行合理的分工，并形成有效的衔接机制，以防止监管出现断层甚至空白。二是全程控制与源头把控的关系。食品生产经营活动是由多个环节组成的，环环相扣，上个环节的末端就是下个环节的源头。只有从源头把控，才能把握好源与流的关系，最大限度地减少风险传播，最大限度地保障食品安全。源头把关与过程控制，是健康产品治理的基本流程。应当牢记的是，各司其职的监管并不意味着相应的监管部门只对该环节存在的风险承担责任，事实上，各监管部门应当对源于该环节的风险承担起全程监管的责任。

四　社会治理理念

社会治理主要解决治理的视野和力量整合的问题。食品安全拥有最广泛的利益相关者，应当可以形成最紧密的命运共同体。在我国，食品安全风险的来源具有社会性，食品安全问题的影响是社会性的，食品安全难题的破解也具有社会性。党的十八届三中全会提出推进国家治理的现代化。食品安全领域是国家治理现代化的试验田、前行者。作为最大的发展中国家，我国食品安全面临的问题更复杂、更敏感，任务更艰巨、形势更急迫，必须组织和动员全社会的力量，积极参与食品安全治理，推动建立新型治理关系，实现社会共治的大格局。如果说，全程治理是食品安全的"主航道"治理，那么，社会治理就是食品安全的"全流域"的治理。坚持食品安全的社会治理，应当科学把握这两个关系。一是政府主导和社会参与的关系。在新的历史时期，食品安全关系已不再仅仅是政府与企业间命令与服从的简单的线性关系，而是企业、政府、社会之间互动与互助且相互影响的复杂网状关系。

这种结构将其中的各利益相关者间的利益关系重新塑造，构建起新型的治理格局。应当通过有效的制度机制建设，构建企业主责、行业自律、政府监管、部门协同、公众参与、社会监督、法治保障的食品安全共治大格局。在食品安全治理体系中，政府应发挥统揽全局、协调各方的主导作用。行业自律、公众参与、社会监督等都应当依法有序运行。二是国家权力和社会权力的关系。在食品安全方面，行业协会、社会团体、基层群众性自治组织、消费者权益保护组织等，拥有广泛的知情权、参与权、监督权和表达权。应当坚持大健康观、大安全观、大风险观、大社会观，通过科学的制度和有效的机制安排，协调好政府、职能部门、企业、行业、社会公众、媒体等多方面的关系，形成职责清晰、任务明确、协作密切、运行有效的食品安全治理体系，将食品安全治理的资源和力量整合起来，将食品安全治理责任和措施落实下去，增强食品安全治理工作的积极性、主动性和创造性。有必要及时出台关于全面推进食品安全社会共治的指导意见，明确食品安全社会共治的基本原则、主要任务、主要措施和保障机制，将食品安全社会共治引上制度化、机制化的道路。当前，加强食品安全监管信息公开，是实现食品安全社会共治的重要基础性工作。

五　责任治理理念

责任治理要解决的是任务落实的问题。食品安全法律关系可以概括为权利义务关系，其实质是责任关系。长期以来，由于体制机制等方面的原因，在食品安全方面，还存在着分责不够清晰、履责不够匹配、尽责不够到位、追责不够科学等问题。完善而有效的食品安全责任体系应包括责任主体、原则、形式、构成、落实、追究等制度和运行机制。坚持食品安全责任治理，应当科学把握以下三个关系。一是政府责任、企业责任与其他机构责任间的关系。政府对食品安全承担监管责任，这种风险排查的责任属于行政责任。我国是单一制国家，根据宪法的规定，中央和地方的国家机构的职权划分，遵循在中央的统一领导下，充分发挥地方的主动性和积极性的原则。《食品

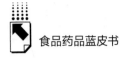

安全法》明确了国务院相关部门和地方人民政府的食品安全监管职责。地方政府对食品安全负总责是一个开放的概念，需要随着食品安全治理的实践而不断完善和发展。企业对食品安全承担主体责任，这种安全保证的责任属于民事责任。在市场经济条件下，企业是独立的食品生产者和经营者，是食品安全的第一责任主体，或者说是唯一责任主体。食品生产经营的最终目的在于满足消费，生产经营安全的食品是企业对社会的责任，是企业得以存续和发展的基本条件。企业的产品质量安全意识、安全状况及安全保障的条件直接影响乃至决定着企业生产经营的食品安全状况。如果企业忽视甚至无视食品安全，那么，再全能的政府监管也难以取得理想的效果。联合国粮农组织和世界卫生组织的相关研究报告指出，将食品安全的主要责任赋予食品的生产经营者，是最直接、最经济、最有效的治理战略。我国食品安全治理实践也反复证明，在市场经济条件下，企业所追求的目标与消费者所期待的目标往往存在着一定的差异。只有企业真正承担食品安全的第一责任，食品安全保障才有了坚实的基础。任何企业都不得以损害人民群众生命健康来换取企业发展和经济增长。此外，检验机构、认证机构、广告机构、新闻媒体等，在食品安全保障中享有一定的利益，也承担一定的责任。二是政治责任、法律责任和社会责任的关系。政治责任是指承担重大决策的高级政府官员因决策失误或失职、渎职、滥权导致公众生命财产或者国家利益遭受重大损失时，应承担的引咎辞职、被弹劾、被罢免等消极法律后果。社会责任是指企业作为独立的食品生产经营者，在生产经营安全的食品外，应当承担"公民企业"的责任，生产经营更有质量、更加便利、更加环保、更加健康的食品。有关部门或者行业协会应当完善食品安全社会责任体系，推动食品企业承担社会责任，提升食品企业素质形象。三是刑事责任、行政责任和民事责任的关系。新时期，中央多次强调，要用最严的标准、最严的监管、最严的处罚、最严的问责，确保公众饮食安全。应当强化从结果罚到行为罚的价值导向的转变，加大对食品安全违法犯罪行为的惩戒力度。同时，充分利用民事责任手段，强化关联行为间法律责任的连带，以提升法律的威慑力量。

六　效能治理理念

效能治理要解决的是治理的可持续性发展问题。食品安全治理的首要和根本目标是安全。但研究食品安全问题，既需要从政治的角度来考量，也需要从经济的角度来把握。除了安全的目标外，还要有效能，这是食品安全治理可持续发展的重要前提。在市场经济的条件下，食品安全治理更应当注重治理的投入与产出的关系，努力以最小的投入获取最大的收益。食品安全治理必须走科学的发展道路，减少治理成本，提高监管效率，促进良性发展，实现食品安全和经济效益的共同提升。影响食品安全治理效能的因素很多，既有宏观层面如食品安全的监管体制的问题，也有中观层面如食品安全的监管方式的问题，以及微观层面如食品安全的监管行为的问题。不同的路径选择，往往会产生不同的效能。科学的治理理念、治理体制、治理方法、治理行为等，会产生积极的治理效果，提高治理水平。坚持食品安全效能治理，应当科学把握这两个关系：一是监管体制与监管法制的关系。监管体制对监管效能有着直接的、重大的影响。国际监管实践表明，单一型监管体制具有明确监管职责、落实监管责任，减少推诿扯皮、避免监管空白，整合监管资源、提高监管效能，实现全程监管、有效防控风险等优势。我国食品安全监管改革的历史进程充分说明，分散的监管体制只能带来责任不清、协作不畅、效率不高的不良后果。一些专家认为，目前我国食品安全监管体制存在进一步改进和完善的空间，如食品安全标准的管理、食品相关产品的监管、食品进出口的监管、食品广告的管理等，需要纳入统一的食品安全监管体系中。十多年来，我国食品安全监管体制改革的目标始终定位在科学、统一、高效和权威上。新一届政府成立以来，中央将食品安全问题定位为重大的社会问题、民生问题和政治问题，积极推进食品安全监管体制改革，实现了从分散监管到相对统一监管的历史性跨越。应当明确，从食品的健康属性上看，食品安全监管属于特殊监管；从职能定位上看，食品药品监管体系部门既属于市场监管体系、民生保障体系，又属于公共安全体系。二是治理机制与治理方式的关系。治理机制是被动的还是能动的，治理方式是传统还是现代的，对治理效能有着重大的影响。应当积极探索适应信息化时代的食品安全治理机制和方式，加快提升食品安全治理效能。世界卫生组织在2001年发布的《全球食品安全战略：增进健康需要更加安全的食品》报告中就强调："过去数十年，传统的食品安全保障措施已被证明不能有效地控制食源性疾病"，国际社会必须"改变某些现有的方法，以确保适应全球食品安全出现的新挑战"。治理方式事关治理工作的质量、效率、形象、能力和水平。应当继续探索完善风险监测、风险评估、溯源管理、监督抽检、远程监控、飞行检查、驻场监督、责任约谈、分类监管、社会评价等方式，增强食品安全治理的"硬实力"、"软实力"和"妙实力"。

七　专业治理理念

专业治理要解决的是食品安全治理人员的职业素养问题。食品安全问题涉及自然科学和社会科学的多个领域，如化学、生物学、营养学、工程学等。食品安全治理人员必须具有特殊的专业知识、专业素养和专业技能。知识改变命运，教育成就未来。强调食品安全专业治理，目的在于培养和造就大批专业化、职业化的食品安全管理人才。可是各级食品安全监管部门，尤其是基层食品安全监管部门中的食品安全专业人才比例还相对偏低，专业素质不足，治理能力不强。坚持食品安全专业治理，应当科学把握以下两个关系：一是执业准入与继续教育的关系。食品安全治理需要多方面的专业人才，其中食品专业人才应当占有较大的比例。为切实加强食品安全专业治理，必须坚持源头把关，积极推进食品安全职业准入制度，强化食品安全监管人员的职业素养。与此同时，加快推进食品安全监管人员素质提升工程建设。二是专业知识与实践能力的关系。从事食品安全治理工作，不仅需要充足的理论知识，更需要丰富的实践经验。在搞好职业准入的同时，应当大力开展继续教育，不断提升监管人员的职业技能。各地区应当根据本地实际，扩充具有食品安全专业知识和能力的人员队伍，强化基层监管的执法力量，持续开展监管人员的法律法规、工作作风等方面的教育培训，不断提高执法能力与水平。

八 综合治理理念

综合治理要解决的是治理手段问题。影响食品安全的因素复杂多样，解决食品安全问题必须坚持群策群力、综合施策。所谓综合治理，是指在政府的统一领导下，有关部门综合采用政治、经济、法律、文化等多种手段和方法，对相关问题进行全面系统的治理。对社会问题进行综合治理，是我国社会管理和社会建设的传统和优势。当前，影响和制约食品安全的因素很多，如产业状况、法律标准、技术支撑、方式方法等，解决这些问题必须坚持综合治理的思路，通过多元参与、综合施治、协同推进，开创食品安全治理工作的新格局。坚持食品安全综合治理，应当科学把握以下两个关系。一是部门负责与共同参与的关系。我国食品安全治理可以从多角度展开。无论是按环节、品种、区域进行的治理，还是按时段、行为进行的治理，均可采取综合治理的方式。食品安全综合治理虽然涉及多部门，但绝不是各部门间平分秋色，等量齐观。事实上，在综合治理中，有的部门承担主要义务，而有的部门承担配合责任。各部门应当各定其位，各尽其力。牵头部门应当大胆牵头、积极协调，配合部门应当顾全大局，积极配合。二是单一目标和多种方法的关系。说到综合治理，人们往往更多想到的是部门间的协作关系。事实上，综合治理并不限定在部门之间。即便是一个部门，也可以采取多种方式方法进行综合治理。当今时代对治理方式方法综合的需求，比任何时代都强烈、都迫切，食品安全监管部门在强化食品安全综合治理上也可以采取多种手段和措施。

九 依法治理理念

依法治理要解决的是治理的法律依据问题。法治是中国共产党治国理政的基本方略和基本方式。党的十八大和十八届四中全会强调，要坚持依法治国、依法执政、依法行政，坚持法治国家、法治政府、法治社会一体化建设，实现科学立法、严格执法、公正司法，促进国家治理体系的现代化。法律是理性所规定的一条通往幸福的可靠之路。强化食品安全依法治理，就是将食品安全工作纳入法律调整的轨道，充分发挥法律在食品安全工作中的作用，实现食品安全工作的制度化、规范化、法治化，保障食品安全的长治久安。坚持食品安全的依法治理，应当科学把握以下两个关系。一是科学立法与严格执法的关系。完备的食品安全法律法规体系是实现依法治理的前提条件。2000 年以来，我国强化了食品安全立法工作，颁布了《食品安全法》及其实施条例，使食品生产经营与安全监管有法可依，并逐步走上法治的轨道。但立法工作中还存在着碎片化、部门化、地方化等问题，法律制度的及时性、系统性、针对性和有效性还不够强。在当代，社会对立法的关注已不再仅仅是法律的数量如何扩张，而是法律的品质如何升华。应当按照现代理念、价值和谐、制度完备、机制健全、责任适应的要求，继续完善食品安全法律制度。在加强科学立法的同时，必须强调严格执法。目前，部分食品企业的安全意识、风险意识、责任意识、诚信意识、法治意识不强，违法犯罪行为时有发生。必须通过严格执法和严肃问责，强化企业对法律的信仰，维护法律的权威和尊严。二是保障自由与强化自律的关系。立法的目的是要更好地保障自由，而不是限制自由。既要充分保障企业依法享有的广泛自由，同时也要强化企业依法应该承担的责任。法律的权威必须是源自人民内心真诚的拥护和由衷的信仰。人民的权益要以法律来保障，法律的权威则要靠人民去维护。食品生产经营企业，应当做法治的忠实崇尚者、自觉遵守者和坚定捍卫者，更加自觉地遵法、信法、守法、用法。只有树立法律信仰、敬畏公共利益、承担社会责任，企业才会走得远，实现长久健康发展。

十　智慧治理理念

智慧治理主要解决的是治理境界问题。食品安全问题实际上是社会问题的集中反映，要破解食品安全难题需要高超的治理艺术。面对错综复杂的食品安全问题，既要有高度的政治敏锐性，也要有强烈的实践自觉性。坚持食品安全智慧治理，应当科学处理以下两个关系。一是监管使命与监管文化的关系。食品安全监管的使命是保障和促进公众健康。从"保障健康"到"保障与促进健康"的转变，是国际食品安全治理经验与智慧的凝结。"能动政治"的理念要求，现代政府应当更加积极、更加主动、更加负责地回应社会和公众的期待，不断提升其对食品消费的信心以及对食品安全监管的信赖。食品安全监管的目标可以分为保障公众身体健康和提升食品安全监管能力两个方向。发展是执政的第一要务，既要发展人民的健康福祉，也要发展食品药品监管事业。只有强大的食品安全监管部门，才能出色地保障公众饮食安全。必须将保障人民的健康福祉与食品药品监管事业的发展有机地结合起来。食品安全监管文化包括监管使命、监管愿景、核心价值、基本原则、庄严承诺等一系列内容。食品药品监管部门要通过监管文化建设，将监管工作与民生福祉、经济发展、社会和谐、国家形象等更加紧密地融合起来，进一步增强时代感、责任感和使命感，进一步增强凝聚力、感召力和亲和力。二是传统治理与现代治理的关系。做好我国食品安全工作，应当始终把握好"三个世界"和"三个阶段"的时空观。我国拥有十三亿多人口，与几亿人口、几千万人口的国家不同；我国是处于并将长期处于社会主义初级阶段的大国，发展极不平衡，农业社会、工业社会、信息社会因素并存。这是我国改革发展面临的最大现实国情。与此同时，必须更加深刻地认识到，当前，我们正处于科学技术迅猛发展的新时代，大数据、云计算、物联网"正在改变我们的生活以及理解世界的方式，成为新发明和新服务的源泉，而更多的改变正蓄势待发"。因此，我们必须树立强烈的机遇意识，紧紧把握时代发展的脉搏，加大食品安全制度、机制、方式等创新的步伐，推进食品安全治理体系和能力的现代化，全面提升食品安全治理能力和水平。

药品与化妆品篇

Drug and Cosmetic Reports

B.4
中国药品安全与监管政策研究报告

上海市食品药品安全研究中心课题组*

摘　要：　2013～2015 年，我国药品行业稳步推进新版 GMP 的实施，医药行业在全面提升药品生产质量管理水平的基础上，研发创新和产品质量提升成效显现。

关键词：　药品安全　医药产业　政策趋势

一　医药产业状况

在国家稳步推进医药行业发展，全面提升药品生产质量管理水平的宏观背景下，我国的医药行业从源头上强化药品质量管理，在确保药品安全、实

---

* 课题研究总负责：唐民皓；审核：高惠君、叶桦；执笔人：张山平、杨依晗、丁冬、于广平。

现先进生产力、优化产品结构、逐步缩短与发达国家的差距、增强企业市场开拓能力和国际竞争力上取得了可喜的成果。

（一）新药研发领域

1. 研发创新投入力度加大

自 2009 年中国实施启动"重大新药创制"科技重大专项以来，国家对重大新药创制专项的投入不断增加，国内各大中型药品生产企业的药品研发投入也逐年提高。从统计数据看，2012 年、2013 年、2014 年大中型医药制造企业研发经费内部支出占主营业务收入比重分别达到 1.24%、1.26% 和 1.24%，较 2011 年有较大提高，实现《工业转型升级规划（2011 - 2015 年)》要求，即规模以上企业研发经费内部支出占主营业务收入比重达到 1% 以上的要求（见图 1），企业创新实力明显提升。

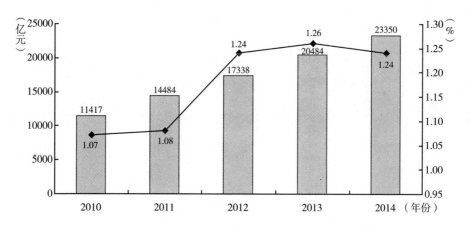

图 1　2010 ~ 2014 年大中型医药制造企业 R&D 经费内部支出占主营业务收入比重

资料来源：《中国高技术产业统计年鉴》（2010 ~ 2014 年度）。

2. 重大新药创制成果显著

在《国家药品安全"十二五"规划》和《"十二五"生物技术发展规划》以及增强技术创新能力政策的引导下，近年来，有多个重要治疗领域的药品研制成功，并获准上市，满足了临床的迫切需求，在艾滋病、肿瘤、心血管病治疗的领域为患者提供了与全球同步的、最新的药物治疗手段；在罕见病、呼吸系统疾病治疗用药方面填补了国产空白。我国 2012～2014 年批准新药分别为 153 个、118 个、149 个（见表 1）。

表 1 2012～2014 年批准的药品情况

单位：个

类型	年份	2012	2013	2014	小计	总计
化学药	新药	103	91	128	322	
	改剂型	13	22	26	61	
	仿制药	336	187	256	779	
	进口药	80	74	68	222	
	合计	532	374	478		1384
中成药	新药	21	15	11	47	
	改剂型	14	9	0	23	
	仿制药	2	3	0	5	
	进口药	—	0	0	0	
	合计	37	27	11		75
生物制品	国内申请	29	12	10	51	
	国外进口	17	3	2	22	
	合计	46	15	12		73
总计		615	416	501		1532

注：表中数据以受理号计。

资料来源：《药品审评报告》（2012～2014 年度）。

（二）医药工业领域

1. 工业生产由数量增长步入质量提升的新阶段

2014 年是实施"十二五"规划关键之年，世界经济复苏的基础依旧脆弱，在国内经济发展增速放缓的背景下，医药工业持续保持两位数的增长，医药工业规模以上企业增加值同比增长 12.3%，虽然增速有所回落，但仍高于国内工业平均增速 3.0 个百分点，处于各工业大类的前列。在整体工业增加值中所占比重不断增加，主营业务收入突破 2 万亿元大关，同比增长14%；整体赢利能力略有下降，实现利润总额 2382.5 亿元，同比增长11.68%，增速下降；营业收入利润率为 10.20%，同比略有下降（见图 2）。医药工业在技术创新、质量提升、国际化等方面取得突破性进展；但是，原料药产能过剩等问题依旧存在，医药工业结构调整和转型升级的任务更加紧迫。

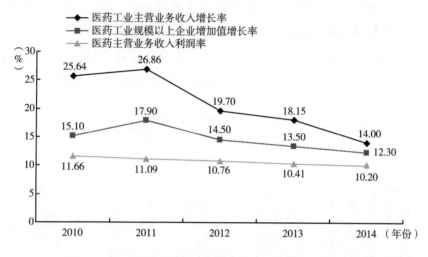

图 2　2010～2014 年医药工业经济运行情况

资料来源：《中国高技术产业统计年鉴》（2010～2014 年度）。

2. 产业集中度进一步提高，产业结构优化趋势明显

《药品生产质量管理规范（2010 年修订）》（下称新版 GMP）已于 2010年 10 月 19 日经卫生部部务会议审议通过，自 2011 年 3 月 1 日起施行。中国新版 GMP 与 1998 版相比从管理和技术要求上有相当大的进步，特别是对无菌制剂和原料药的生产方面提出很高的要求，新版 GMP 以欧盟 GMP 为基础，考虑到国内差距，以 WHO2003 版为底线。

新版 GMP 认证有两个时间节点：药品生产企业血液制品、疫苗、注射剂等无菌药品的生产，应在 2013 年 12 月 31 日前达到新版药品 GMP 要求；其他类别药品的生产均应在 2015 年 12 月 31 日前达到新版药品 GMP 要求。

未达到新版药品 GMP 要求的企业（车间），在上述规定期限后不得继续生产药品。2010 年修订药品 GMP 的实施，为医药产业的优胜劣汰、兼并重组提供了历史性的机遇。部分规模小、效益差、产品无市场、质量管理水平落后的药品生产企业，逐步被淘汰出局。通过新修订药品 GMP 实施，我国药品生产企业的质量保障能力和风险控制水平明显增强与提升，有效地保障了药品质量安全。

截至 2014 年底，5582 家药品生产企业通过 GMP 认证，其中包含通过《药品生产管理质量规范》（2010 年修订）认证的企业 3337 家，占 59.8%。

截至 2014 年底，全国共核发药品生产企业许可证 7580 个（含中药饮片、医用氧），其中生产原料药和制剂的生产企业 5000 个（见图 3）。

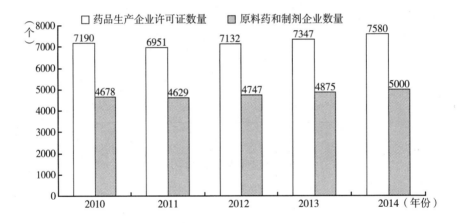

图 3 2010～2014 年药品生产企业许可和数量情况

资料来源：《食品药品监督管理统计年报》（2010～2014 年）。

（三）医药流通领域

1. 医药电子商务悄然兴起，B2C 第三方平台模式发展迅速

根据《全国药品流通行业发展规划纲要（2011－2015 年）》（简称《规划纲要》）"将建立创新药品经营方式，积极发展医药电子商务"的要求，近年来，中国医药电子商务已成为"十二五"药品流通的新兴业态，截至

2014 年 12 月 31 日，全国共计发放《互联网药品交易服务资格证》371 张，其中批发企业交易类证书（即 B 证）83 张；第三方平台企业证书（即 A 证）16 张；网上零售证书（即 C 证）272 张，① 药品零售电子商务发展迅速。从获得药品互联网交易许可证的省市分布图来看，北京、上海、广东、浙江、江苏、山东、四川、河北、河南、江西、湖南、重庆、云南等是获证较多的省份。中国医药电子商务主要有官网模式和第三方平台两种模式，尤其是通过互联网第三方平台的药品网上零售试点已经展开。

但是，随着互联网的日益普及，网上交易持续快速增长，网上虚拟市场非法售药问题变得日益突出，打击网上非法售药行为，净化药品交易环境已刻不容缓。

2. 规模继续快速增长，增来趋缓

在《规划纲要》的引导下，药品流通行业发展势头良好，行业规模和效益稳步增长，呈现持续、健康的转型发展趋势。据商务部统计，2013 年药品流通行业销售总额为 13036 亿元，首次突破万亿元，同比增长 16.7%，增速比 2012 年同期下降了 1.8 个百分点。2014 年药品流通市场销售总额继续提高，但增幅也还在缩窄。全年药品流通行业的销售总额为 15021 亿元，同比增长 15.2%，增速比上一年下降 1.5 个百分点，其中零售市场为 3004 亿元，扣除不可比因素同比增长 9.1%，增幅回落 2.9 个百分点。2014 年药品流通行业发展的特点为：行业的高速增长变为中高速增长，大型药品批发企业增速高于行业的平均水平，药品零售业的销售额增速回落。

3. 药品流通行业同质化竞争激烈，行业集中度较低

《规划纲要》要求，5 年内药品零售连锁百强企业的年销售额占药品零售业的比重应当从 2009 年的 39% 增加到 60% 以上，药品连锁门店数量占全部零售门店数量的比重应当从 2009 年的 1/3 上升到 2/3 以上。

---

① 中国医药物资协会在 2014 中国医药互联网大会上发布的《2014 中国医药互联网发展报告》。

截至 2014 年底，药品经营企业总量微增，增速下降。全国共有《药品经营许可证》持证企业 452460 家，其中零售单体药店占经营企业数量的 58.2%，零售连锁企业和门店数量占 36.3%，法人、非法人批发企业占 5.5%（见图 4）。医药流通行业整体仍然呈现零售单体药店众多、同质化竞争激烈的特征，距离《规划纲要》要求"十二五"期末连锁药店占全部零售门店的比重提高到 2/3 以上，还相当遥远。

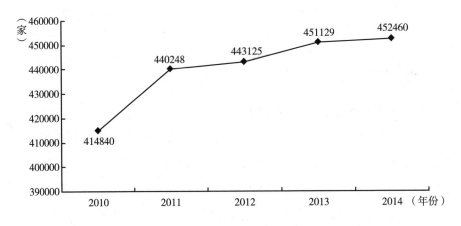

图 4　2010～2014 年许可证持有药品经营企业数量

资料来源：《食品药品监督管理统计年报》（2010～2014 年）。

二　重大政策措施

（一）生物医药产业与健康服务业发展政策

1. 生物医药产业升级与技术市场

2012 年 12 月 29 日，国务院颁布《生物产业发展规划》，将"提升生物医药产业竞争力"作为重点领域和主要任务，并提出"推动优化配置全球生物技术、人才、资本、市场资源"。2012 年末和 2013 年的国家科技发展政策和相关的规范性文件显示，解决阻碍生物医药技术创新生产力发展的组织结构和技术转让等制度问题，刻不容缓。2012 年 12 月 21 日，《关于加快实施新修订药品生产质量管理规范促进医药产业升级有关问题的通知》明确了主动放弃全厂或部分剂型生产改造的药品生产企业，可以向已通过新版 GMP 认证的企业转让药品生产技术等的产业促进政策；2013 年 2 月 22 日，《关于做好实施新修订药品生产质量管理规范过程中药品技术转让有关事项的通知》进一步明确了技术转让的具体规定；2014 年 1 月 3 日，《药品技术转让省级食品药品监督管理局审评评估工作要点及标准》对省级的注册管理和技术审评工作进行部署，以确保药品技术转让注册申请审评工作质量。新版 GMP 明确了分步骤实现药品生产厂房的改造升级，对我国生物医药制造业影响巨大。药品生产注册批号是医药企业生存与发展的基础，也是生物医药企业之间组织结构调整的市场信号。药品技术转让是附着在产品上的产权更替，是推动企业药品技术有序转移，促进企业资源合理配置、提高产业集中度和医药产业水平的重要举措。2013 年 2 月，科技部出台的《技术市场"十二五"发展规划》提出"提高科技资源配置效率，加速技术转移和成果转化"，以"加快转变经济发展方式"，并"力争实现技术合同成交额年递增 21%，到 2015 年达到 10000 亿元"，将进一步促进生物医药产业转型升级。

2. 健康服务业发展与产业融合

2013 年 9 月，《国务院关于促进健康服务业发展的若干意见》发布，提出"药品、医疗器械、保健用品、康复辅助器具、健身产品等的研发制造技术水平应有较大提升，具有自主知识产权产品的市场占有率应大幅扩大"的要求，这是推动我国中医药发展的重大契机，与国外生物医药制造业和食品制造业的传统习惯不同，中国医药产业包含了具有中国元素的中医药，例如"药食同源"、保健食品等概念，因此，"推广科学规范的中医保健知识及产品"，"开发适合当地环境和生活习惯的保健养生产品"，给中药产业的发展带来了新的机会。我国中医药界应当实现传统的中医药治疗与医疗保健服务相结合，医药产业、饮食保健与医疗卫生健康服务业相融合，开创发展空间，满足人民群众不断增长的健康服务需求的发展趋势。

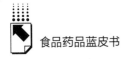
3. 国家基本药物制度的实施

国家基本药物制度是"新医改"的重点任务之一，也是实现新医改政策目标的主要抓手。由于各省区市医疗卫生保障水平不同，采取基本药物零差率的"一揽子方案"、基层医疗机构全部配备使用基本药物，在全国全面推行国家基本药物制度，受到社会各方的质疑。国内医药制造业受到基本药物零差率、安徽"双信封"唯低价论的招标采购模式的影响，陷入生存与发展的困境。

2013 年 2 月，《国务院办公厅关于巩固完善基本药物制度和基层运行新机制的意见》发布，该意见指出，巩固和完善基本药物制度，以及基层的运行机制是"十二五"期间深化"医改"的重点，是实现 2020 年"人人享有基本医疗卫生服务"目标的基础。中央政府将基本药物制度作为实现"保基本、强基层、建机制"医疗卫生服务目标的主要抓手。为了解决基本药物制度所带来的廉价经典药的市场短缺问题，《"十二五"期间深化医药卫生体制改革规划暨实施方案》明确提出的"对用量小、临床必需的基本药物可通过招标采取定点生产等方式确保供应"，以及《深化医药卫生体制改革 2012 年主要工作安排》的要求，更好地保障基本药物供应。5 月 27日，国家卫生和计划生育委员会发布了《关于基本药物定点生产第一批试点品种公开征求意见的函》，制定了《基本药物定点生产第一批试点品种清单（征求意见稿）》，以确保廉价经典基本药物的市场供应。

（二）药品监督管理机构改革和职能转变

1. 机构改革和职能转变的政策

党的十七届二中全会通过的《关于深化行政管理体制改革的意见》指出，到 2020 年，要实现建立起比较完善的中国特色社会主义行政管理体制的目标。"十二五"期间，我国行政管理体制正在向适应经济领域的经济发展方式转变，逐步调整政府、市场、社会的关系，转变政府职能，加强行政执法。按照《全面推进依法行政实施纲要》的要求，转变行政方式，改进政府内部的考核和问责机制。党的十八届三中全会提出的"建设统一开放、竞争有序的市场体系","处理好政府与市场的关系",为市场在资源配置方面发挥作用,加快医药产业现代化进程和提高药品监管能力提供了思路。

2. 机构改革和职能转变的重点

2013 年 3 月,《国务院机构改革和职能转变方案》提出组建国家食品药品监督管理总局,《地方改革完善食品药品监管体制的指导意见》又推进了新一轮的地方药品监督管理机构的改革和职能转变。药品监督管理机构调整和职能转变的动力来自食品安全分段式管理引发的问题、严峻的药品安全形势。这次机构改革主要表现在三方面:一是监管权力的调整和整合,例如,药品生产许可和 GMP 认证"两证合一";二是监管权力的下放,将职权下放至省级,甚至设区的市级药品监督管理部门;三是属地化管理,从各省的"三定方案"来看,北京市采取了市垂直管理和区属地化管理相结合的模式,浙江省的市、县两级采取了工商和食品药品监督管理合并的模式,上海市基本上保持市级垂直管理的模式,其他省大多采取了市县属地化管理的模式。

3. 机构改革和职能转变的影响

根据 2013 年的国家食品药品监督管理部门的"三定方案",食品生产和流通领域的监管职能划归食药监部门,食品药品合并在同一个部门监管,机制的调整和职能转变给药品监督管理部门的公共行政管理能力带来挑战。国家现有的监管资源必然要更多投入食品生产和流通(超市、大卖场),使得本已捉襟见肘的药品监管资源配置受到影响;再者,国家总局将药品生产、注册职能等某些职能下放到省级药品监管部门,必然会增加地方政府药品监管的工作量,引起药品监管力量的不足,影响地方药品监管作用的发挥。

(三)药品注册审评制度的加强与调整

1. 药品注册审评制度的调整

药品注册审评制度,是影响或激励新药创制行为的关键点。从目前我国药品注册审评来看,存在诸多对新药创制活动不利的因素,例如注册审评权

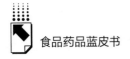

力过分集中、政企信息沟通不畅、新药 GMP 现场核查制度、新药品种与新开办企业绑定、绿色通道激励作用不明显等，表面上常常表现为创新药物申报的明显增加以及技术审评资源和能力不足。

2013 年 2 月，《国家食品药品监督管理局关于深化药品审评审批改革进一步鼓励创新的意见》发布，要求转变创新药的审评理念、调整仿制药的审评策略、加强临床试验的质量管理、鼓励儿童药物和治疗罕见病药品的研制，使有限的审评资源向具有临床价值的创新药物和临床急需的仿制药倾斜。虽然，此次改革注重以临床需求为导向，但是，儿童用药和罕见病治疗用药的目标市场小、利润不高，企业仍然缺乏研发和生产的积极性。

针对政企信息沟通的问题，2013 年 9 月国家药品监管部门参照世界卫生组织要求和国际惯例建立了"药物临床试验登记与信息公示平台"，以加强药物临床试验监督管理，推进药物临床试验信息公开透明，保护受试者权益与安全。

2. 仿制药质量一致性再评价

仿制药相对于原研药而言，价格较低，受到基本医疗保险管理部门和患者的青睐。开展仿制药质量一致性评价，全面提高仿制药的质量是《国家药品安全"十二五"规划》的重要任务。2013 年 2 月，《国家食品药品监督管理局关于开展仿制药质量一致性评价工作的通知》发布，仿制药质量一致性评价工作全面启动，评价对象是 2007 年《药品注册管理办法》实施前批准上市的基本药物和其他临床常用仿制药。2013 年 7 月，《国家食品药品监督管理总局办公厅〈关于 2013 年度仿制药质量一致性评价方法研究任务〉的通知》公布了 2013 年度应完成仿制药质量一致性评价的品种名单，国内首批 75 个仿制药品种将与原研发药品展开质量比对。但在实践中，药品生产企业对此的积极性普遍不高，一是因为国家目前尚未强制要求企业实施，二是有不少仿制药的原研药已经无法确认，导致很多企业观望。

3. 疫苗临床试验质量管理

目前，我国疫苗临床试验的特点主要表现为：一是在临床试验受试者大多为健康人和儿童，二是疫苗临床试验通常由疾病预防控制机构（CDC）

组织开展，三是疫苗临床试验现场通常较多且临床试验现场不固定。随着我国企业创新能力增强，更多疫苗品种的研发进入临床试验阶段，不可预知的风险随之增加，需要加强疫苗临床试验质量管理。

2013 年 10 月，国家药品监督管理部门印发《疫苗临床试验质量管理指导原则（试行）》。以我国 GCP 监管实践为基础，结合我国疫苗临床试验的特点，参照国际有关规范和 WHO 疫苗临床试验监管体系评估有关要求制定，对疫苗的临床试验的组织管理、实施条件、伦理审查、试验用疫苗管理、生物样本管理等提出要求，加强临床试验质量管理，保障受试者的权益与安全。2013 年 12 月，《国家食品药品监管总局关于印发〈一次性疫苗临床试验机构资格认定管理规定〉的通知》，提出"不具有疫苗临床试验资格的疾病预防控制机构拟开展疫苗临床试验的，须通过一次性疫苗临床试验机构资格认定后方可组织实施"，以加强疫苗临床试验监督管理，保障受试者的权益与安全。

（四）药品流通环节与互联网药品销售

1. 药品经营质量管理规范

《药品经营质量管理规范》（简称 GSP）是规范药品经营质量管理的基本准则。新修订的 GSP 于 2013 年 6 月 1 日起施行，主要针对目前我国药品商业流通企业整体管理水平不高、专业技术人员缺乏、规模偏小、集约化程度较低等问题，在借鉴药品 GMP 以及国际上药品商业通行的规范，在加强信息化管理、药品验收管理、冷链物流管理、零售连锁管理等方面增加了新的具体要求。

新修订的 GSP 要求全面推进一项管理手段，即实施企业计算机管理信息系统；强化两个重点环节——药品购销渠道环节和仓储温湿度控制环节，突破三个难点问题——票据管理、冷链管理和药品运输难点。为落实《国家药品安全"十二五"规划》，保证药品在流通渠道的可追溯，新修订 GSP 增加了药品经营企业应执行药品电子监管制度的规定。

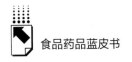
2. 互联网药品零售的监管问题

我国互联网药品零售作为医药行业流通现代化的发展方向，是患者获得药品和消费的一种手段。《国务院关于促进信息消费扩大内需的若干意见》提出"规范互联网食品药品交易行为，推进食品药品网上阳光采购，强化质量安全"的要求，将药品电子交易的信息化解决方案固定下来，进一步促进互联网药品零售模式的发展。但是，至今还没有完全放开，从现有的天猫医药馆、好医生药品网等来看，虽然其规模不算大，但发展速度惊人。2012 年互联网药品交易规模超过 16 亿元，是 2011 年的 4 倍。然而，由于保健食品、保健器械、化妆品等掺杂在药品零售交易网站频现，给药品互联网监管带来了诸多问题。基于国家总局"两打两建"专项行动，2013 年 8 月 20 日《开展打击网上非法售药行动工作方案》颁布，重点整治利用网络销售假药、网上售药未取得互联网药品交易资质等网上违法售药行为；10 月下发了《食品药品监管总局关于加强互联网药品销售管理的通知》，要求通过加强药品交易网站资质的管理、加大对互联网非法售药的查处力度，规范互联网售药行为等。

2013 年 11 月，国家药品监督管理部门批复 95095 医药平台（www.95095.com），试点开展互联网第三方平台上的药品网上零售工作。目前，国内的互联网药品销售网站以销售保健食品、化妆品和外用器械为主，而非处方药销量不尽如人意。

（五）药品电子监管与监管信息化建设

1. 进口药品和基本药物的电子监管

实施药品电子监管制度，是实现药品可追溯、有效保障人民群众用药安全的重大举措。2013 年，国家药品监督管理部门加强了进口药品和 2012 年版《国家基本药物目录》中药品的电子监管。《国家食品药品监督管理局关于进口药品实施电子监管有关事宜的通知》的发布，将进口药品纳入我国药品电子监管网络中，要求境外制药厂商对其进口到我国药品的电子监管实施工作负总责；获得批准在境内分包装的品种，可在批准的分包装企业内赋码。2013 年 3 月，2012 年版《国家基本药物目录》发布后，国家药品监督管理部门规定，凡生产《国家基本药物目录》（2012 年版）中品种的企业，无论是否参与基本药物集中采购的投标，均应对基本药物实施电子监管。国产药品和国内分包装的进口药品要求在 2013 年 11 月底前实行，进口药品要求在 2014 年 3 月底前实行。这两项举措健全了我国药品电子监管的追溯体系。

2. 药品安全监管信息化建设

基于《国家药品安全"十二五"规划》、《"十二五"国家政务信息化工程建设规划》和《国家电子政务"十二五"规划》等政策目标，国家药品监督管理部门全面加强食品药品监管系统信息化建设，进一步提升食品药品监管信息化能力和水平，2013 年 2 月，发布了《关于进一步加强食品药品监管信息化建设的指导意见》，提出到"十二五"期末，建成覆盖各级药品监督管理部门统一的信息网络和中央与省两级数据中心，完善信息标准、信息安全和应用平台三大支撑体系，构建行政执法、公共服务、决策支持、信息监测、应急管理和内部管理六大业务平台，促进药品监督管理和服务水平的提高。同时，国家药品监督管理部门还制定了《食品药品监管信息化标准体系》《食品药品监管信息分类与编码规范》等八项信息标准，以推进药品监管信息化工作。

（六）中医药发展和技术标准问题

中医药是我国医疗卫生服务体系重要组成部分，发展中医药是我国一项基本国策。中医药最有可能成为我国医药制造业参与国际市场竞争的软实力，如何继承和发展传统中医药，推进具有千年应用历史的传统中医药"走出去"战略，关键问题在于传统中医药的世界医学界认同感，而中医药技术标准也将成为现代医学与传统中医药对话的科学理论基础。

1. 传统中医药的发展规划

2011 年，国家中医药管理局颁发《中医药事业发展"十二五"规划》，提出了"到 2015 年，建立起适应中医药事业发展的管理体制和运行机制"，

"中医药对我国经济和社会发展的贡献率进一步提高";针对中药产业工业化和现代化发展进程,提出"进一步提升中药产业发展水平,完善中药质量标准和规范体系"。为了提高中医药服务能力,保证中药质量,国家食药监总局等八部门联合下发了《关于进一步加强中药材管理的通知》,对中药材产业全链条各环节的管理提出明确要求,并重点对中药材种植养殖环节、初加工的管理提出明确要求,加强中药材专业市场管理,以进一步提高中药材行业整体水平,保证中药材质量,保障中药饮片临床用药安全有效,推动中药产业和中医药事业的健康发展。

2. 中医药标准化发展纲要制定

中医药的标准化是我国传统中药走向国际市场的基础条件。"十一五"时期,颁布和实施的《中医药标准化发展规划(2006～2010年)》,推动了中医药标准和中医药标准化体系的建设,有效应对了中医药国际标准化困境。通过"十一五"期间的中医药标准化建设,中医药技术组织和专业研究机构的建设有所加强,参与国际标准化制定活动的能力有所提高。"十二五"初期,国家中医药管理局发布的《中医药标准化中长期发展规划纲要(2011～2020年)》提出:"到2020年,基本建立适应中医药事业发展要求的、结构合理的中医药标准体系",促进中医药标准化支撑体系的完善,能够基本满足中医药标准化的需求,中医药标准的应用推广和监测评价两个体系初步建立,中医药标准化人才队伍明显加强,中医药标准化管理体制和运行机制更加完善,我国实质性参与中医药国际标准化活动的能力显著提升。

三　药品安全形势分析

药品安全是基本的民生问题,事关公众身体健康、生命安全和社会和谐稳定。近年来,各级药品监管部门在药品质量抽验、不良反应监测、投诉举报受理、药品案件查处等方面做了大量的工作,提升了药品安全保障的水平。

（一）药品质量抽验

1. 评价性抽验

根据国家食品药品管理局的相关数据，2013 年全国进行评价性抽验 18285 批次，其中不合格 395 批次，总不合格率为 2.2%。比 2012 年评价性抽验的总不合格率下降 0.23 个百分点。2014 年全国进行评价性抽验 15902 批次，其中不合格 312 批次，总不合格率为 2.0%，比 2013 年评价性抽验的总不合格率下降 0.2 个百分点（见图 5）。

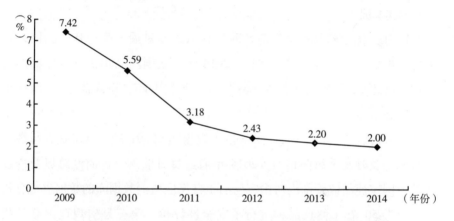

图 5　2009～2014 年药品评价性抽验不合格率变化趋势

资料来源：《食品药品监督管理统计年报》（2009～2014 年）。

2. 地方性抽验

2013 年地方共抽验 22.5 万批次，其中合格 20.6 万批次，不合格率为 8.3%。2014 年地方共抽验 26.0 万批次，其中合格 24.1 万批次，不合格率为 7.2%。

3. 进口药品检验

2013 年全年共抽检进口药品 38617 批次，涉及金额 186.1 亿美元，检验的批次数和金额数同比分别增长 11.2% 和 28%。其中，检验合格 38499 批次，合格药品金额 185.6 亿美元，不合格 118 批次。2014 年全年进口药品抽验 42261 批次，涉及金额 247.14 亿美元，检验的批次数同比增加

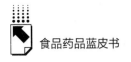

9.4%，金额同比增加 32.8%。其中检验合格 42182 批次，合格药品金额 246.95 亿美元，不合格 79 批次。进口药品的不合格批次继续保持在低位。

4. 基本药物抽验

2014 年，国家评价性抽验中，对基本药物抽验 7244 批次，不合格率 1.3%。地方性抽验中，对基本药物抽验 103428 批次，不合格率 4.9%，与上年同期相比下降 1.2%。

（二）药品不良反应监测

1. 总体情况

2014 年，国家药品不良反应监测工作取得新进展。第一是监测网络覆盖面稳步扩大，报告数量继续增长。2014 年，全国药品不良反应监测网络注册用户已达 24 万余个（包括医疗机构、药品生产、经营企业），医疗机构仍是网络上传药品不良反应报告的主要来源。全国 94.4% 的县有药品不良反应/事件报告，每百万人口平均报告数量达到 991 份。第二是进行数据评价分析，及时发现风险信号。2014 年通过每日监测、每周汇总以及季度分析等，国家药品监管部门对国家药品不良反应监测数据库的数据进行分析评价，对近 50 个（类）品种进行了安全性评价。第三是实现全国联动机制，提高监测预警能力。建立预警信息全国共享、事发地和生产企业所在地食品药品监管部门协同调查处置联动工作机制，保证早发现、早评价、早控制药品质量风险。第四是落实企业责任，提高风险管理水平。培训企业撰写药品不良反应报告，严格审核报告，要求企业落实风险管理。完善药品不良反应数据共享平台，及时将监测数据和风险信号反馈给药品生产企业，药品安全风险沟通渠道进一步拓宽。国家食品药品监管总局定期发布药品不良反应信息通报、药物警戒快讯；及时回应社会关注的热点药品安全性事件，推动落实药品生产企业的主体责任；开展药品不良反应文献研究，加大与药品研究机构、行业协会的多重合作，药品安全风险沟通更加通畅。

根据《国家药品不良反应监测年度报告（2014 年）》，2014 年国家食品药品监管总局收到《药品不良反应/事件报告表》132.8 万份，较上年增长了 0.8%。其中新的和严重药品不良反应/事件报告 34.1 万份，占同期报告总数的 25.7%。1999～2014 年，累计收到《药品不良反应/事件报告表》近 790 万份（见图 6）。

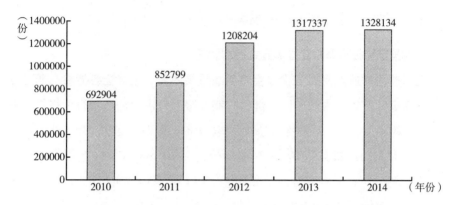

图 6　2010～2014 年药品不良反应/事件历年报告数量

资料来源：《国家药品不良反应监测年度报告（2014 年）》。

2. 药品不良反应监测情况

（1）报告来源统计。2014 年药品不良反应报告来自医疗机构的占 82.2%，药品经营企业占 16.0%，药品生产企业占 1.4%，个人及其他来源占 0.4%。与 2013 年相比，医疗机构的报告明显增长，药品生产企业报告持平，经营企业报告依然下降。

（2）药品类别统计。化学药品占 81.2%、中药占 17.3%、生物制品占 1.5%。其中，抗感染药报告数量仍最多，占化学药的 46.2%，已连续 5 年呈下降趋势。心血管系统用药占化学药的 10.2%，连续 5 年呈上升趋势。

（3）药品剂型统计。2014 年药品不良反应/事件报告中，注射剂占 60.9%、口服制剂占 35.2%、其他制剂占 3.9%。注射剂的比例与 2012 年相比升高了 4.2 个百分点，口服制剂比例降低 2.1 个百分点。

（4）抗感染药监测统计。2014 年共收到抗感染药物的不良反应/事件报告 50.6 万例，占报告总数的 38.2%。其中，严重报告 2.4 万例，占 4.8%。

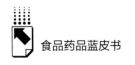

与 2013 年相比，下降 2.0 个百分点。

（5）国家基本药物统计。2014 年，共收到国家基本药物不良反应/事件报告 52.0 万例，其中，严重报告 2.9 万例，占 5.6%。

（三）药品投诉举报和药品案件查处

1. 我国药品投诉举报及立案查处基本情况

药品投诉举报是药品安全社会共治的重要内容，是社会各界参与药品安全保障的重要方式，为药品监管部门控制风险、打击违法违规行为提供了重要线索。2014 年全国共接到药品投诉举报 61850 件，立案 6159 件，结案 5687 件，移交司法机关 2316 件（见图 7）。与 2013 年相比，投诉举报的总量增长了 34.7%，立案数量、结案数量分别下降了 15.9% 和 8%，移送司法机关的案件数量下降了 12.2%。

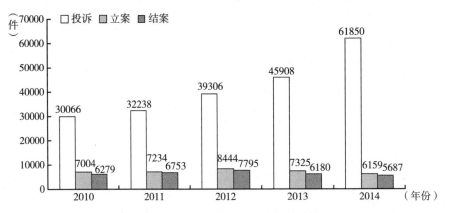

图 7　2010～2014 年药品投诉举报基本情况

资料来源：《食品药品监督管理统计年报》（2010～2014 年）。

2. 我国查处药品案件总数

根据《2014 年度食品药品监管统计年报》，2014 年食品药品监管部门共查处药品案件 103318 件（见图 8）。涉及物品总值 35771.4 万元，罚款金额 35494.1 万元，没收金额 8947.6 万元，取缔无证经营 1905 户，捣毁制假售假窝点 423 个，停业整顿 1823 户，吊销许可证 127 件，移交司法机关 2316 件。

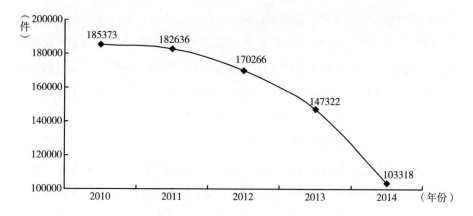

图8　2010～2014年药品监管部门查处药品案件数

资料来源：《食品药品监督管理统计年报》（2010～2014年）。

（四）药品安全专项行动

1. "两打两建"专项行动

经过连续几年药品专项治理整顿和规范药品生产经营秩序，药品安全形势总体平稳。但是，在一些地方、某些环节上仍然存在着一些不规范的生产经营问题，甚至有的较为突出，问题长期没有得到解决。针对这个情况，国家食品药品监督管理总局2013年7月12日发布《关于开展"两打两建"专项行动　着力解决药品安全突出问题的通知》，发现带有区域性、系统性特点和"潜规则"性质的药品安全隐患，提升药品监管水平。这是国家总局成立之后的第一次药品安全专项行动，在机构改革和职能转变之际展示新一届药品监管部门的行政监管能力，虽然与打"四非"行动有所叠加使基层工作量加大，但显示了国家药品监督管理部门的信心和决心。

"两打两建"专项行动的主要特点就是边打边建，重点在建。国家食品药品监督管理总局动员部署药品"两打两建"专项行动，旨在坚决严惩违法违规行为、坚决曝光违法违规企业、坚决召回问题产品，并且引入药品管理的风险制度，形成预防为主的机制。实现国务院建立"最严格的药品监督管理制度"的要求，完善药品生产和经营规范，以及实施最严厉的药品违法处罚机制。

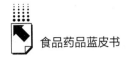

2. 整治虚假违法医药广告专项行动

随着"3·15"临近，国家工商行政管理总局等13个部门联合印发《2013年虚假违法广告专项整治工作实施意见》，指出"医疗、药品、医疗器械、保健食品等广告违法问题易发多发，是整治重点，尤其要严厉查处以新闻报道形式和健康资讯节（栏）目变相发布广告的行为"。针对违法医疗广告泛滥、假冒医药类网站猖獗的现象，本次专项行动的重点就是要落实新闻媒体发布虚假违法及不良广告的领导责任追究制；建立跨地区的广告案件移送、协查、通报、督办的联动机制，及时查处在多地、多个媒体同时发布的严重违法广告。

自2013年整治虚假、违法医药广告专项行动实施以来，整治工作取得了阶段性成效。但是，与其他的商品和服务广告相比，虚假医药广告现象仍不时发生，严重危及消费者健康和财产安全。某些网站发布的医疗、药品、医疗器械、保健食品广告的违法率甚至高达90%以上，假冒医药网站可谓重灾区。在一些"钓鱼"网站中，假冒医药网站的比例甚至达到15%，超过假冒购物网站，随时面临失控的局面。自2007年《医疗广告管理办法》实施以来，特别是2009年7～10月在全国开展为期3个月的互联网医疗保健和药品信息服务专项整治行动，虚假、违法医疗广告一度明显减少。但是近年来由于网络快速发展，虚假违法医药广告出现了新的发展苗头，许多虚假、违法医疗信息借助搜索引擎的推广，死灰复燃。

在此背景下，2013年4月23日，国家工商行政管理总局等八个部门发布了《工商总局等八个部门关于开展整治虚假违法医药广告专项行动的通知》，继续联合开展整治虚假违法医药广告专项行动。专项行动重点是针对媒体和网站发布的医疗、药品、医疗器械、保健食品虚假违法广告，以及宣称具有治疗作用的保健用品、消毒产品等冒充医药产品的广告和信息的各类专题类健康资讯节目、栏目。专项行动对于"拒不整改或是违法情节严重的网站，依法吊销《互联网信息服务经营许可证》或注销备案，要求相关互联网服务商停止为其提供接入服务"。在专项行动期间，有关部门整合监管资源，对虚假违法广告采取联合告诫、联合公告、联合检查、挂牌督办等形式，运用经济处罚、行政处理和刑事追责相结合的手段，对违法主体进行严厉惩治。

3. 抗菌药物临床应用专项整治活动

抗菌药物是临床应用广泛、品种繁多的一大类药品，但是，如果不合理使用，会使细菌产生耐药性，对用药个体造成不良影响，对整个社会也会造成不良后果。根据《抗菌药物临床应用管理办法》和三年活动工作安排，国家卫生和计划生育委员会发布了《2013 年全国抗菌药物临床应用专项整治活动方案》和《关于进一步开展全国抗菌药物临床应用专项整治活动的通知》，要求进一步巩固前两年全国抗菌药物临床应用专项整治活动成果，促进抗菌药物合理使用，有效控制细菌耐药，保证医疗质量和医疗安全。

4. 整治违法排污企业环保专项行动

环保部等七部委联合开展的整治违法排污企业，保障群众健康的环保专项行动（以下简称"环保专项行动"）到 2013 年，已经进行整整 10 年，但是环保问题依然令人担忧，整治违法排污企业环保专项行动任重而道远。2010 年，我国发布了《制药工业水污染物排放标准》，虽然是国家强制性标准，但是由于缺乏监管，其实施效果不佳。对于药品生产企业来说治污成本大、没有良好的排污环境，都是整体治污不力的症结所在。因此，《关于2013 年开展整治违法排污企业保障群众健康环保专项行动的通知》再次强调，重点排查建设项目执行环境影响评价和安全评价制度、环保和安全"三同时"制度实施情况。对于未经环境影响评价或达不到环境影响评价要求的企业，落实停产整治。同时，本次环保专项行动还强调督促有关单位严格按照《水污染防治法》和《医疗废物管理条例》的规定处理医疗废水和医疗废物，强化了医疗卫生、医药行业整体集约性产业结构调整的必要性。

四 药品安全事件

（一）中药饮片存在染色问题

1. 事件概述

2013 年 9 月，国家食品药品监督管理总局组织对安徽、甘肃、广东、

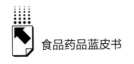

四川等省的中药饮品进行了专项抽验。检验结果表明，有 22 批次存在染色问题，涉及红花、延胡索、西红花 3 个品种。10 月 15 日，对在生产、经营中使用染色中药饮片的 18 家企业予以曝光，将对中药饮片染色、危害用药安全、欺骗消费者的行为定性为严重违法。中药饮片的染色问题，再次成为药品安全的焦点。

2. 事件启示

近年来，医药行业的产品质量与价格，成为专家和公众共同关注的两个问题。在国家价格管制部门严格控制药品价格，以缓解药品市场供需矛盾；但是，在中药材价格大幅度提升、社会诚信制度尚不健全的社会环境下，某些不法分子利用种植和加工中药材的某些监管漏洞进行非法活动。因而，中药饮片的染色问题，不仅是一个生产加工的问题，而且是一个社会系统管理的难题，需要政府部门和社会共同关注和进行监督。

（二）维 C 银翘片问题

维 C 银翘片，是一种治疗外感风热所致的流行性感冒的中西药合剂，疏风解表，清热解毒，症见发热、头痛、咳嗽、口干、咽喉疼痛。目前，国内维 C 银翘片有 316 家获批生产企业生产，市场竞争激烈程度可想而知。

1. 停售事件

2013 年 3 月 26 日，经央视曝光，湖南省隆回县山银花种植户，反复用工业硫黄代替食用硫黄熏蒸山银花及枝叶来保鲜，破坏了药材的有效成分，还导致中药材残留大量砷、汞等有害物质。广东省揭阳市宝山堂制药厂将硫黄熏蒸山银花作为银翘干膏的中药材，分别供应给一些药企生产维 C 银翘片，销售量一年在 300 吨以上。3 月 27 日宝山堂制药厂回应称，已经停止销售维 C 银翘片，并对相关产品进行了封存。

2. 停用事件

2013 年 6 月 18 日，香港特区卫生署向香港市民发出提醒，建议不要购买或服用维 C 银翘片。经检验，该产品可能含有多种没有标明或已被禁用的西药成分，包括"非那西丁"和"氨基比林"，服用后可能危害健康。但随后香港医院管理局的化验结果显示："维 C 银翘片"含有两种没有标明及已被禁用的西药成分"非那西丁"和"氨基比林"，但在产品包装上标明含有的维生素 C、对乙酰氨基酚及马来酸氯苯那敏，却均未被检验出。6 月 19 日，国家食品药品监督管理总局通报维 C 银翘片问题初步调查情况称，对深圳同安药业有限公司生产的与香港卫生署发布的相同批次维 C 银翘片进行了抽样检验，未检出非法添加成分。

3. 事件启示

维 C 银翘片的停售和停用事件形式不同，但存在着必然的联系，那就是 316 家生产企业相互竞争，以及国产药品以"低价格"为进入招标采购目录的重要条件，使维 C 银翘片的质量问题引起社会重视。有关维 C 银翘片的事件，药品电子监管码和新版 GMP 推行制度固然重要，但是改革药品价格生成机制和招标采购评价标准，注重企业诚信体系建设，才是保证药品质量的前提条件。

（三）康泰乙肝疫苗药害事件

1. 事件概述

2013 年 12 月 14 日，据《央广新闻》报道，湖南省 3 名婴儿在接种深圳康泰生物制品股份有限公司生产的乙肝疫苗之后出现严重不良反应，其中两名婴儿不幸死亡；湖南省卫生厅和湖南省疾控中心立即组织专家调查此事。国家食品药品监督管理总局 12 月 15 日下发通知，要求湖南、广东、贵州省食品药品监督管理局暂停深圳康泰生物制品股份有限公司部分批号重组乙型肝炎疫苗（酿酒酵母）使用。12 月 22 日国家食药监局和卫计委决定，暂停使用深圳康泰公司生产的全部批次重组乙型肝炎疫苗产品。截至 12 月 25 日，报道有 7 例接种乙肝疫苗死亡病例，产品有效期内的共 198 批次 44030686 支已销售到 27 省区市。12 月 27 日，国家食品药品监督管理总局正式向 WHO 通报了近日在中国发生的疑似乙肝疫苗预防接种异常反应的有关情况。2014 年 1 月 17 日，国家食药总局和国家卫计委联合发布关于乙肝疫苗问题调查结果的通报，综合现场检查、产品抽样检验结果、质量回顾分

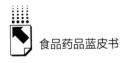
析以及病例诊断调查情况，未发现深圳康泰生物制品股份有限公司生产的乙肝疫苗存在质量问题。

2.舆情分析与事件启示

2013年12月，根据中国疾控中心提供的最新数据，从2000年至2013年12月，上报的接种乙肝疫苗后死亡的疑似异常反应病例有188例；其中，最终确定疫苗异常反应为18例。据人民网舆情监测室观察，12月14日，中国新闻网称"湖南2名婴儿接种乙肝疫苗身亡，涉事疫苗被停用"和《南方日报》"深圳一公司乙肝疫苗致湖南两婴儿死亡，国家食药监总局通知暂停使用"的消息，受到全国媒体和网络的强烈关注。问题乙肝疫苗的话题与舆情迅速升温，相关网络新闻超过800篇，相关微博超过4.5万条。23日、24日两天的相关网络新闻均超过2万篇，舆情热度前所未有。

据《南方都市报》报道，中国疫苗药害事件的具体赔偿没有法律规定，只是在《预防接种后异常反应和事故的处理试行办法》中规定"预防接种异常反应具体补偿办法由省、自治区、直辖市人民政府制定"，而地方往往又没有出台具体的补偿办法，导致疫苗药害事件救济补偿机制不到位。

目前，中国疫苗的注册、生产与批发环节归口药品监督管理部门管理，疫苗产品出厂前均要通过批签发。疫苗的流通环节是由卫计委的国家和地方疾控中心（CDC）所主导，使用环节是在基层医疗机构。省级监督性抽检数据显示：药品质量问题发生在流通和使用环节占相当大的比例。深圳康泰乙肝疫苗事件的调查重点和处置结果是针对康泰生产企业展开的，依据疫苗冷链物流的要求，疫苗的最佳贮运温度为2℃～10℃，而这次事件发生在冬季中气候较暖和的湖南省，乙肝疫苗的储存和使用应为这次事件调查重点，但是，整个乙肝疫苗药害事件调查和处罚却始终围绕着疫苗生产环节展开，有避重就轻之嫌。乙肝疫苗药害事件处置虽然有了结论，但思考仍然没有结束，需要专家、业内人士和监管部门共同对此次事件给予全面的分析和判断。

（四）10起严重药品违法广告事件

2013年7月，国家食品药品监督管理总局在监督检查中发现，"舒泌通片"等10种药品的广告未经审批，或篡改广告审批内容并擅自在大众媒体发布，宣传的功能主治、适应证超出药品监督管理部门核准的范围，并含有夸大地表示功效的断言和保证等虚假内容，严重误导和欺骗消费者，违法情节严重。

2013年7月，为规范药品广告发布秩序，严厉打击违法药品广告，根据《药品广告审查办法》，国家食监局对这些违法广告的药品及生产企业做出处理，并移送同级工商行政管理部门处罚。其中包括黑龙江济仁药业有限公司生产的"舒泌通片"，宣称"服用三个疗程，增生，肥大的前列腺回缩到正常状态，前列腺疾病彻底康复"；辽宁华源天利药业有限公司生产的"舒筋活络丸"，宣称"天通宁很快就能让患者下地干活，爬山跑步，腰部的承重和抗压能力比没得腰突前还要强"；海南新天夫药业有限公司生产的"益肾壮阳膏"，宣称"连续使用1~2月，海绵体细胞数量大大增加；药效能100%被利用"；青海鲁抗大地药业有限公司生产的"参蛤平喘胶囊"，宣称"五大咳喘病，一吃就见效"；陕西白云制药有限公司生产的"灵仙跌打片"，宣称"风湿病患者服用1大盒就可以完全治愈，2大盒治好不复发"；哈尔滨天木药业股份有限公司生产的药品"人参首乌胶囊"，宣称"3周期有望摆脱白发、脱发困扰"；长春新安药业有限公司生产的药品"益肾健骨胶囊"，宣称"服用30天活动自如，服用2~3个疗程即可康复"；通化颐生药业股份有限公司生产的药品"理气舒心片"，宣称"两副药后，心动过速全部解除，冠心病等7大心脏疾病只需四副药"；芜湖博英药业科技股份有限公司生产的药品"仙乐雄胶囊"，宣称"只有半个月，完全改变了，一步到位"。

显然，违法药品广告不止这些。药品监督管理部门与工商局应将专项行动转变为常规检查，为百姓创造一个信赖可靠的购药环境。

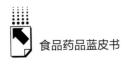

五　药品安全监管发展趋势

（一）开展监管政策研究，提供科学决策支持

目前，行政监管人员对科学决策支持系统、信息化服务需求日益增加。充分利用专门从事开发性研究的咨询研究机构的智库（或智囊集团、思想库、智囊机构）作用，对提升行政管理判断和决策能力有很大的帮助；随着科学技术的迅猛发展和经济全球化的巨大挑战，竞争愈演愈烈，智囊咨询作用就更为人们所重视。例如美国著名的兰德公司就是这样一个"外脑"，是美国政府的重要智囊团；美国FDA建立了比较完善的专家咨询委员会，有力地促进了FDA的监管工作和保障公众健康。我国在1986年建立药品审批技术的专家咨询委员会，但直到21世纪初我国某些地区才有了药品监管政策专家咨询决策服务的机构。重视药品专家咨询委员会的作用，应当成为药品安全保障的一个重要部分。美国FDA根据联邦专家咨询委员会法，设立了32个专家咨询委员会，有力地支持了FDA履行保护和促进公众健康的使命职能。由于中国的药品专家审评委员会建立较晚，发展脚步较慢，再加上管理上的松散，尚没有发挥应有的作用。

（二）依托监管数据挖掘，实现数据信息服务

药品安全的决策主要依据技术监督检验的数据，如果将药品安全监管信息服务和药品市场信息相关联并进行开发利用，建立良好的政企信息资源共享平台，将增进药品安全行政监管能力和水平。监管信息数据是药品安全行政监督和技术检测的产物，与药品安全决策支持系统相衔接，进行数据挖掘和数据分析，再应用于药品行政监督决策体系，则将提高行政执法的效率和效果。因此，药品监督管理应由技术检验支撑体系转化为以监管数据挖掘提供科学决策，以信息化服务、数据服务和智能化服务为重点，开展决策支持、政企信息共享的数据挖掘、舆情监测的信息支撑服务。

（三）深化注册审评改革，转变委托生产管理

2013 年是经济转型和产业升级的关键一年，国家药品监管的机构改革和职能转变，为深化注册审评改革提出要求和任务，提出不影响药品内在质量的补充申请下放至省市级监管部门。2 月，国家药监部门提出"转变创新药审评理念"和"调整仿制药审评策略"等注册审评制度调整，但是对于影响产业结构调整的技术改造和工艺改革关键性问题的补充申请，仍需要作相应的调整和改革。

2013 年国家药品监管部门启动了仿制药质量一致性再评价，将评价结果与医药产业结构调整路径相衔接，将有效促进医药产业转型升级的步伐。11 月，国家药品监管部门对药品委托生产和加工的审批规定进行了征询意见，2 月对 GMP 认证过程中的技术转让问题做了相关规定，同时科技部出台《技术市场"十二五"发展规划》，强调了科技资源配置效率。国家宏观政策和各种市场因素，均对技术转让和技术许可提出积极推进政策，国家药品监管部门的委托加工相关规定也进入酝酿和制定的程序，逐步放开新药和生物制品注册审评中的上市许可与生产许可合并的管理方式，解放影响企业创新积极性的制度性障碍，促进医药制造业快速、健康发展。

（四）创新药品监管体制，确保基层监管能力

2013 年全国药品监管系统以保障药品安全为首要任务，以体制改革为根本动力，绝大部分省区市已完成省级层面机构改革，市县改革正在稳步推进，新的药品监督管理体系正在逐步形成。基层医疗机构和社区诊所是药品安全问题的重要环节，市县的横向到边、纵向到底的药品监督管理体系，保障人民用药安全和筑牢基层监管工作基础。2014 年 1 月，国务院食品安全办、中央编办、食品药品监管总局开展地方药品监管体制改革调研督查工作，进一步督促指导地方加快推进药品监管体制改革，以保证药品监管机构改革和职能转变如期完成。

药品监管机构改革和职能转变之后的几年内，各省市的药品监管部门将

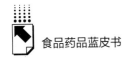

充分发挥地方政府负总责的区域优势，确保乡镇药品监管机构的人员和资源，以建成一体化、广覆盖、专业化、高效率的药品监管执法体系，积极创新药品监管体制，形成多种药品监督管理模式，并建立健全药品安全目标考核体系，纳入市县各级政府绩效考核重要内容。

（五）强化部门协调联动，提高社会共治能力

保障人民群众用药安全是不断加强和创新社会管理的系统工程，需要发挥政府和社会共治力量，创造安全、可及的用药环境。从政府角度来讲，健全药品安全综合协调机制，健全部门间、区域间协调联动机制，是确保药品安全形势向好的主导力量。近年来，国家和地方政府针对药品生产、流通环节中存在的严重问题，开展了多项专项整治行动，尤其是 2013 年"两打两建"和"打四非"专项行动相叠加，基层药监部门疲于"运动式""高压式"的专项行动，反映出药品监管部门协调和联动机制仍有待加强。因而，强化部门间的协调和联动机制，是药品监督管理工作的关键性问题，也是提高社会共治能力的核心力量。

充分发挥社会监督作用，是创造药品安全问题发现机制的有效补充。政府通过加大药品安全的正面宣传力度，主动回应社会关切问题，充分发挥NGO（非政府组织）、企业、协会、个人的社会监督作用。基于国内外生物医药工业化、现代化进程的事实，仅仅依靠政府来提高药品行政监督和技术检验能力，以此发现药品质量安全问题、更新注册审评知识，难以适应快速发展的科技水平。因而，探索建立药品注册审评、检验检测的第三方参与机制，例如药品 GMP 改造和认证的第三方咨询服务可节约一定的药品监管资源，构建社会共治资源信息平台，积极推进形成社会共治格局。

（六）加强国际交流合作，扩展监管国际视野

2013 年，我国药品监督管理加强了国际交流与合作，拓展我国监管部门的国际视野，促进了我国政府与国际医药领域监管工作的交流与联系。我国药品监管部门与欧盟委员会签订《磋商与合作机制》；第二届中国－东盟

药品安全高峰论坛在中国召开，促进了中国与东盟各国药品监管机构之间的交流和联系，促进了中国－东盟相关医药产品贸易的健康发展。

中国食品药品检定研究院成为 WHO 生物制品标准化和评价合作中心（WHOCC），得益于建立了基于我国较完备的国际标准的疫苗的批签发体系，引进了 WHO 国际化监管的理念，以及长期以来参与国际科技项目及积极的国际合作，中国食品药品检定研究院加入 WHO 生物制品标准化和评价合作中心（WHOCC）。这一切充分显示了我国在生物制品领域的检验和质量保证能力、技术方面是与国际接轨的，扩大了中国的专家在国际生物标准化领域中的话语权，促进了我国的生物医药健康发展。

B.5
美国药品委托生产制度及启示

宋华琳　李芹*

摘　要：　在美国，药品委托生产属于市场主体之间的商业行为，对于
　　　　　药品的委托加工范围、委托双方主体资格、委托生产关系的
　　　　　确立，政府监管机构不得过于干预。与一般商品相比，药品
　　　　　具有一定的特殊性，直接关乎消费者的生命和健康，美国联
　　　　　邦食品药品管理局建议委托方和受托方，通过签订独立于药
　　　　　品委托生产合同的质量协议，明确界定各方质量部门的责
　　　　　任，以及药品委托生产过程中的变更控制体系。

关键词：　药品委托生产　质量协议　风险控制

　　作为国际通行的做法，药品委托生产是一种资源共享及双方受益的生产
形式，能够促使整个药品行业的生产资源得到合理配置，促进整个行业的科
技进步和发展。在我国，药品委托生产经历了从全面禁止到逐步放开再到制
度规范的发展历程。根据现行法律规范，药品委托生产指的是，药品生产企
业在因技术改造暂不具备生产条件和能力或产能不足暂无法保障市场供应的
前提下，将其持有药品批准文号的药品委托其他药品生产企业生产的行为，
不包括部分工序的委托加工行为。

---

* 宋华琳，南开大学法学院教授，法学博士，博士生导师。本文是国家食品药品监督管理总局
委托课题"药品委托生产的比较法研究"研究成果的一部分。但本文仅代表作者观点，文责
自负。李芹，浙江大学光华法学院行政法学博士研究生。在攻读南开大学法学院硕士研究生
期间，参与了本项课题的研究。

虽然经过十余年的渐进式发展，我国已经基本确立药品委托生产的法律制度，并且，国家食品药品监督管理总局在 2014 年颁发了《药品委托生产监督管理规定》，进一步完善了我国的药品委托生产制度。但与美国等域外发达国家相比，我国对药品委托生产设定了较多限制，这会影响医药产业结构的优化与发展，难以缓解产能过剩状况。特别是，伴随逐渐通过 2010 版《药品生产质量管理规范》（GMP），制药企业实现了与国际先进药品生产质量规范的接轨，但因药品委托生产制度设计上的障碍，可能导致我国药品企业无法适应药品委托生产的国际大环境，错失本应分得的"蛋糕"。

为此，本文选取美国的药品委托生产制度作为研究对象，通过对美国药品委托生产的法律体系、制度基础、具体制度设计的梳理和评述，探究与我国药品委托生产制度的差异，以期为完善我国药品委托生产制度提供镜鉴。

一 美国药品委托生产的法律体系简介

在美国，药品委托生产一般称作 Contract Manufacture，委托方是药品所有者（the Owner），受托方则被称为 Contracted Facilities。药品委托生产的法律体系，不仅包括联邦法案、联邦法规，还包括大量的指导文件。

联邦法案和法规确立了药品委托生产的制度框架，主要包括《联邦食品、药品和化妆品法》（*Food、Drug and Cosmetic Act*，FDCA）、《药品登记法》（*Drug Listing Act*，DLA）以及《联邦法规汇编》（*Code of Federal Regulations*，CFR）第 21 篇。其中对于药品上市准入和生产准入机制的规定，是确立和发展药品委托生产制度的基础。

指导文件为委托方和受托方提供了具体的操作性指南，主要分为两部分：其一，作为国际非官方组织的人用药品注册和医药技术国际协调会议（International Conference on Harmonization of Technical Requirements for Registration of Pharmaceuticals for Human Use，ICH），制定的关于药品质量的

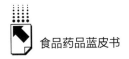

指导文件，其中直接关乎药品委托生产的主要有：原料药的良好生产规范指南（ICH Q7）[①]，质量风险管理指南（ICH Q9）[②]，药品质量体系指南（ICH Q10）[③]；其二，美国联邦食品药品管理局于 2013 年 5 月发布的工业指南草案《药品委托生产质量协议》[④]，该指南为药品委托生产关系中各方主体，提供了一份严谨完整的质量协议样本。

二　作为制度基础的药品市场准入机制

美国药品行业的市场准入，分为药品的准入和生产的准入，二者是相互独立的，药品能否上市与上市许可申请者是否具有生产许可无必然关系。此种分离准入机制直接影响了药品委托生产的制度设计，因此，本部分将简要介绍美国的药品准入机制和生产准入机制。

在美国，药品准入，即新药上市许可程序，分为一般程序和快车道程序。快车道程序仅适用于治疗严重或危及生命的病症的药品。通常情况下，是适用一般程序。根据《联邦食品、药品和化妆品法》第 505、506 条，《联邦法规汇编》第 21 篇第 314 部分的具体规定，申请者不论是自然人、法人，还是其他研究机构或组织，在取得临床前研究的相关数据后，便可以向药品审评和研究中心（Center for Drug Evaluation and Research，CDER）提交新药临床试验申请进行临床试验，通过临床试验之后，如认为有足够的证据证明该药品的安全性及有效性都符合上市要求，便可以向联邦食品药品管理局提交新药上市申请。提交申请是上市许可的初始环节（见图 1），在随

---

① Q7 Good Manufacturing Practice Guidance for Active Pharmaceutical Ingredients，http：//www.fda.gov/downloads/Drugs/…Guidances/ucm073497.pdf.

② Q9 Quality Risk Management，http：//www.fda.gov/downloads/Drugs/…Guidances/ucm073511.pdf.

③ Q10 Pharmaceutical Quality System，http：//www.fda.gov/downloads/Drugs/Guidances/ucm073517.pdf.

④ Contract Manufacturing Arrangements for Drugs：Quality Agreements，http：//www.fda.gov/downloads/Drugs/GuidanceComplianceRegulatoryInformation/Guidances/UCM353925.pdf.

后的程序中主要包括以下两方面的审查。一方面，审查临床前研究、临床试验数据，以保证药品的特性、剂量和质量；另一方面，是对药品生产厂家进行现场检查，确保药品的生产过程符合美国现行《药品生产质量管理规范》。这里所要接受现场审查的生产厂家，既包括自身具有生产能力的上市许可申请者，也包括受上市许可申请者委托的生产商。对没有遵守现行《药品生产质量管理规范》的，联邦食品药品管理局会向其发一份警告信或采取其他措施，相应的，其药品上市申请也无法获得批准。

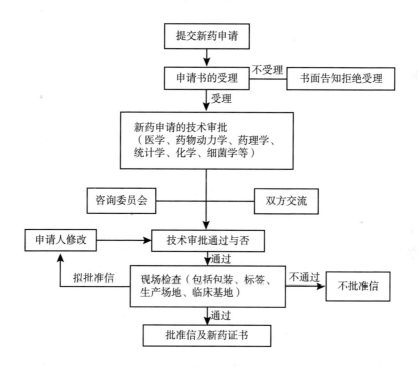

图1　美国药品上市审批程序

美国对药品生产企业实行注册登记制度，根据美国《联邦食品、药品和化妆品法》第510条、《联邦法规汇编》第21篇第207部分的具体规定，药品生产企业必须在开办后5天内向美国FDA药品审评与研究中心提交用于注册申请的FDA－2656表格，登记其名称、营业地点及用于药品生产、配制、分销、分装或加工的所有设施，企业注册后，联邦食品药品管理局将

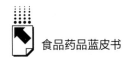

该表格的有效复印件以邮寄方式送给注册者，作为企业注册的证明性文件，并签发一个永久性的注册号码。登记信息可供任何要求查阅的人查阅。企业注册制度不具有行政许可的事前性、强制性。虽然只要经过注册企业即可成立，但是企业生产药品的行为却受到准入控制，企业必须使其生产的药品通过药品审评和研究中心的审评后才能获得合法生产的资格，即上文提到的上市批准前现场检查程序。除了上市申请过程中的检查，美国药品生产企业每半年应向联邦食品药品管理局呈报变更的产品目录，每年必须重新注册。[①]

三　美国药品委托生产制度的具体分析

基于分离准入机制，所构建的药品委托生产制度，在具体制度设计方面，主要遵循以下两项原则：第一，药品委托生产属于市场主体之间的经济行为，政府监管机构不得予以过多的干预；第二，药品属于特殊的产品，直接关乎消费者的生命和健康，为此，在充分发挥委托生产优势的同时，应当以"质量控制体系"为核心，确保药品的安全性、有效性和质量可控性。根据原则一，对于药品的委托加工范围、委托双方主体资格、委托生产关系的确立，不应设定过多的限制。根据原则二，应当通过独立于药品委托生产合同的质量协议，明确界定委托方和受托方质量部门的责任，以及药品委托生产过程中的变更控制体系。

（一）药品委托加工的范围

美国对药品委托加工范围基本上没有限制性规定，主要体现在两方面：一方面，不限制委托生产的药品品种，凡是获得药品上市许可证的药物，包括人用药品，兽药，某些复方产品，生物制品和生物技术制品，成品，活性药物成分（原料药或药品成分或者它们的中间体），复方药/器械产品的药物成分，都可以通过委托加工进行生产；另一方面，不限制委托生产环节，

---

① 朱伯科、邵蓉：《国内外药品生产准入制度比较》，《上海医药》2008 年第 11 期。

药品生产涉及众多分散的单元操作和活动，药品所有者可以委托一方或多方主体完成整个生产活动或单个独立的生产环节。具体而言，药品所有者可以委托其他企业完成的生产包括但不限于以下环节：制剂，配方，化学合成，细胞培养和发酵（包括生物制品），分析测试或其他实验室服务，包装及贴标签等。

（二）委托双方的主体资格

在美国，药品委托生产中的委托方指的是药品所有者，即药品上市许可持有人，可以是法人、社会团体或组织，也可以是个人。不论药品所有者是否具备生产该药品所必需的设备和能力，其均可以选择委托其他生产企业完成生产活动。

任何药品生产企业均有可能成为药品委托生产中的受托方。首先，受托方自身必须符合现行《药品生产质量规范》和其他相关法律法规的要求，确保其生产过程能够达到所生产的产品持续安全、纯净、有效的标准。其次，在具体的药品委托生产关系中，受托方的资格由委托方先行审核，审核内容一般包括生产厂房、设备、设施、人员、生产材料等。

（三）委托生产关系的确立

作为市场主体之间的商业行为，确立药品委托生产关系应当遵循最基本的自愿原则，无须事前获得政府监管部门的许可。但是旨在保证药品质量，药品委托生产关系的确立应当遵循以下要求。第一，在签订委托生产合同前，委托方应利用审核、资质认定等方式评估预选的生产商执行该项业务的适当性和能力，确保受托方的各项具体操作符合现行《药品质量管理规范》。第二，在提交药品上市许可申请时，上市许可申请人（委托方）应当说明生产企业（受托方）的具体信息，包括企业名称、地址、联系方式，以及生产资质证明文件等内容，以便生产企业接受联邦食品药品管理局的上市批准前现场检查。第三，应当签订书面的药品委托生产合同，明确各方主体的权利义务。

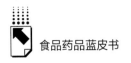

（四）委托生产质量协议

质量控制体系，是以风险管理为原则，保证药品质量的重要工具。人用药品注册和医药技术国际协调会议的指导文件《药品质量体系》（ICH Q10）提供了从研发、生产到流通、终止贯穿药品整个生命周期的质量管理模型。在具体的药品委托生产关系中，联邦食品药品管理局将受托方视为"委托方自身生产设施的延伸"，因此，关于质量控制体系的要求同样会延伸至委托生产过程。

旨在贯彻质量控制体系的要求，增强企业自律性风险管理观念，促进各方主体尽最大的努力共同保证药品质量，美国联邦食品药品管理局建议药品上市许可持有人与受托方在签订委托生产合同时，制定一个书面的质量协议，明确界定药品委托生产过程中各方质量部门（Quality Units）的责任。质量协议（Quality Agreements），不同于一般的商业或企业协议，其中不包含一般的商业条款和条件，保密性，定价或成本，交货方式，限制性责任或违约金等问题，并且最好是单独的文件，或者至少能够从主服务协议、委托协议等商业合同之中分离出来。

质量协议，由药品委托生产关系所涉各方主体的质量部门的代表，以及其他利害关系人共同协商起草。联邦食品药品管理局通过指南性文件《药品委托生产质量协议》（草案），所提供的质量协议样本，覆盖了整个药品委托生产过程，具体内容主要分为两部分：各方责任和变更控制。

1. 各方责任

质量协议应当清晰明确地规定药品委托生产关系中各方主体的质量责任。需要说明的是，质量协议中对于各方主体责任的分配，并不意味着免除各方主体遵循协议中未明确列举的现行《药品生产质量管理规范》要求的义务。

（1）质量部门的责任

药品在各阶段都存在固有的风险。对于生产阶段而言，企业自律性风险控制相比政府外部的监管，更有助于药品安全风险的管理与控制。因此，在药品企业内部建立独立于生产部门的质量部门尤为关键。根据《联邦法规汇编》第 21 篇第 211. 22（a）条、ICH Q7 的规定，质量部门同时履行质量保证和质量控制的职责，主要包括：批准或拒收所有成分、药品制剂容器、密封件、中间体、包装材料、标签及药品；审查生产记录，以确保未出现任何差错，或若发现差错，保证充分调查这些差错。

在药品委托生产过程中，受托方的质量部门负责监控由其完成一定生产操作的产品质量，但受委托生产的产品最终是否能够获得批准由委托方的质量部门予以决定。并且面向销售的最终产品的放行只能由委托方的质量部门负责，不得委托他人。

委托方质量部门的职责主要包括两方面：其一，评估和审查受托方的生产环境，以确保受托方的生产操作完全遵循现行《药品生产质量管理规范》的要求，审查方式包括常规质量检查（routine quality audits）以及"根源调查"检查（for-cause audits）；其二，负责批准或拒收其他企业根据委托生产合同制造、加工、包装或储存的药品。

任何风险控制的难题都源于信息的缺乏或不对称，药品生产阶段的风险控制也不例外。因此，药品委托生产关系各方质量部门之间的信息交流至关重要。首先，应当在质量协议中规定相应的信息交流计划，并注明各方的信息交流负责人；其次，明确各方的报告义务。由于受托方往往同时或连续受多个药品所有者的委托，因此无论哪种产品接受检查，都应当特别注重报告检查或审核过程中出现的不良状况信息。

（2）生产设施和设备

关于生产设施和设备，首先，质量协议应当明确受托方的生产地点，其次，应当注明由哪一方负责生产设备及设施的检验、鉴定以及维护工作。只要是完成委托生产所需使用的设施和设备，如自动化控制系统、环境监测系统等，都应设计合理，大小适当，布置合理，定期维护以保证其工作性能良好，从而确保药品的安全性、均一性、含量、效价、质量及纯度。

（3）物料管理

在物料管理方面，质量协议中至少应注明以下内容：由哪一方负责设定

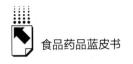

原料的质量标准，检查、考核及监测原料供应商，进行必要的取样和检验；各方如何保证适当的物料储存管理工作，应包含制作识别标签、预防和控制交叉感染等措施；物料储存期间，加强储存设备的检查与维护，以确保储存条件不影响物料的质量。

（4）受委托产品的具体信息

关于受委托产品的具体信息，不论是规定在质量协议正文中，还是规定在附录中，都应当至少包含以下内容：产品以及相关成分的质量标准；明确的生产工艺，包括批生产编号流程；有效期与复检期，储存与运输的责任；生产工艺验证责任，包括设计、认证以及持续的检验和监控。

此外，在药品委托生产关系存续期间，有关该药品的动态研发信息以及其他相关信息，委托方应当及时告知受托方，以确保受委托药品的生产遵循现行《药品生产质量管理规范》。

（5）实验室控制

根据《联邦法规汇编》第21篇第211.22（b）条的规定，质量部门应有适当的实验室检验设施以用于检验、批准（或拒收）药品。质量部门的各项实验也应当遵循现行《药品生产质量管理规范》的相关要求。无论是委托方还是受托方都应当确保所使用的实验方法是已经通过验证并获得转让的。虽然受托方作为直接生产责任人，应确保使用合格的经校准的实验设备，但是委托方也应通过常规的检查以确保实验室的各项操作遵循现行《药品生产质量管理规范》的要求。如果委托方委托生产商储存产品并定期进行稳定性测试的话，应在质量协议中注明测试频率，并及时汇报测试结果。此外，还应当注明由谁负责调查实验结果所产生的偏差、矛盾以及超标（out-of-specification）现象。

（6）文档和记录

药品委托生产过程中，与药品生产相关的文档和记录，不仅是企业自律性风险控制的体现，而且有助于明晰日后可能出现的责任分配问题。为此，有必要在质量协议中注明以下内容：委托方有权审查批准相关的文档记录及任何修改变更，例如，标准操作规程、生产机理、质量标准、实验室控制记录、验证文件、调查记录、年度报告以及其他任何与受委托的产品生产有关的文档和记录；如何确保能够立即检索到现行《药品生产质量管理规范》所要求保留的各项文档和记录；在使用信息压缩储存技术如微缩胶卷或电子文档等方式保存文档和记录时，如何获得相应的副本。此外，如果任何一方利用电子记录系统的话，质量协议中应注明，在法律要求的保留时限内，应保证电子记录的可追溯性、可靠性及完整性。

2. 变更控制

变更控制是质量控制体系的重要内容。在药品生产过程中，影响药品质量的因素，如人、机（设施、设备等）、料（原材料、辅料等）、法（方法、工艺）、环（环境、场所等）、文件等经常发生不同程度或不同形式的变更。[①] 企业应当建立全面有效的变更控制体系，根据变更类别，评估变更对药品质量的潜在影响，继而采取相应的控制措施。在药品委托生产关系中，变更控制体系的建立与执行尤为关键，不仅可以增强受托生产企业的自主性，鼓励其持续创新改进生产措施，同时能够确保药品的安全性、有效性和质量可控性。

质量协议中，应当根据变更的类别，分别规定相应的变更处理程序。

第一，哪些类型的变更无须经过告知和批准程序即可实施。有一些变更对产品的安全性、有效性和质量可控性基本不产生影响或影响不大，例如，工艺中引进相同或相似的生产设备，如果进行了适当的安装和确认，此类更换不太可能影响生产工艺，也就无须经过委托方的审查和批准。委托方应当谨慎考虑并且明确规定此类变更的范围。

第二，哪些类型的变更需要告知委托方并经委托方审查批准后才得以实施。例如，当以下内容发生变更（但不限于以下所列内容）时，受托方应当及时告知委托方：原辅料以及原辅料的供应商，生产地点，生产工艺，生产用设备设施，检验方式及程序，运输方式，批号方案，容器密闭系统，主要责任人员，产品停产等。

---

① 刘枳岑、梁毅：《药品生产质量管理规范的变更控制》，《中国药业》2009 年第 18 期。

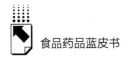

第三，当出现以下可能引起变更的情况时，药品委托生产关系所涉各方也应当及时与对方进行沟通：制造偏差与超标结果的调查，新提出的或经修改的产品声明，稳定性研究，工艺能力分析及趋势，工艺改进项目，现场预警报告或生物产品偏差报告，消费者投诉，产品召回，不良事件报告等。

第四，对不同变更处理程序的具体步骤，特别是变更方案的评估过程，应当予以明确规定。

（五）委托生产药品的安全责任分配

在美国，药品所有者即上市许可持有人，对药品整个生命周期的所有重要阶段，包括研发、生产、销售、不良反应监测及召回等各环节负责。在药品委托生产关系中，受托生产企业仅在故意过失（如不遵循委托生产合同）以及强制法律规定的情况下对药品质量缺陷所致损害负全责。此外，只需按照委托生产合同药品所有者对生产服务和产品质量负有限责任。

关于委托生产关系下药品安全责任的分配，应当特别注意的是，质量协议中关于各方责任的划分，并不能免除各方主体必须遵守现行《药品生产质量管理规范》的义务。第一，即使质量协议未作规定，受托方在药品生产过程中，也应当遵守现行《药品生产质量管理规范》的所有要求。例如，在一个具体事例中，联邦食品药品管理局对受托企业的检查结果表明，其生产注射产品的设备和设施缺乏维护，管道明显受损。受托方主张，质量协议中规定设施设备的完善与维修由委托方负责。但这并不能成为其生产条件不合规的理由。第二，当质量协议中的规定与现行《药品生产质量管理规范》相冲突时，受托方可以选择拒绝执行此规定。第三，药品所有者不得因质量协议中将特定责任划分给受托方，而免除自身的责任。因为药品所有者要对药品的整个生命周期负责，在生产阶段，其应当履行对受托方的监督职责。所以根据实际调查结果，联邦食品药品管理局既可以要求药品所有者对违反现行《药品生产质量管理规范》的行为负责，也可以要求所有者对应履行而未履行监督职责的不作为行为负责。

四 对完善中国药品委托生产制度的启示

（一）放宽对委托方资格的限制

目前，我国药品委托生产的委托方须以取得药品批准文号为前提。根据《药品管理法》及《药品注册管理办法》的规定，只有药品生产企业可以申请药品批准文号。这就将高校、科研机构、商业企业和自然人都排除在委托方的范围之外。不仅不利于激发药品研发的积极性，而且因为相同生产线的建设造成医药资源配置不合理。未来，可以结合药品注册制度的改革，借鉴美国上市准入和生产准入的分离管理机制，逐步放宽对委托方资格的限定。

第一，逐步推动药品上市许可人制度改革，让上市许可人都有可能成为药品委托生产的委托方。例如高等院校、科研院所等在未来都有可能成为药品生产委托者。这有助于提高新药研制积极性，又能加速高新医药科研成果向市场的转化。

第二，药品生产企业取得新药证书但不具备相适应的生产线时，不一定要配备各种剂型的生产线，可以通过委托生产的方式，利用他人的生产设备实现药品上市。

（二）改进药品委托生产的审批机制

在简政放权的大背景下，国家食品药品监督管理总局于 2014 年颁发了《药品委托生产监督管理规定》，对药品委托生产的行政审批制度作了相应的调整，例如，审批主体下放至省级人民政府药品监督管理部门，规定了首次申请时的生产现场检查等。但这并没有改变我国药品委托生产"重审批、轻监管"的现象，仍然更为注重审查资质证明等形式要件，无法充分发挥委托双方的积极性，控制药品委托生产过程中的安全风险。

我国可以借鉴美国的经验，强调发挥委托方的作用，由委托方事先审查和评估受托方的厂房、设备、设施、人员、生产材料、实验设备等生产环

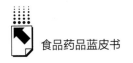
境，然后再由监管部门予以核实。这样的制度设计可以从《合同法》的规定中寻找依据。《合同法》第 260 条规定，承揽人在工作期间，应当接受必要的监督检验。让委托方在药品委托生产质量治理中发挥主导作用，有助于实现药品监管的社会共治，节约监管资源，更好地完善责任体系。

（三）细化药品委托生产质量协议制度

与其他商品的委托生产相比，药品的委托生产有必要在委托生产合同中特别强调药品质量问题。目前，《药品委托生产监督管理规定》第 7 条的规定较为原则，规定委托生产药品的双方应当签订书面合同，合同的内容应包括质量协议。为了确立企业的自律性风险控制理念，充分发挥委托方的监督作用，加强生产过程中药品质量的风险管理，监管部门可以借鉴美国药品FDA 的经验，提供一份药品委托生产质量协议的样本，以明确界定委托双方的药品质量责任。质量协议的基本内容应包括：各方质量部门的责任、生产设施和设备的管理、物料管理、受委托产品的具体信息、实验室控制、生产过程中相关文档和记录的保存、可能影响产品质量安全和有效性的变更情况控制等。

（四）完善质量受权人制度

根据《药品委托生产监督管理规定》第 8 条的规定，委托生产药品的质量由委托方负责，在委托生产期间，委托方应当对委托生产的全过程进行指导并进行监督，负责委托生产药品的批准和放行。与政府外部的监管相比，委托方对药品委托生产过程的监督更为有效，但是相关职责的履行，需要配套的制度保障。

2010 年版的《药品生产质量管理规范》引入"质量控制体系""质量受权人"等机制，但由于缺乏详尽的指导，实践中可操作性不强。可以借鉴美国关于质量部门的规范，在药品委托生产过程中，完善我国的质量受权人制度。首先，改变质量受权人选任机制。目前我国质量受权人大部分是由药品生产企业的质量管理部门负责人兼任，属于内部任命形式。与美国的质量管理部门相比，其独立性不足，难以实现质量受权人对委托生产过程的监督。其次，以委托生产药品的安全风险控制为原则，进一步细化质量受权人的职责，例如，质量部门的监督检查方式、批准和放行程序、变更方案的影响评估、药品质量的投诉与召回处理等。

（五）规范药品委托生产的再委托行为

在美国，将再委托视为一种变更类型，允许受托方将委托生产合同的标的转包给第三人，但前提条件为，事先告知委托方，并由委托方对第三人的生产能力及质量保障体系进行审查，最终通过动态的《药品生产质量管理规范》认证即可实施委托生产。

根据《药品委托生产监督管理规定》第 20 条的规定，目前我国实践中的再委托行为属于受托方的实质性变化，应当按照首次申请办理审批手续。这不利于药品委托生产制度的发展，尽管相对于一般商品而言，药品委托生产具有许多特殊性，但药品委托生产实际上仍属于市场主体的商业行为，受托方可将所承揽的辅助性工作再委托给第三方完成，因此只要能够保障药品质量，在一定条件下，可允许药品生产的再委托。值得特别强调的是，再委托需要委托方和受托方再对第三人的药品生产质量保障体系加以核查，以确保药品质量安全。

B.6
罕见病用药市场准入制度比较研究[*]

丁锦希　李伟　季娜　白庚亮　刘阳阳　刘维婧　胡雪莹[**]

摘　要： 罕见病用药是专门治疗罕见病的药品，由于市场规模不大、研发成本较高等因素，制药企业对该类药物的研发缺少原始动力。在"市场失灵"的情况下，政府需要制定相关药品规制政策，从而促进罕见病用药的研发，加快罕见病用药的上市，保障罕见病患者的用药可及性。本文采取比较法学的研究方法对美国、欧盟、日本、中国台湾等域外国家或地区的罕见病用药认证制度、特殊注册审批制度、再审查制度等市场准入制度进行分析，从而为我国罕见病用药市场准入制度的完善提供借鉴。

关键词： 罕见病用药　市场准入制度　完善建议

前　言

党的十八大报告提出，"完善国民健康政策，为群众提供安全有效方便价廉的公共卫生和基本医疗服务"，已成为我党在新时期改善民生的重要任务。由国务院印发的《国家药品安全"十二五"规划》强调"鼓励罕见病

---

* 本文为国家社会科学基金项目的阶段性成果。项目主持人：丁锦希；项目名称："与贸易有关的知识产权协议（TRIPS）框架下中国药品试验数据保护制度研究"；项目编号：13BFX120。
** 丁锦希，中国药科大学国际医药商学院副院长，教授，博士生导师，从事医药政策与法规、医药知识产权的研究工作。李伟、季娜、白庚亮、刘阳阳、刘维婧、胡雪莹，中国药科大学。

用药和儿童适宜剂型研发"，这代表着罕见病用药的研发与生产已经正式被纳入国家药品创新战略规划范畴。如何完善我国医药卫生政策，有效促进罕见病用药产业的发展和壮大，以保障罕见病患者"买得到药，用得起药"是我国罕见病用药市场准入政策所需要实现的主要制度目标。

在美国、日本、欧盟等域外国家或地区，罕见病用药特殊市场准入制度发展得较为成熟和完善，在制度设计及具体操作实施上都有值得我国学习借鉴之处，本文通过比较研究的方法，对域外发达国家罕见病用药特殊市场准入制度及我国现状进行深入分析，在比较各地制度相同及相异之处的基础上为完善我国罕见病用药监管制度提出若干政策建议。

一 我国罕见病及罕见病用药现状

据WHO的定义，单项疾病受累人数在 84.5 万 ~ 130 万的疾病或病变，都可判定为罕见病，以此进行推算，我国罕见病患病人数将在千万级以上。我国的罕见病具有以下特点：①发病率低，人们对这类疾病缺乏了解，社会为这类疾病患者提供的公共卫生服务常常不足；②疾病严重程度高，均为严重的、危及生命的、慢性的衰退性疾病，患者的生活质量往往由于缺乏或丧失自主性而受到严重影响；③可治疗程度低，临床上对这类疾病，目前普遍缺少准确诊断的方法和有效治疗的知识经验，易误诊。

（一）我国罕见病分布情况分析

（1）在病种分布上，我国总体呈现各病种发病率相差较大的特点，如系统性红斑狼疮的发病率是麻风病的 700 倍。

（2）在区域分布上，我国罕见病的地区差异性较为明显，如苯丙酮尿症呈现南方地区患病率较低、北方地区患病率较高的趋势。

（3）在年龄分布上，我国总体呈现儿童发病率较高、各年龄段均有发生的特点，如戈谢病患者主要集中在青少年，成年后发病的患者很少。

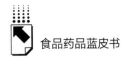

（二）罕见病的诊断与治疗

罕见病的诊断方法主要有症状和体征分析、家系分析、染色体与性染色体分析、生化分析及基因诊断等。我国对罕见病的诊断大多从常规方法出发，近年来也建立了一些特定类型罕见病的诊疗中心，如代谢系统疾病中的溶酶体储积症。总体上我国罕见病的诊断仍存在重视程度不够、诊断技术缺乏、确诊周期较长、产前诊断不够的问题。

在治疗方法上，国际上罕见病的治疗方法主要有饮食治疗、药物治疗、手术治疗、骨髓移植治疗、基因治疗及干细胞治疗等。我国在饮食治疗、部分药物治疗、手术治疗以及骨髓移植治疗上，均有一定的发展。但是我国多数罕见病仍处于无药可医的窘境，与域外发达国家相比，我国没有专门的罕见病研究机构；缺乏先进的治疗方法（如基因治疗）；一些罕见病治疗的探索性研究、临床实验等，也多在国外开展。

（三）罕见病用药现状

药物治疗是罕见病治疗很重要的一个方面，我国治疗罕见病的药物较少，仅有1%的罕见病有治疗药物，主要表现为以下方面。

（1）上市数目少、同情用药制度具体操作细则仍处于空白阶段；

（2）可负担性较低，进入基本药物目录、医保目录的数目少，报销水平低；

（3）我国罕见病用药可供应性不佳，生产品种分布不均匀。

二 罕见病用药认证制度

罕见病用药认证制度（ODD），是指在药品申请上市前，由申请者主动提出请求罕见病用药主管部门对该药品是否符合罕见病用药资质要求进行审查，以期得到罕见病用药特殊地位的制度。它是罕见病用药注册审批的前置准入程序，也是上市的必经程序。ODD是一种正向激励机制，使罕见病用药的治疗潜力在研发初期就获得权威部门的认可，吸引研发投资，带动罕见病用药产业的可持续发展。

（一）典型案例——美国

美国于 1983 年颁布《罕见病用药法案》（ODA），是最早实施罕见病用药认证制度的国家。根据 ODA 规定，罕见病必须：（1）在美国境内的患病人数少于 20 万人；（2）在美国境内的患病人数虽多于 20 万人，但是缺乏合理预期说明该种药品上市后的销售额能够收回其研发的成本[1]。获得罕见病用药认证的药品必须是未曾上市的药品，或已上市药品增加新的罕见病用药适应证，或相同药品但具有显著临床优越性。

美国国会对此法案进行了多次修订，FDA 亦出台了多项配套法案。2010 年，FDA 颁布《罕见病用药资格审查申请标准操作流程及政策》（SOPP），由罕见病用药发展办公室（OOPD）负责资格认证工作，该机构同时管理罕见病产品资助基金项目，但不负责罕见病用药的注册审批。[2]

1. 认证流程

罕见病用药认证必须在递交新药申请（NDA）和产品许可申请（BLA）之前申请，OOPD 进行三轮审查，最终给出资格认证信、材料要求补充信或拒绝信三种不同认证结果，需时 1~3 个月。

在获得罕见病用药认证后的 14 个月直到获得上市许可之前，申请人每年都要向 OOPD 提交一份简要的进程报告，内容包括：药物研发进程、下一阶段研究计划、可能影响其罕见病用药地位的因素讨论等。

2. 优惠政策及实施绩效

通过罕见病用药认证后，生产商可以直接获得 50% 税收减免、罕见病产品基金项目的支持以及 FDA 给予的试验设计帮助等政策优惠。因所治疗疾病的特殊性，生产商将可能获得特殊注册审批；如果最终批准上市，罕见病用药还将获得 7 年的市场独占权。

---

[1] FDA. Orphan Drug Act，http：//www.fda.gov/RegulatoryInformation/Legislation/FederalFoodDrugand CosmeticActFDCAct/SignificantAmendmentstotheFDCAct/OrphanDrugAct/default.htm，2013 年 1 月 10 日.

[2] FDA. FDA's Efforts on Rare and Neglected Diseases，http：//www.fda.gov/NewsEvents/Testimony/ucm216991.htm，2013 年 1 月 10 日。

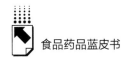

ODA 自颁布实施以来，极大地鼓励了罕见病用药的研发。该法案实施前，美国只有不到 10 种罕见病用药，但是到 2012 年 10 月底，OOPD 共认证了 2693 种产品的罕见病用药资格，其中 407 种最终获批上市，每年获得罕见病用药资格认证的产品数平均以 7.6% 的速度上升。

（二）各国（地区）认证制度比较研究

建立罕见病用药认证制度已是世界罕见病用药产业发展的大势所趋。除美国外，欧盟、日本、韩国和我国台湾地区等都已建立罕见病用药认证制度。

1. 均通过立法保障罕见病用药产业的发展

通过立法保障本国罕见病用药产业发展，同时设立专业认证审批机构系各国实施罕见病用药政策的共同之处。对于获得认证资格的罕见病用药，都将享有特殊审批政策、市场独占权、咨询帮助权等优惠政策。

2. 在药品审批部门下设立独立的管理机构

美国、欧盟等国家或地区的罕见病用药认证机构均设立在药品注册审批部门。

表 1　罕见病用药认证管理机构各国（地区）比较

国家/地区	美国	欧盟	日本	韩国	中国台湾
管理机构	FDA OOPD	EMA COMP	MHLW、PMDA、PAFSC	KFDA 医药安全处	TFDA 罕见疾病及药物审议委员会

3. 认证标准略有差异

各国或地区都从流行病学的角度定义了罕见病，出于政策制定初衷的不同，加入一些个性化认定标准，美国、日本等的罕见病用药认证范围还延伸至医疗器械、诊断品、疫苗、特殊营养品等。创新药物研发水平较高的地区的认证标准较宽，而一些医药资源较为有限的国家或地区认证标准较为严格。

表2　各国（地区）罕见病用药认证标准比较

国家/地区	美国	欧盟	日本	韩国	中国台湾
认证标准	患者少于20万人；或者虽然患病人数多于20万，但预计难以收回成本	患病率低于万分之五；或者治疗严重危及生命的慢性病，预计难以收回成本；且目前尚无有效治疗办法	患者人数少于5万；且治疗严重疾病包括没有替代药品或者没有更好的治疗方案；且开发的高度可行性	患者人数少于2万；或者产值较少；或者没有替代疗法	患病率低于万分之一；遗传性；且诊疗困难
适用范围	药品、生物制品、医用器械、诊断品、疫苗	药品、生物制品（包括疫苗和体内诊断试剂）	药品、生物制品、医用器械、疫苗	药品、生物制品、医用器械、诊断品	药品、生物制品、特殊营养品

4.认证流程不同

欧盟、日本等国家或地区规定在正式的申请之前，可先提交一个预申请，既能帮助申请者做好前期准备工作、提高通过率，又能防止审查资源的浪费。有些国家要求采用强制年度报告的方式监督罕见病用药研发进程和基金利用情况，以防止其滥用优惠政策。

表3　各国（地区）罕见病用药认证流程比较

国家/地区	美国	欧盟	日本	韩国	中国台湾
共同程序	认证申请、认证审查、认证结论				
申请前置程序	无	预申请	认证前咨询	预申请	无
认证结论	3种	3种	2种	2种	3种

5.优惠政策各有特点

快速审批和市场独占的优惠政策是各国普遍采用的，但在一些研发能力较强、经济较发达的国家和地区，如美、欧、日等，还对罕见病用药的研发采取税收减免和研发基金的资助，缓解罕见病用药在研发初期的资金链问题。

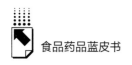

表4 罕见病用药认证优惠政策各国（地区）比较

国家/地区		美国	欧盟	日本	韩国	中国台湾
NDA 快速审批		有	有	有	有	有
市场独占		有	有	有	有	有
税收减免		有	鼓励各成员国给予优惠	有	无	无
基金资助	设立情况	有	有	有	无	无
	资金来源	FDA	欧盟委员会	MHLW	无	无
	管理机构	OOPD	COMP	NIBIO	无	无
咨询帮助		有	有	有	无	无
认证年度报告		有	有	无	无	无

（三）我国罕见病用药认证制度

我国罕见病用药产业发展缓慢，制度建设滞后。针对罕见病用药的政策集中在注册审批方面：2009年SFDA发布的《新药注册特殊审批管理规定》明确指出，其适用于"治疗艾滋病、恶性肿瘤、罕见病等疾病且具有明显临床治疗优势的新药"①。但在罕见病用药新药研发阶段、临床试验阶段以及上市后监测阶段缺乏相应的激励措施。

我国尚未对罕见病用药立法，更未建立罕见病用药认证制度，仅在2007年实施的《药品注册管理办法》（局令〔第28号〕）中提及，"国家食品药品监督管理局拟对药品上市价值进行评估"。从广义范围来说，罕见病用药认证应属于药品上市价值评估的一个重要组成部分。但目前亦未出台药品上市价值评估的相关操作性规定。

三 罕见病用药特殊注册审批制度

注册审批是药品上市必经准入通道，以保证上市后药品安全性、有效性

---

① 国家食品药品监督管理局（SFDA）：《国家食品药品监督管理局出台〈新药注册特殊审批管理规定〉》。

和质量可控性。罕见病用药既可以像普通药品一样，通过常规注册审批程序上市，亦可适用特殊注册审批程序。特殊注册审批程序是"绿色通道"，并不改变注册审批基本流程，只是达到快速上市的目的。

（一）典型范例——美国

美国罕见病用药在经过资格认证之后，即进入临床试验阶段。此时可以按照普通药品的审批流程进入常规 IND 和 NDA/BLA 阶段，也可以申请特殊注册审批程序。特殊注册审批方式有三种，即优先审查、加速审批和快通道项目。

无论是常规还是特殊注册审批，美国罕见病用药注册审批的管理机构均为药品评价和研究中心（CDER）或生物制品评价和研究中心（CBER）。

1. 常规注册审批程序

1962 年颁布的《食品、药品及化妆品法》规定，上市许可必须审查是否有实质性的有效性证据和足够良好的对照研究。IND 研究需严格按照 21CFR 312 规定申请，进行 I 期、Ⅱ 期和 Ⅲ 期临床试验，并按照《政策和程序指南》（MaPPs）与《良好评审操作规程》（GRP）的规定进行 NDA 审查，经过形式审查与实质审查后给予批准信、可批准信或拒绝信的结论。

2. 特殊注册审批程序

特殊注册审批程序一般适用于可治疗严重的危及生命的疾病的药品，或能应对尚未满足医疗需求能力的药品。罕见病用药所治疗的罕见病一般是发病率低、严重程度高或缺少有效治疗手段的疾病，罕见病用药通过认证程序后，其治疗潜力已得到 FDA 的认可，在申请特殊注册审批程序时比普通药品更具优势。

（1）优先审查（Priority Review）

美国 1992 年颁布的《处方药申请者付费法》（PDUFA）对 NDA 的审查分成常规审查和优先审查两种。优先审查并不改变注册审批的标准和程序，而只是减少等候时间。通常情况下常规审批需用 10 个月完成 NDA 审查，而优先审查仅需 6 个月。2000～2010 年新分子实体和新生物制品许可申请审

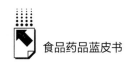

查统计数据显示，81.5% 的创新罕见病用药都通过优先审查方式获得上市许可。

（2）加速审批（Accelerated Approval）

1992 年，在 21 CFR Subpart H 中确立了加速审批制度。该制度是指 FDA 在尚未掌握有关确切疗效的全部证据之前，即在临床试验结果还未能充分证明其安全有效之前就批准上市的制度。[①]

加速审批制度主要有两种运行模式，即基于替代终点的加速审批和基于限制条件的加速审批。[②] 基于替代终点（surrogate endpoint）的加速审批是一种典型的"降低审批标准"机制，它是指以实验室观察参数或人体征兆等生物标记判断药物有效性。基于限制条件是指 FDA 规定药品上市的条件是仅限于特定设备或受过特殊培训的医师使用，或仅限在指定的医疗过程中使用。

2000 ~ 2008 年，共有 33 种罕见病用药进入加速审批流程，平均每年占加速审批总数的 52.4%。

（3）快通道项目（Fast Track Program）

1997 年，美国《食品和药品管理局现代化法案》（FDAMA）设立了快通道项目，21CFR 312.80 Subpart E 有说明，2004 年 FDA 颁布了指导文件《快通道药品研发项目——设计、研发以及申报审评》。快通道项目是指 FDA 建立的，就药品的早期研发、申报和审批过程中的问题，与申请人共同沟通协作的一种机制，以保证后续技术评价和审批过程的质量和效率，达到畅通审批、节省时间的目的。据统计，2000 ~ 2006 年通过快通道项目获得上市许可的药品中，平均每年有 64.6% 的是罕见病用药。

（二）各国罕见病用药注册审批制度比较研究

除美国外，欧盟、日本、韩国和我国台湾地区等也对罕见病用药的注册

---

① 张克坚：《发达国家药品注册优先审评程序解读与思考》，《中国处方药》2009 年第 9 期，第 66 ~ 67 页。

② 21CFR Subpart H 314.510。

审批有所规定。

1. 均可申请特殊审批程序

各国或地区对罕见病用药既可以按照普通药品进行审批，也可以给予特殊审批。但是，特殊审批并不是一个专为罕见病用药服务的程序，而是将现行特殊审批程序适用于满足条件的罕见病用药。

罕见病用药与普通药品均由监管机构注册审批，但罕见病用药认证机构在审批中发挥协同监管作用。特殊审批制度普遍适用于治疗严重危及生命的疾病的药品、具有治疗不可替代性的药品以及具有显著治疗优越性的药品，这与罕见病用药的认证标准不谋而合，而获得罕见病用药认证也为其符合特殊审批资格予以佐证。因此，罕见病用药多数以特殊审批方式上市。

2. 根据实际情况出台规章或指南

美国及欧盟专门出台了相关的规章以及操作指南，以指导研究人员申报。而日本的罕见病用药法案则明确提出罕见病用药采用特殊审批程序。

但各国的特殊审批制度的适用范围仍属于严格控制。

表5　各国（地区）特殊审批适用范围比较

国家或地区	审批方式	适用范围
美国	优先审查	对无有效替代疗法疾病有安全疗法；或比已上市药品有显著改进
	加速审批	治疗严重危及生命的疾病，且比现有治疗手段更有效
	快通道项目	治疗严重危及生命的疾病，且有潜在解决未满足的医疗需要的能力
欧盟	加快评审	治疗严重致衰或危及生命的疾病；或紧急情况下使用的药品；或罕见病用药
	条件审批	积极的风险－收益平衡，申请人有可能提供全面数据，医药需求在将来有条件被满足，立即的市场可及性对公共健康有益
	例外审批	数据无法收集原因：罕见病；或限于目前科学知识现状；或收集数据违反伦理道德
日本	优先审批	罕见病用药；或治疗严重疾病且临床收益风险评估高的药品
韩国	加速审批	治疗严重危及生命的疾病，且比现有治疗手段更有效
中国台湾	优先审查	治疗严重危及生命的疾病，且具有临床优势用途、能满足医疗迫切需求、临床功效优于现行方法
	精简审查	具有美国FDA及欧盟EMA核准证明，且经衔接性试验评估未具族群差异者

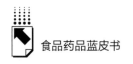

（三）我国罕见病用药特殊注册审批制度

我国现行的注册审批制度亦实行常规审批与特殊审批并行的"双轨制"。2009 年颁布的《新药注册特殊审批管理规定》明确指出对包括治疗罕见病药品在内的四类药品适用特殊审批制度。CFDA 主管全国药品注册审批工作，药品审评中心（CDE）负责技术审评。

《新药注册特殊审批管理规定》是我国第一部关于药品特殊审批的管理规定，对罕见病用药的特殊审批具有里程碑的意义，主要包括三种机制：多种途径动态补充资料、多渠道沟通交流、审批时间缩短。据统计，自该规定2012 年 9 月颁布以来，CDE 共受理了 498 项特殊审批申请，共有 50 项罕见病用药（已在美国获得罕见病用药认证）申请，涉及 23 种罕见病用药品种，受理的罕见病用药申请 80% 是进口注册的。

但是，我国尚未出台相应的指南，尚有与其他制度的衔接性差、特殊审批适用条件不准确及适用范围局限等诸多问题。

四　罕见病用药的再审查制度

罕见病用药再审查制度具有双重功能：一是通过赋予罕见病用药市场独占权，从而激励罕见病用药的创新投入；二是通过药品上市后再审查制度，监控药品不良反应、控制药品安全风险。以"减免申请材料""降低审批标准"等特殊注册审批程序上市的罕见病用药，必须通过上市后的再审查制度控制其安全风险。

（一）日本罕见病用药的再审查制度

日本再审查制度始于 20 世纪 60 年代，1980 年正式实施。日本《药事法》规定，罕见病用药再审查形式有两种：一是直接申请罕见病用药认证，一旦通过认证审批流程，将获得 10 年的再审查期；二是常规新药上市后发现有治疗罕见病的效果，其审查期将由 6 年延长至 10 年，在此期间，不批准仿制药的上市申请。[①]

日本罕见病用药再审查工作由日本厚生劳动省（MHLW）、药品与医疗器械管理局（PMDA）及药事与食品卫生委员会（PAFSC）承担,[②] 分别负责罕见病用药的认证、安全有效性审查和咨询。

日本罕见病用药再审查制度与 TRIPs 协议第 39 条第 3 款数据保护制度相互嵌套实施。一方面通过对上市后药品的安全性、有效性、质量等进行再审查；另一方面在再审查期间不再受理其他仿制药的申请，在保障药品安全的前提下，提供市场独占以激励创新。同时，再审查机制还与医疗保险制度和药品定价机制配套措施协同，以减少市场独占对药品可及性的负面影响。

（二）中国的再审查制度

中国加入世界贸易组织后，根据 TRIPs 协议，通过《药品管理法实施条例》第 35 条和《药品注册管理办法》第 20 条做出明确规定，新化学实体药物（不论其是否为罕见病用药）都将获得 6 年数据保护期。

日本 2007 年颁布的《药品注册管理办法》明确了为期五年的新药监测期制度。CFDA 药品安全监管司负责新药上市后的监测工作。

新药监测期内主要涉及两方面的监管内容：新药Ⅳ期临床试验监管和新药监测年度安全性报告。Ⅳ期临床试验一是可以验证上市前临床试验的结果，二是可以对上市前临床试验的偏差进行纠正，最重要的是可以弥补上市前临床试验缺乏的资料和信息，从而为临床的合理用药提供充分的依据。在监测期内，包括罕见病用药在内的新药应当自取得批准证明文件之日起每满一年提交一次定期的安全性更新报告，直至第五年进行第一次再注册。

---

① 丁锦希、李媛、王颖玮:《中日创新药物监测期制度的比较研究》,《中国新药杂志》2012 年第 16 期，第 1840 ~ 1845 页。

② 《日本〈药事法〉》, http://www.jpma.or.jp/english/parj/1003.html, 2012 年 12 月 29 日。

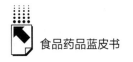

（三）中日再审查制度比较

（1）监测期限

中国新药的监测期限普遍低于日本，新活性成分药品的监测期为5年，日本为8年；新给药途径药品的监测期为3年，日本为6年。日本还单独为罕见病用药设立长达10年的监测期，且监测期内明确罕见病用药的仿制药"不予受理"，有效激发罕见病用药的研究，但中国在法律上尚未予以明确。

（2）监测要求

定期递交监测报告，中国为一年一次，而日本在新药上市后的前2年每6个月就要提交一次报告，2年后每年提交一次，在不良反应出现概率较大的时间段内对药品安全性评价频率较高。

五 罕见病同情用药与进口注册制度研究

同情用药制度（Compassionate Use），是政府针对慢性病、严重衰弱性疾病或其他威胁生命的疾病患者设立，经国家药品监督管理部门批准可使用未上市药品的制度。罕见病作为患病率和治愈率均低的慢性或严重威胁生命的疾病，适用同情用药制度。

同情用药类型主要有三种，即扩大使用计划（EAP）、特定患者项目（NPP）和单个患者同情用药（SPCU）。EAP是最普遍运用的同情用药类型，通常以群体名义申请；NPP是为某种疾病特定患者设立的特殊项目，一般由多个国家为满足共同需要而开展；SPCU是以单个患者名义申请的同情用药项目。

（一）典型案例——美国

美国主要采用EAP和SPCU方式实现同情用药政策目标。21CFR 312 Subpart I对EAP的法定解释是：已进入临床Ⅲ期试验的新药，可扩大患者范围到非临床受试者，使患者提前获得未上市新药。CDER负责同情用药申请审查，临床研究机构伦理委员会（IRB）审查患者或其亲属签署的知情同意书，并监督医师用药以保障患者安全。主治医师（执业医师）和提供药品的生产企业将申请材料报送 CDER，审查通过后，患者即可在临床试验阶段获得所申请药品，并由 IRB 监督药品使用。制药企业作为新药研发者和同情用药申请人的，可在评估患者用药价值后向其免费提供药品或仅收取药品成本费，政府也有一些补偿措施，但是，大部分保险公司不支付同情用药费用。

截至 2012 年，已有 83 种药品提出 EAP 申请，且 71 种已通过审查并付诸同情使用。①

（二）各国（地区）同情用药制度比较研究

除美国外，英国、加拿大、澳大利亚等几十个国家或地区也设立同情用药制度。美国、欧盟和我国台湾地区的同情用药制度基本相同，但各有特色之处。

1. 均设立同情用药的法律条款

美国《联邦管理法》（21CFR 312/316）、欧盟 EC/726/2004 条例、《欧洲协调指导》以及中国台湾地区的《罕见疾病药物专案申请办法》等均设置了同情用药的法律条款，并由药品注册审批管理机构主管同情用药项目。

2. 申请条件有所不同

美国、欧盟的同情用药制度侧重于重症患者或无治疗方法的疾病。

美国的申请条件为：①所患疾病是严重或立即危及生命的疾病；②所患疾病目前没有其他治疗手段，或现有的治疗手段对该病不发挥作用；③不符合现有临床试验要求；④主治医师认为没有其他治疗选择，并且患者可能从同情用药中受益。

欧盟的申请条件较为简单：①患罕见病、疑难疾病或需终身服药的疾病；②在已上市的药品中，没有适合该患者的用药。

而中国台湾的申请条件为：①罕见病用药未经查验登记；②许可证持有

---

① Clinical Trials. gov，http：//www. clinicaltrials. gov/ct2/results，2013 年 1 月 13 日。

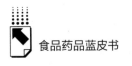

者无法供应；③该药物的售价经中央主管机关认定不合理时。

患者、制药企业、主治医师、政府机关及学术团体等均可成为罕见病用药的申请主体，其中患者一定是作为第一申请人。

3. 我国罕见病用药上市的情况

我国创新能力较弱，罕见病用药上市主要还是依靠进口。2000～2011年，美国上市了70种创新罕见病用药，仅有不到1/4进入中国市场销售。我国进口药品注册制度对进口药品临床试验样本量要求高、进口注册审批周期较长、检验样本量过大等制约因素也许是影响罕见病用药进口的因素，因此，对罕见病用药进口注册制度的改进和完善也是推进同情用药制度建设的重要方面。

表6　中美2000～2011年已上市创新罕见病用药情况

单位：种

美国上市的罕见病用药	中国上市的罕见病用药	
	进口	国产
70	17	12

资料来源：FDA. Drug and Biologic Approval Reports，http：//www. fda. gov/Drugs/DevelopmentApprovalProcess/HowDrugsareDevelopedandApproved/DrugandBiologicApprovalReports/default. htm，2013年1月5日；《中国药品注册数据库》，http：//www. drugfuture. com/cndrug/，2013年1月6日。

六　我国罕见病用药特殊市场准入制度完善建议

通过以上分析可以发现，域外国家或地区在罕见病用药认证制度、特殊注册审批制度、再审查制度及同情用药制度这一系列罕见病用药特殊市场准入制度的设计上都有明确的法律法规适用、专业的认证审批机构，享有特殊审批、市场独占权、咨询帮助权、同情用药等优惠政策。鉴于我国罕见病诊断及治疗水平落后、罕见病用药上市基本依赖进口，因此笔者建议从以下几个方面加快我国罕见病用药特殊市场准入制度建设。

（一）建立罕见病用药管理的法律体系

结合我国国情制定《罕见病用药管理办法》、《罕见病用药认证管理规定》，以及相应的《关于申请罕见病用药资格认证的操作指南》，以"患病率"、"疾病严重程度"和"药品可替代性"等来界定罕见病用药，并以对应的指标对罕见病用药进行认证。

对通过认证的罕见病用药实行分级管理，临床需求迫切的可给予减免审批材料、降低审批标准等加快审批的措施，并根据药品的安全风险采取相应的安全监管做法。在立法中明确罕见病用药采用特殊审批制度，延长数据保护期，对罕见病用药研发生产企业予以技术帮助以及不同程度的税收减免，增加我国罕见病救助项目和资助形式，调整罕见病用药纳入医疗保险报销目录的遴选模式，建立同情用药制度等。

（二）完善罕见病用药特殊注册审批制度

现有特殊审批制度配套的指南文件较少，应出台更细化的操作指南对具体操作流程和时间表予以明确。罕见病用药认证与审批机构分离，扩充CDE专业审评人员，组建专一的罕见病用药审批队伍以提升罕见病用药技术审评效能。

借鉴国际经验，探索减免临床对照组等审批材料、采用"替代终点"等审批标准以加快罕见病用药的上市速度。

（三）逐步建立罕见病用药同情用药制度

以指南的形式指导同情用药的实践。由国家药品监管部门统筹管理，从专业角度审查同情用药的可操作性。建议现阶段先建立简单易行的同情用药方式，如SPCU等个案形式，待我国医药研发水平提高后，再增加其他同情用药类型。

同情用药的申报者应为所申请同情用药的药品生产企业。

建立同情用药药品费用共付制度，由患者自愿提出申请，与制药企业协商后共同承担药品费用。

B.7

影响药品质量的主要因素分析

王　波*

摘　要：　本文系统梳理研发、生产、流通中影响药品质量的主要因素，
　　　　　并从药品标准、药品质量管理方面进行对比，揭示药品质量
　　　　　差异现状，剖析产生差异的深层次原因，阐述药品质量差异
　　　　　评判缺失对政策制定、产业发展及公众健康的不利影响，以
　　　　　及对药品质量的进一步提升有着极其重要的意义。

关键词：　药品标准　药品质量　因素分析

　　我国医药产业经过持续高速发展后，面临着改变行业发展模式和产业升
级。特别是在当前中国医药卫生体制改革不断深入的时期，如何正确引领医
药产业朝向"质量为本"的良性健康发展道路、保障民众用药安全、有效、
可及乃是政府十分关注的议题。

　　我国药品质量差异体现在药品生命周期的各个环节。不同的产品标准、
不同的质量保证体系、药品生命周期全过程有缝与无缝的质量风险管理等都
造就了巨大的质量差异与相应的成本投入差异。本文通过全面、科学、严谨
的深入研究，对药品质量的内涵和外延进行新的诠释，系统梳理各环节中影
响药品质量的主要因素，剖析产生差异的深层次原因，阐述药品质量差异评
判缺失对政策制定、产业发展及公众健康的不利影响，对药品质量的进一步
提升有重要的意义。

＊　就职于北京秦脉医药咨询有限责任公司。

一　我国药品标准体系概述

（一）药品标准体系组成

药品标准是国家对药品质量规格及检验方法所做的技术规定，是药品生产、供应、使用、检验和管理部门共同遵循的法定依据。国家的药品标准既属于强制性标准，同时也是保证药品安全、有效的最低标准。药品标准的完善程度也是工艺水平、分析检验技术、人员素质和管理水平等综合能力的最终体现，药品标准的发展水平还间接地反映了一个国家药品行业的发展水平。

从 1953 年第一版《中国药典》诞生至今，中国药品标准伴随着药品管理法律法规和监管制度的不断建立和完善，历经了 60 多年的发展，逐步形成了以《中国药典》为主导、局颁和部颁标准为辅的药品标准体系。

表 1　中国药品标准体系构成

标准分类	标准的形成	标准规范/收载数量
《中国药典》	1953、1963、1977、1985、1990、1995、2000、2005、2010、2015 年版共十版	《中国药典》(2010 年版)一、二、三部,共收载 4567 个标准 《中国生物制品规程》及药典增补本
局颁标准（SFDA）	时间跨度:2002 年至今	《化学药品地方标准上升国家标准》(16 册),收载 1602 个标准 《中成药地方标准上升国家标准》(13 册),收载 1518 个标准 《新药转正标准》(1~76 册) 《药品注册标准》(试行)
部颁标准（卫生部）	时间跨度:1989~1998 年	《中药成方制剂》(1~21 册)、《中药材》、《化学药品及制剂标准》、《抗生素分册》、《藏药标准》、《蒙药标准》、《维药标准》
地方标准	各省、自治区、直辖市药品监管部门标准	《中药炮制规范》《中药材标准》《医疗机构制剂标准》

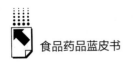

（二）中国药品标准的特点

我国实行的是以政府为主的药品标准提高机制，从品种的筛选、标准研究的科研立项到标准的起草和复核，全部由政府主导，使得药品标准的增修订工作更具有战略高度和权威性，所解决的问题也更具有普遍意义，但因为企业缺少提高标准的主动性和积极性，反倒制约了整体药品标准的提高。

（三）中国药典与其他发达国家药典的比较

表2　《中国药典》与国外药典比较

	编纂发行机构	历史沿革	主要特点
中国药典 CP	中国药典委员会编辑出版	1953年第一版,2010年版共九版,每5年修订一次	2005版开始分三部,一部收载中药材和中成药,二部收载化学药品,三部收载生物制品
美国药典 USP	美国药典委员会编辑出版	1820年第一版,1950年以后每5年修订一次,2005年第二十九版	由制药企业、学术机构、政府部门的志愿者参与标准的制定,还有许多国家参与在世界多个国家得到认可
欧洲药典 EP	欧洲药品质量管理局（EDQM）负责出版和发行,欧洲药典委员会1964年成立	1977年第一版,2007年第六版	
英国药典 BP	英国药品委员会（BPC）的正式出版物,是英国制药标准的重要来源		英国药典2011版共6卷;较BP2010新增51个专论;测试方法;红外光谱参考;补充资料;包含欧洲药典6.8在内的欧洲药典内容
日本药典 JP	由日本药局编集委员会编纂,厚生省颁布执行	最新版本是2005年的第十五版	分两部出版,第一部收载原料药及其基础制剂,第二部主要收载生药,家庭药制剂和制剂原料

二 研发阶段影响药品质量差异的主要因素

（一）药品标准层级多

我国目前共有 16695 个药品标准，现行《中国药典》（2010 版）收载品种 3456 个，仅占国家药品标准总数的 27%，其余近 80% 是部/局颁标准和地方标准，而《美国药典》收载的药品标准数占药品标准总数的 80%。

（二）药品标准管理部门多

目前的药品标准管理职能分散在多个部门，药典会主要负责《中国药典》的编纂、修订发布和管理工作，同时承担局颁标准的管理；药品注册标准由国家药品审评中心管理；卫生部名下还有一些部颁标准仍在执行中，省级药监部门还管理一些医院内部制剂和一些中药材标准。

（三）标准整体落后

由于历史的原因，某些药品标准制定的年代久远，有些距今已有 40 余年但仍在沿用，如《卫生部药品标准》（1963 年版）收载的"汞溴红溶液"标准，既未作修订，也未予转版。

（四）同一品种标准的检验内容却不统一

不同企业生产的同一种产品却执行不同的药品标准的现象常见，甚至有同一企业生产的同一种药品因规格不同、执行的药品标准也不同的现象存在，如炎可宁片的检测方法就有 4 种（见表 3）。

（五）现行的质量标准无法规范药品的生产工艺

目前我国执行的质量标准无法体现国内仿制药品与进口原研药内在质量

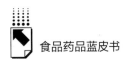
表3　现行标准中关于炎可宁片的4种检测方法

检查项目	检测方法
薄膜衣片 0.35g	局标（试行）YBZ1000 2006（3个鉴别，1个含量测定，含量测定中检测的是黄芩苷的含量，每片不得少于5.0mg）
薄膜衣片 0.35g	局标（试行）YBZ1307 2005（5个鉴别，1个含量测定，含量测定中检测的是黄芩苷的含量，每片不得少于7.0mg）
薄膜衣片 0.35g	局标（试行）YBZ1149 2005（4个鉴别，1个含量测定，含量测定中检测的是盐酸小檗碱的含量）
糖衣片	部标　中药成方制剂第7册 P. 104wS3 – B – 1368 – 93（只有3个鉴别）

上的根本差异；由于缺乏相应的指标值，质量标准无法起到对违规投料、违反工艺生产或中成药非法添加化学药物进行有效控制的作用，在假冒伪劣药品的监管中尚缺乏有力的技术支撑。

三　生产阶段影响药品质量差异的主要因素

《药品生产质量管理规范（2010年修订）》（以下简称新版GMP）以WHO、欧盟GMP为参照，与欧美发达国家及区域GMP基本接轨，在标准高度上与国际通行的GMP水准相当。通过新版GMP认证，需要企业整体素质的极大提升，需要付出大量心血和资金，需要人、财、物等方方面面的资源保障，需要化茧成蝶的蜕变，是一项复杂的系统工程。

通过对新版GMP认证的各类制药企业的调研，笔者发现执行新版与执行1998版GMP时在质量管理体系方面存在明显差异。

（一）质量体系建设和维护的差异

1. 质量成本方面的差异

随着新版GMP的实施，企业加强了质量体系建设；开展质量风险管理、质量回顾等工作；制定警戒线、纠偏线，严格质量控制；注重偏差的识别和处理，采取纠正与预防措施等，防微杜渐，趋向于产品质量"零缺陷"的目标。与此同时，不可避免地增大了预防成本。

为了严格控制产品质量，有的企业采用近红外仪对化学原/辅料逐件鉴别；对内包材请有资质的第三方每年两次全检；特殊情况下（如铅超标胶囊事件），成品需药检所检验合格才能放行出厂；进行动态监测、无菌保障检测等；实验室需要对检验方法进行验证和确认；检验仪器增大投入……此外，为了建立与维护企业品牌形象，企业需要权威机构的检验，这些都使鉴定成本和隐性成本明显增加。

2. 偏差处理方面的差异

执行 1998 版 GMP 时，企业大多对偏差问题不够重视，缺乏发现偏差和有效偏差的能力，甚至视而不见，或有意隐瞒，给产品质量留下潜在隐患。

新版 GMP 对偏差处理提出很高要求，企业对偏差处理有了观念和认识上的转变，变被动为主动，及时发现偏差，应用风险管理工具对发生的偏差进行分类，调查、分析、处理，制定纠正与预防措施，跟踪检查，实施到位。同时形成偏差记录，建立偏差档案，有效消除潜在质量风险。相对增加了人力、物力和资金的投入。

3. 变更控制方面的差异

新版 GMP 实施后，彻底扭转了以前随意变更的情况。所有变更均按照规定的程序进行有效控制，依据风险管理要求进行评估、分析、科研、验证、审核、批准，涉及注册和法规事项的变更，还需经过药监等部门的审批。

4. 质量风险管理的差异

新版 GMP 引入对药品整个生命周期进行质量风险管理的要求，企业努力学习 ICHQ9，通过有效的管理工具，将可能存在的影响产品质量的风险进行控制或降到最低程度。

质量风险管理贯穿于新版 GMP 的方方面面，需要较高水平的人员组织管理，需要群策群力，识别、评估和控制风险，因此也需要较多、较高水平的人力资源投入。

5. 内外部审计方面的差异

新版 GMP 增加了许多内容，审计的内容也随之增加，审计时间延长，

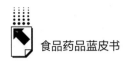

对审计人员水平也有了更高要求。企业建立完整严格的药品生产质量管理内审制度，建立具有较高法律法规水平和专业能力、工作经验丰富的 GMP 内审员队伍，经常参加药品监督管理部门、医药行业协会等组织的 GMP 培训，不断更新理念，增强责任意识，定期组织企业及各部门间的自检、互检。提高全员的药品质量安全意识和执行新版 GMP 的水平。

很多企业还聘请第三方专业机构进行系统全面的审计，在审计整改中不断完善提高。

6. 质量回顾与持续改进方面的差异

质量回顾是新版 GMP 要求的内容，也是持续改进的基础，其工作量很大，需要有专人或借助计算机软件对每一产品全年所有批次的生产质量数据和所有影响因素的情况进行统计和趋势分析，对可能影响产品质量的风险进行有效控制，持续改进，保证产品质量稳定上升。

7. 质量目标的差异

新版 GMP 要求企业建立质量目标，质量管理体系围绕需实现的质量目标，有效开展质量管理活动，通过质量目标的不断提升，使企业质量管理水平不断提升，保证产品质量的持续改进和提高。执行新版 GMP 的企业，由于不断完善质量体系，其质量目标均有较大提高。

8. 质量体系观念的差异

国内大多制药企业原来缺乏对质量体系建设的理解，误认为是"虚的东西"。新版 GMP 强调企业质量体系建设问题，秉承 ICHQ10 的精髓，企业力求建立或完善基于科学和风险管理的有效质量体系，编制全面设计和描述质量体系的质量手册，按照制药质量体系要素，建立或完善工艺性能和产品质量的监控体系，纠正和预防措施体系（CAPA），变更管理体系，进行工艺性能和产品质量的管理回顾。

（二）人力资源方面的差异

1. 高素质人员数量增加

新版 GMP 对关键人员的学历、资质、水平要求提高；对检验人员资质、水平要求提高；对专业技术人员、管理人员、熟练工人等要求足够的数量。

2. 内外部培训费用增加

在实施新版 GMP 过程中，企业越来越认识到高素质人员和高素质管理团队的重要性。为了提升员工整体素质，除了企业内部的培训之外，参加外部培训的人次明显增加，聘请外部专家讲座、培训的活动也大有增加，内外培训费用相应增加，有的公司培训费用高达 GMP 改造实施费用的 16%。

3. 留住人才的成本增加

聘用人才和留住人才，成为多数企业面临的重大课题。企业加强文化建设，健全薪酬激励体系，健全各种保障机制，有的提供长期养老，提供住房和用车的补贴，等等，投入费用增加。

（三）硬件投入成本差异

1. B/A 洁净厂房与万级背景下局部百级洁净厂房的造价差异

净化施工部分单位平方米造价由原来的每平方米 1500 元左右增加到每平方米 3000 元，无菌生产线建设费用增加 1 倍，并增加了悬浮粒子在线监测系统，占总改造费用的 1% ~ 3%。同步相应在制造成本上增加了人工费用、维护费用、监测费用。产品单位运行成本及制造成本增加了近 35%（包括空调系统变频值班运行、人员二次更衣等配套费用）。F0 小于 8 的小容量注射剂须在 B/A 的条件下生产，涉及的所有小容量注射剂生产企业要对厂房布局进行大的调整，购置自动化的设备。

2. C/A 洁净厂房与万级背景下局部百级洁净厂房的造价差异

净化施工部分单位平方米造价由原来的每平方米 1500 元左右增加到每平方米 1800 ~ 2000 元，生产线建设费用增加 20% ~ 30%；产品单位运行成本及制造成本增加了近 5%（包括空调系统变频值班运行等配套费用）。

3. D 级洁净区与三十万级洁净区厂房的造价差异

D 级洁净区与三十万级洁净区厂房造价的主要区别，在于除尘系统的变化，直排量的增加，相应增加了净化区域空调系统的送风量，增加了空调系统的运行成本。

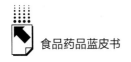
4. 满足"足够空间要求"扩大了洁净区、一般生产区面积和仓储面积

依据 GMP 要求，企业改造时在维持原产量的条件下，增加面积 20% ~ 50%。药品单位成本增加约 3%。

持续稳定性考察对企业的影响较大，以前是常温留样观察，现在有严格的温湿度条件，对于大容量注射剂这样空间占用比较大的品种，企业不是增加几台设备就能解决问题，大多设置了专门的稳定性考察房间。该房间有温湿度的自控与记录系统，投入较大。

5. 高性能自动化制药设备的投入

由于新版 GMP 对洁净区的环境做了动态符合的要求，如果设备自动化程度不高，人员干预频繁，势必影响动态的洁净级别，企业为了满足无菌生产的要求，更换高性能的自动化设备是不得已的选择。大多数企业选择了进口或国产的高性能自动化制药设备，如小容量注射剂采用高性能洗烘灌封自动化制药生产线，取代了单机生产线；冻干粉针采用了自动进出冻干机的生产线；无菌粉针采用德国波士在线监测、自动称重的无菌分装线；大、小容量注射剂生产线配备在线可见异物检测剔废设备；无菌原料药生产采用三合一或四合一的设备；口服固体制剂选择除尘效果好、易清洗设备，增加自动清洗装置、自动加料装置等；制药用水系统配备在线 TOC、PH 检测仪……高性能自动化制药设备的使用，保证了产品质量，也大大增加了企业投入。单位产品成本增加 20% 或更多。

6. 高性能检测仪器的投入

新版 GMP 对实验室管理要求很高，不仅仪器应满足检验需要，而且进口品牌检测仪器逐渐取代国产仪器，仅毒胶囊事件，相关企业购买原子吸收分光光度计及配套的消解炉、检测器等，就投入数十万元，同时增加检验仪器的培训费、维护费等，使单位产品检验费用增加。

7. 计算机化系统的投入

大型企业对于仓储管理、实验室管理、放行管理、质量追踪等往往采用计算机化系统，其初始投入及运行维护的成本均较高。

8. 在线监测系统的投入

为了实现高洁净级别净化环境的动态监测，企业必须安装在线监测系统，生产区域的大小不同，选择监测点数量不同，每一系统的投入为 30 万 ~ 100 万元。

9. 厂房设施设备维护成本

厂房设施设备的维护费用增加 1 ~ 3 倍。

（四）生产运营的成本差异

1. 供应商现场审计的成本加大

执行新版 GMP 过程中，企业越来越认识到供应商审计的重要，本着诚实守信的原则，普遍加大了供应商审计的力度，对关键原辅料认认真真地进行现场审计和风险评估。辉瑞等外资企业有时还派专员驻厂指导监督供应商改进缺陷，落实环保要求。这一系列工作在有效保证物料质量的同时，加大了管理成本。

2. 使用高品质物料的成本差异

实施新版 GMP，随着风险管理理念的引入，企业加强了生产管理和物料控制，不只是看物料质量标准的符合性，还关注物料生产过程质量管理和企业的诚信，必要时增加检测项目，确保物料的品质。

3. 无菌药品生产空调净化系统连续运行的成本

无菌药品生产空调净化系统为连续运行，变频控制，并增加了声光故障自动报警装置，运行费用增加。

4. 制药用水系统连续循环的成本

制药用水系统为连续运行，变频控制，并增加了 TOC 检测装置和检测频次，费用增加。每天多耗能 $79.5KW \times 16$ 小时，每度电按 1 元计，每天增加费用 1272 元，全年按 300 天生产计算增加费用 38.16 万元。按年产量 1 亿支计，单支成本增加了 0.0038 元。F0 小于 8 的小容量注射剂在此方面的运行成本增加最为明显，由原来的万级生产，到现在的 B/A 生产，不只是在空调净化系统方面，在人员更衣、物料及辅助材料灭菌、厂房消毒等方面

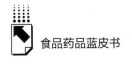

的投入也是持续发生的。

5.验证与再验证方面的差异

验证增加 URS 和设计确认，计算机系统确认，A 级区的确认，洁净级别动态确认，检验仪器的确认，检验方法验证与确认等工作；培养基灌装试验提高了要求；工艺验证和清洁验证要求更加科学合理，更加严格。

企业的工艺验证更趋于科学性和严谨性，内容更加深入、完善。清洁验证除了详细规定清洁方法外，对清洁验证过程的取样与检测需要进行的科学研究和验证工作更多。

6.保持持续验证状态的差异

新版 GMP 要求保持持续验证状态，须投入大量的人力和资源对验证状态进行维护及进行再验证，工作量增加了很多，相应的费用也增加了。

7.内控质量标准的差异

不同企业生产同一品种，均符合国家药品标准，但内控标准不同其内在质量也会有所不同，对患者的安全保障和有效程度是不一样的，也反映出企业质量控制水平的高低。内控标准高的企业，在物料选择、工艺控制，质量保证等方面投入成本是较大的。

8.实际达到的质量标准的差异

不同企业生产同一品种，由于其控制水平的不同，实际达到的质量标准也存在明显差异。比如，注射剂可见异物与不溶性微粒两项标准。好的企业能做到可见异物一次灯检合格率稳定在 98% ~ 99%，不溶性微粒仅为标准限定数的 10% 以内；而差的企业可见异物一次灯检合格率低于 90%，不溶性微粒与合格限定数非常接近。这两项标准实际达到的优劣，取决于企业的投入与管理水平的高低，企业为了提高这两项标准的品质，需要高水准的较大投入。又如，口服固体制剂的含量与溶出度两项标准。好的企业，含量可以控制在 98% ~ 102%，溶出度可以达到标准规定的 120% ~ 130%；差的企业，含量仅达到 95% ~ 105%，溶出度仅略高于标准。这样的产品疗效显然不同。

9. 生产过程与清洁过程控制的差异

新版 GMP 实施后，企业高度重视注册符合性的要求，加深对处方工艺的理解。修订的工艺文件更加规范、工艺参数较为翔实，可操作性强；修订的清洁规程更加详细，便于操作，均经过验证批准。进一步加强了生产过程与清洁过程控制，配备足够的 QA 人员监控，力求最大限度地减少差错、污染和交叉污染，将生产过程的风险降到最低。

（五）信息建设方面的差异

（1）新版 GMP 的体系更加科学合理，相应带来的就是涉及的文件、表格数量巨大，需要信息技术的手段实现存储、更新等功能；

（2）新版 GMP 在执行过程中，对外会涉及大量的信息披露和发布，对内会涉及信息的共享和分享，需要有效的信息渠道和手段进行支持；

（3）新版 GMP 更加关注动态的监控，所以在生产全过程中，需要运用信息技术，实现快速的信息传递和信息反馈。

四 流通环节影响药品质量的主要因素

我国药品消费 80% 以上由医疗机构销售给患者。药品流通环节多、插手瓜分利益者多、流通周转速度慢、流通效率低、流通费用率高和资金费用率高，更为流通中的药品增添了诸多质量安全风险。

我国自 2001 年开始实行药品经营企业质量管理规范，对提高药品经营企业质量管理水平、净化药品流通市场发挥了积极的作用。经过多年的研究论证，借鉴国际先进的药品流通质量管理理念、规范，结合我国实际和新医改要求，相关管理部门 2012 年对《药品经营质量管理规范》（GSP）[①] 做了较大幅度的修订。

---

① 国家食品药品监督管理局：《药品经营质量管理规范》（局令第 20 号），2000 年 4 月 30 日；中华人民共和国卫生部：《卫生部关于〈药品经营质量管理规范（修订草案）〉（征求意见稿）公开征求意见的通知》，2012 年 4 月 24 日。

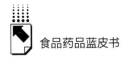
（一）认证后经营企业的持续合规差异

我国国土面积大，社会经济发展不平衡，存在明显的地区差异和城乡差异，地方政策、政府管理和流通市场环境也会有较大差异。同时，决定药品流通格局的需求市场，医疗卫生体制改革，特别是公立医院改革尚需攻坚克难，药品流通集约化发展之路可能还会很长。不同发展阶段、不同理念认识决定了不同地区政府监管水平、企业领导人的质量意识差距。同样是当地的主流骨干企业，通过同样认证的不同地区企业，仍会有较大的质量管理水平差异，甚至不乏不能持续合规的企业，更不用说诸多服务于基层、勉强通过认证的企业。

在国家努力强化建设企业和政府的药物警戒体系、逐步促进提高各地政府监管水平、促进提高企业持续合规性的整个过程中这种差异都将存在并十分明显。

（二）药品社会物流服务水平差异

我国政府管理条块分割，技术监管能力相对薄弱，司法系统与行政稽查（行政司法）并立。现有的药品质量安全监管体系对广大社会物流，特别是强势垄断的铁路、民航部门既没有法规约束也缺乏足够的行政约束能力。

药品、生产经营分散，集中度不高，一方面在分散、削弱本就不足的药品监督管理部门的能力，另一方面大大降低了企业和企业间通过市场经济手段要求或约束对方提供规范服务的能力，更何况还缺乏社会物流从事药品专业物流服务所应当遵守或借鉴的行业标准、国家标准或相关法规要求。无论是采取国际先进质量管理规范，具备良好药物警戒系统的外资生产、分销企业，还是国内有自觉质量责任意识的企业，在面对难以回避的社会物流委托上都难以尽善尽美。此一短板，大大加大了我国人民用药的安全风险，无论是国产药还是合资药、进口药。

（三）其他外部因素

由于目前药品流通秩序问题的体制、机制性原因，我国在包括药品流通在内的医药卫生领域都没有建立承认合法中介，规范中介服务行为的相关法规制度。出现了因需求巨大而造成的各种中介活动的高度活跃，其中各种药品中介活动的收益甚至大幅超过整个合法药品流通服务的收益。充斥于药品中介活动中的各种违法违规行为，虽有相关的刑事、经济法规适用条款，但由于涉及面广、相关影响因素多、专业性强和操作隐秘等原因，司法介入也始终处于半推半就状态。其中违反药品监管法规的部分，也由于参与人数众多、隐秘和监管范围限制、监管能力不足等因素受到较大的限制。这一方面限制了药品经营企业建立、健全全方位流通服务能力的愿望和动力，客观上使得药品流通分散、流通效率低下的局面长期得不到改变；另一方面，也大大增加或加大了药品流通供应链的质量安全漏洞。

医院药品物流管理水平也是影响药品流通环节质量安全的重要因素。北京某大型药品流通企业开展医院药品物流外包服务，按照 GSP 规范改造医院药库管理和医院内部药品分发管理，明显减少了药品差错、优化了医院药品库存结构、提高了药品周转速度等就是一个典型例证。

五　药品质量管理的国内外差异

（一）注册环节的差异

1. 国内仿制药质量标准远低于欧美标准

欧美上市的仿制药须符合 ICH 指南及 FDA 或 EMA 技术指南的各项要求，制剂产品采用的原料药、辅料均须符合美国药典、欧洲药典或日本药典等药品行业发达地区药典标准。国内注册仿制药一般参考国家药品审评中心发布的技术指南，这些指南基本上为参照欧美及日本等 ICH 成员国指南并结合中国国情而制定，相应的技术要求有所降低。辅料方面同样存在更大差距。据不完全统计，我国制剂生产使用的药用辅料有 543 种，却只有少数品种有药用质量标准，药典收载的品种也仅为少数。与之不同的是，美国大约有 1500 种辅料，约 50% 的品种已收载于 USP/NF，欧洲有药用辅料约 3000 种，近 50%

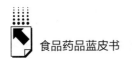
的品种被各种药典所收载。长期以来，我国的药用辅料都是由化工企业生产，相对品种少，规格较单一，质量不稳定（如粒度、纯度、重金属等指标）。大多数国内的辅料质量难以满足日益精细的制剂研发的需求；而大多数的国外辅料却缺少进口注册证，致使最终产品难以通过国家的批准。

2. 欧美注册产品研发遵循"质量源于设计"理念

质量源于设计（QbD）的理念，即在研究的初期就对可能影响产品特性的因素进行全面综合的分析，以保证能得到目标质量的产品。目前，FDA通过基于问题的审评模式来逐步贯彻和落实"质量源于设计"的理念，并按照 WHO 或 ICH 的指导原则对申请的药品进行评价。在 2007 年国家食药监局重新修订《药品注册管理办法》之前，基于当时行业的技术能力和生产管理水平，最主要的是对仿制药的认知程度以及仿制药的研究基础的薄弱，对原辅料质量的控制、剂型的选择、处方及工艺参数的筛选、试验稳定性等方面的研究深度不够。对仿制药的认知不到位使得早期对仿制药的审评标准也不够严格，与原研药相比质量上存在一定差距。而且我国近两年才开始推广 QbD，且目前尚处于学习和探索阶段，应用的企业寥寥无几。当将已在国内获批上市多年的仿制药进行国际注册时，往往要补做大量的基础研究，往往为实现与原研药一致的释放曲线和生物等效曲线等关键指标，要花费上千万元的科研费用和付出多年的努力。

3. 国际注册用对照药品选择更严格，生物等效试验要求更高

WHO 对于对照药品的要求：被选为用作对照药品的原创药必须有全面的化学、药学、药理、毒理和临床试验数据；要求原创药必须来自医药市场管理规范的国家和地区（如美国、欧盟、加拿大、日本、澳大利亚等）。EMEA 规定原创药必须产自欧盟的国家。美国 FDA 建立了《药品参比制剂目录》（"橙皮书"），只有载入此书的产品才能成为对照药品。日本厚生劳动省于 1997 年开始对该国已上市的品种开展再评价工程，并建立了《日本医疗用医药品品质情报集》等。而国内仿制药尚无参比制剂目录等信息数据库，至今国内的仿制药注册仍然缺少质量一致性评价的具体规范性要求。FDA 和 EMA 判定仿制药和参照药生物等效时，仿制药和参比制剂 AUC 及

C_{max}几何均值比的90%置信区间在80%～125%范围内，而国内的要求为仿制药和参比制剂的几何均值比的90%置信区间在75%～133%范围内，AUC在80%～125%范围内。

（二）生产环节的差异

欧美等国际注册药品生产GMP条件要求更高。EU和FDA的GMP审查被认为是世界上最难通过的GMP核查，很多先进的理念都有成熟的实施保障方案，而这些在国内刚刚开始起步学习。目前，我国的药品生产企业均已通过1998年版GMP认证，生产设备等硬件条件得到较大改善，对于药品生产管理的重视程度也有了很大的提升。但是，通过"GMP认证"并非意味着企业的生产管理就达到要求了，事实上，我国的医药企业在药品生产过程中的工艺规范、管理流程以及技术标准等软件能力还需进一步提升，从药品生产的各环节加强管理，并利用严格的质量标准进行监控，以保证仿制药的质量。特别是当先进企业采用同一药品多地同步注册的策略时（欧、美、日和国内），即采用相同的原辅料、相同的处方和工艺、相同的先进生产设备和生产线、同一质量管理体系，从而保障了在国内和国际批准上市的产品品质完全一致。这样不但可成功地完成欧美注册，将"中国制造"打入国际主流市场，同时以同样高质量的产品进行国内注册，让国内患者能吃上达到国际标准的仿制药。

六　建议

药品质量不仅反映国家药品质量标准水平，而且反映国家药品质量监管法律法规的先进程度，反映当时行政审批和技术审评的水准。药品质量不仅反映药品的检测技术水平，而且反映药品研究和设计的先进性。药品质量不仅反映药品制剂的质量水平，而且反映生产中使用的原辅材料质量以及生产过程质量管理的先进性。药品质量不仅反映药品临床治疗的水平，而且反映药物上市后再评价与药物警戒的先进程度。

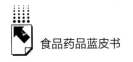
（一）转变仅以"药品质量抽验合格率"作为评判药品质量标准的观念

药品内在质量很难采用简单、直观的方法检测。目前药品质量检验采用抽检的方法，以抽验一定数量的样品来代表一个批次的检验结果。抽检合格只是统计学意义上的"合格"。国际上公认：用抽取的一定数量的样品代表一个批次的检验结果，其药品批次合格的报告是统计学结论，这一结论不一定可靠。

因此可以说药品质量不是检验出来的，药品质量源于研发设计和严格的药品生产质量管理体系。必须基于完善的药品生产质量保障体系（GMP），持续合规地对每一批药品的生产进行动态监测。

（二）对率先通过GMP认证的企业和产品予以政策性鼓励

我国实施修改后的新版GMP规范，意在对验证、偏差处理、变更控制、预防措施等动态管理措施提出更高的要求，确保企业的质量管理体系与产品的工艺特点不脱节，督导企业建立质量管理体系不断完善的良好机制。因此，应对率先通过GMP认证的企业和产品予以政策性鼓励。

（三）企业是提升药品质量标准的主体

我国绝大部分药品生产批准文号（94.7%）是在2007年实施新的《药品注册管理办法》之前发放的，批准上市药品的质量标准远远低于现行的上市批准标准。同时企业执行的药品质量标准也不一，大部分企业执行各类的国家标准，部分合资企业和近30家国内领先企业的药品执行更严格的美国或欧盟等发达国家的标准。国家应出台配套产业政策鼓励企业提升药品质量标准，促使企业成为提升药品质量标准的主体。

（四）加快《药品管理法》修订，实施上市许可制度

国际上药品生产实行的是上市许可人制度，即获得药品上市许可的法人

（药品制药公司、药品销售公司和药品研发单位，当然也可以是个人），可以在通过 GMP 认证的内部企业组织生产和自行营销上市许可的药品，也可以委托经销公司销售。可以对已取得上市许可权进行转让，也可以委托任何一家符合 GMP 要求的药品生产企业进行生产。但药品的放行、召回、不良反应处置等责任也都由拥有药品上市许可所有权的法人负责。我国药品管理采用的是"药品生产批准文号"模式，只有具备生产能力的企业才有资格获得"药品生产批准文号"，也即拥有药品生产许可证的企业。大多数制药企业由于只关注药品的生产，因此缺乏药品研发和营销的力量，通常采用购买药品研发技术和将销售权大包给其他销售公司的方式进行营销。因而这类企业只具备药品生产质量管理体系，缺少控制药品研发质量风险和临床用药风险的风险管理体系。实施上市许可人制度，方能实现从源头管控药品的责任，并全面承担起研发、生产、流通和使用过程中的药品质量管理、不良反应报告、药品召回等责任。

（五）药物警戒立法

我国的法律只是规定了药品不良反应报告制度的法律地位，还未涉及上市后药品安全研究、药物警戒和风险管理，更没有相应的机构承担相应职能。从各国颁布的技术指南和配套文件的比较研究可以看出，我国在此领域的管理尚属空白，应积极推荐国际先进的药品安全风险管理理念和现成的药品安全风险管理方法为我所用。

（六）发挥行业协会作用，重建诚信体系

企业应当自觉遵守国家法律法规，遵循公平、公正、诚实信用的原则，不弄虚作假、不以短期的市场目标损害企业的长期利益。遵守公认的商业道德，自觉维护行业正常竞争秩序。行业协会应加强企业诚信建设，加强行业自律监督，对有不当行为的企业予以揭发和谴责，促进形成正确的舆论导向和行业自律氛围。在追求经济效益的同时，不忘企业的社会责任，做一个有良知的企业。

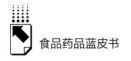

（七）药监部门"重审批、强监管"

药品注册监管作为药品监管链条的源头，在整个药品监管过程中的作用至关重要。近几年，我国药品注册监管工作在完善注册法规体系建设、提高药品标准和技术指导原则、严格审评审批程序、转变监管理念、提高监管效能和加强队伍建设等方面取得的成绩是有目共睹的。以新《药品注册管理办法》为主体的药品注册法规体系，充分体现了"新、优、同、实"的创新理念，变过去的"重审批、轻监管"为"重审批、强监管"，逐步将全程监管的理念融入实际工作中。

与发达国家和地区的药品注册制度相比，我国在法规体系的系统性、全面性和可操作性，药品研究与注册的风险评估体系建设、临床试验的监管和协调等诸多方面尚存在不足之处，需要更多地学习和借鉴发达国家的先进经验和管理理念，并与我国的具体国情相结合，进一步推动我国药品注册管理制度的发展和完善，逐步缩短我国药品注册制度与国际先进管理制度的差距。

（八）物价管理部门"优质优价"政策激励企业争优创优

发改委物价部门在差别定价时应注重对药品质量的评判，特别注意剔除违法生产、不规范生产等产生的异常偏低成本对有安全保证的"社会平均成本"的调查干扰。设置申请药品差别定价的准入门槛，严格剔除存在质量问题、有质量管理缺陷、不能持续合规和有其他不诚信记录、不能保证质量安全的企业及产品。应旗帜鲜明地支持"三高"企业，即采用高等级原辅料、高标准生产、高质量管理体系认证并持续合规的企业。有效激励企业争优创优，促进企业不断提高药品质量标准、完善质量管理体系。在价格监测、出厂价调查和成本审核工作中，应特别注意"异常低价"，必要时联合SFDA开展飞行检查，一旦确认违规，一律取消差别定价资格。

B.8
中国化妆品监管治理体系的制度建构

李 鸽　田宗旭*

摘　要： 现行的《化妆品卫生监督条例》与化妆品监管制度，已不能
适应我国化妆品行业迅猛发展以及化妆品监管的需要。随着
食品药品监管体制的新一轮改革与整合，药品监督管理部门
有必要在监管中逐步引入"预防为主、风险治理、全程控
制、社会共治"的先进理念。本文从我国化妆品监管治理体
制、治理方式、法律责任等角度进行检视，为我国化妆品监
管法律制度的改革，提出若干有建设性的建议。

关键词： 化妆品　监管　治理体系　制度建设

　　历史上，早在公元前五千多年的古埃及，就开始使用现今所有各类化妆
品。① 改革开放以来，化妆品在我国作为产业的特性逐渐凸显。改革开放之
初，我国化妆品生产企业数量不过百余家，化妆品的产值仅为3.5亿元。
2012年，我国化妆品生产企业达到了4000余家，化妆品的产值则达到1730
多亿元。中国已经成为世界第三大化妆品消费市场，仅次于美国和日本。②
如何对中国的化妆品市场予以引导和规范，进行相应的监督和管理，就成为

---

* 李鸽，上海交通大学凯原法学院博士研究生；田宗旭，南开大学法学院硕士研究生。

① Peter Barton Hutt, Richard A. Merrill & Lewis A. Grossman, Food and Drug Law: Cases and Materials, Foundation Press, 2007.

② 《2012年中国香精香料化妆品工业协会年会暨七届二次会员代表大会在沪召开》，http://www.cbo.cn/zt/194/web/index.html。

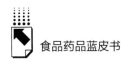

重要的课题。

此外，在风险社会的情境下，不存在"零风险"的产品。化妆品作为健康产品和日常生活用品，其安全性居首要地位，而市场却不能自动地保证所有化妆品的质量和安全。为了维护化妆品市场秩序，确保化妆品质量和安全，维护公众健康权益，政府有必要对化妆品进行监管。[1]

2013 年我国对食品药品监管体制进行了新一轮改革与整合，在食品药品监管中也逐步引入"预防为主、风险治理、全程控制、社会共治"的理念。而现行的《化妆品卫生监督条例》与相关的化妆品监管制度，已不能适应化妆品监管与化妆品行业的需要。值此革故鼎新之际，有必要对我国化妆品监管治理体制、治理方式、法律责任等内容予以检视，为我国化妆品监管法律制度的改革，提出若干有建设性的建议。

一 化妆品监管治理体系的改革

党的十八届三中全会通过的《中共中央关于全面深化改革若干重大问题的决定》指出，应推进国家治理体系和治理能力现代化，改进社会治理方式，坚持系统治理。现代公共治理强调多中心，强调治理网络中不同主体的互动和参与，食品、药品、化妆品、医疗器械等健康产品的监管，也有赖于社会治理网络的形成。为此，应强化政府监管，引入专家治理，强化企业责任，倡导行业自律，通过多元治理、合作治理，来保证化妆品的产品质量和安全。

（一）政府监管体制的改革

在 2013 年之前，化妆品的质量监管由质量技术监督、出入境检验检疫和工商行政管理部门负责，化妆品的卫生监管则先后由卫生部门和食品药品

---

[1] 叶永茂《关于〈化妆品卫生监督条例〉修订的思考与建议》，《中国检验检疫》2010 年第 1期。

监管部门负责。① 也就是说，一个化妆品生产企业要同时获得质量监管部门的《生产许可证》和卫生监管部门的《化妆品生产卫生许可证》，方可进行生产。这造成了监管资源、检验资源的重复设置和浪费，给化妆品生产企业带来了负担。

2013 年颁布的《国家食品药品监督管理总局主要职责、内设机构和人员编制规定》明确指出："将国家质量监督检验检疫总局化妆品生产行政许可、强制检验的职责，划入国家食品药品监督管理总局。"这是可喜的进步。这实际上是监管部门进一步认识到化妆品作为风险产品的属性，更注重化妆品安全监管，从而逐步实现将分离的化妆品质量监管和化妆品卫生监管，整合为具有现代理念的化妆品风险监管制度。

在未来，化妆品监管机构应从下列四个方面，进一步加强监管能力建设，以期提高化妆品监管的有效性。

1. 明确监管目标

《化妆品卫生监督条例》第 1 条规定，立法目的是"加强化妆品的卫生监督，保证化妆品的卫生质量和使用安全，保障消费者健康"。但"卫生"概念尚不能涵盖现代化妆品中潜在的质量和安全问题，当前化妆品监管政策的形成和实施，应落实于预防和削减化妆品风险，其核心目标是保证化妆品的产品质量和安全，维护公众健康权益。

2. 强化监管协作

2013 年，国家质检总局涉及化妆品的部分职能被整合入国家食品药品监督管理总局。但是，在未来，食品药品监管部门履行化妆品监管职能时，仍难免会涉及和质检、卫生、工商乃至商务、工业和信息化部门的协调。因此，仍有必要建立部门之间的协作机制，通过监管部门之间的信息共享，更全面、更充分地掌握监管信息，更有效地、无遗漏地实施化妆品监管。②

---

① 2008 年《国家食品药品监督管理局主要职责、内设机构和人员编制规定》将化妆品卫生监督管理的职责，由卫生部划入国家食品药品监督管理局。

② 胡建淼、高知鸣《我国政府信息共享的现状、困境和出路——以行政法学为视角》，《浙江大学学报》（人文社会科学版）2012 年第 2 期。

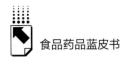

在未来，应建立化妆品监管信息平台，食品药品监管部门应和相关部门相互通报获知的化妆品质量和安全信息，以及发现的违反化妆品监管法规的行为，通过信息交流和信息共享，通过监管协作来保障化妆品安全。

3. 强化监管能力

相对于药品、食品监管，我国食品药品监管部门的化妆品监管经验不足，因此，需要在监管部门内部设置专门的机构以监管化妆品安全，尽量选任具有相关监管经验和学术背景的官员，来从事化妆品安全监管。同时，通过对国外化妆品安全监管制度和监管经验的学习，通过监管国际交流和国际合作，通过加强和化妆品企业、行业协会以及相关专家的沟通，通过相关的信息、知识及技术平台的建设，来逐步提升化妆品监管部门的监管能力。

4. 夯实相关技术机构

在化妆品及化妆品新原料注册过程中，食品药品监管部门需组织技术审评机构开展技术审评。目前，在国家层面，国家中药品种保护审评委员会办公室（国家食品药品监督管理局保健食品审评中心）负责化妆品的技术审查和审评工作。[1] 各省市化妆品技术审评机构的设置模式不同，有的是在食品药品的技术审评机构中内设有负责化妆品技术审评的科室，[2] 有的则设有专门的化妆品技术审评机构。[3] 无论设置如何，这些审评机构的能力建设都亟待提高。

此外，就化妆品上市后风险管理而言，目前，县级以上食品药品监管部门下设的负责化妆品不良反应监测和报告的机构，或依附于既有的药品不良反应监测机构，或是相关的医疗机构，其监测能力建设也有待加强。

---

① 《国家中药品种保护审评委员会办公室（国家食品药品监督管理局保健食品审评中心）主要职责内设机构人员编制》，http：//123. 127. 80. 10/d？xh = 115340（2009 年 10 月 16 日更新）。

② 如广东省食品药品监督管理局审评认证中心下设化妆品审评认证科，http：//www. gdda. gov. cn/publicfiles/business/htmlfiles/gddec/hzpsprzk/index. htm。

③ 如北京市食品药品监督管理局下设北京市保健品化妆品技术审评中心，http：//www. bjda. gov. cn/publish/main/1/9/109/121/index. html？%9c% af%43%62%98。

（二）引入专家治理

不同的化妆品可能会具有不同的安全性和风险。监管部门无法就这些具有高度专业性、技术性的个案式的问题，给出专业化的判断，这就凸显了专家在化妆品监管中的作用。专家可以来自高等院校、研究机构以及企业，他们凭借丰富的专业技能、经验和学识，可能对化妆品监管中的科学前沿问题加以把握，并做出整体上的评判。①

专家参与监管决定的最主要途径，当属专家委员会制度。国家食品药品监督管理部门已于 2011 年 8 月组建由 37 名专家组成的化妆品安全专家委员会，下设由 35 名专家组成的化妆品安全风险评估专门委员会。② 在未来，应进一步明确化妆品专家委员会的委员遴选机制、职责范围、组织架构和运作程序。

第一，就委员遴选机制而言，应明确委员遴选条件，专家构成应均衡合理，专家应来自不同单位、不同专业、不同知识背景，以保障专家委员会所形成的意见不会被少数人或少数群体所操控。

第二，专家委员会的职责，应包括对进口化妆品、特殊用途的化妆品和化妆品新原料进行安全性评审；对安全性监测过程中发现可能存在风险的物质进行安全性评价；对已经批准（备案）的化妆品进行安全性再评价；协助国务院卫生行政部门及时更新化妆品原料的禁限用物质清单；对化妆品引起的重大事故进行鉴定。应明确专家委员会与食品药品监管部门下设技术审评机构的关系，明确何时就何事项咨询化妆品专家委员会的条件或标准。

第三，应明确专家委员会的组织架构、运作程序和议事规则。这包括应事先将要讨论的资料送达专家委员会委员；明确专家委员会会议议题和议程；专家委员会所形成的最终意见，在剔除国家秘密、商业秘密和个人隐私

---

① Elizabeth Fisher, Drowning by Numbers: Standard Setting in Risk Regulation and the Pursuit of Accountable Public Administration, 2000.

② 《关于公布国家食品药品监督管理局化妆品安全专家委员会名单的通知》（国食药监保化〔2011〕400 号），国家食品药品监督管理局于 2011 年 8 月 25 日公布。

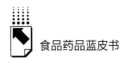

之后，应通过官方网站等途径向社会公开，或至少保障利害关系人查询相关资料和信息的权利。

（三）强化企业责任

根据《产品质量法》，生产者应对其生产的产品质量负责，经营者在流通过程中应保持销售产品的质量；根据《侵权责任法》，生产者和经营者应当为产品缺陷造成的损害承担侵权责任。因此，化妆品生产经营企业应为化妆品质量负责，并承担因化妆品安全问题导致健康损害的侵权赔偿责任。

作为企业责任的体现，化妆品生产经营企业应成为化妆品安全的第一责任人，应规范其自身的生产经营行为，强化其自律意识和自律措施，完善内部管理制度。化妆品生产经营企业有义务遵守相关法律、法规、规章、规范性文件及标准，配合监管部门的监督检查，并根据要求如实申报信息；[①] 有义务监测其生产、经营的化妆品质量和不良反应，如果发现可能与使用化妆品有关的严重或者群体性不良反应，应及时向当地监管部门报告。

化妆品企业的生产经营活动，直接关系化妆品的安全与风险。因此，化妆品生产经营企业应按照《化妆品生产质量管理规范》、《化妆品经营质量管理规范》的要求，组织化妆品的生产和经营活动；应建立供应商审计、原料验收、生产过程质量管理、设备管理、贮存管理、出厂检验、不合格产品管理、进货验收等制度；可以在遵守法律、法规和管理规范的前提下，以最符合成本有效性要求的方式，通过改革内部质量管理，设定高于法定要求的自律性规范，来更好地维护化妆品安全。

（四）倡导行业自律

在我国化妆品领域，较有影响力的全国性协会当属中国香料香精化妆品工业协会（China Association of Fragrance Flavor and Cosmetic Industries，

---

① John T. Scholz, *Managing Regulatory Enforcement in the Unites States*, in Handbook of Regulation and Administrative Law（edited by David Rosenbloom & Richard D. Schwartz），1994.

CAFFCI）、中国美发美容协会等，此外，还有诸多省级、市级化妆品行业协会。

在化妆品监管中，应努力实现政府监管与行业自律的有机结合，应当充分发挥化妆品行业协会的自律作用，由它们来引导化妆品生产经营者依法生产经营，推动行业诚信建设，宣传、普及化妆品安全知识。

二 建构化妆品监管治理的法律体系

（一）明确"化妆品"的概念

《化妆品卫生监督条例》规定："本条例所称的化妆品，是指以涂擦、喷洒或者其他类似的方法，散布于人体表面任何部位（皮肤、毛发、指甲、口唇等），以达到清洁、消除不良气味、护肤、美容和修饰目的的日用化学工业产品。"[①] 在国家工商行政管理局 1993 年颁布的《化妆品广告管理办法》中，[②] 卫生部 2007 年颁布的《化妆品卫生规范》中，[③] 都沿用了该定义。

2007 年国家质检总局颁布的《化妆品标识管理规定》，将化妆品定义中施于人体的部位由"口唇"扩展至"口唇齿"，表明要将牙膏划归化妆品的监管范围。[④] 2013 年《食品药品监管总局关于进一步做好当前化妆品生产许可有关工作的通知》也将"牙膏类产品列入化妆品监管范围"[⑤]。

在未来化妆品监管立法中，应进一步对此前相关法律规范和技术标准中对"化妆品"的定义加以梳理和整合，更为明晰地界定"化妆品"概念的

---

① 《化妆品卫生监督条例》第 2 条。
② 《化妆品广告管理办法》（国家工商行政管理局，1993 年 10 月 1 日起施行）第 2 条。
③ 《化妆品卫生规范》（卫生部，2007 年 1 月颁布）第 3 条。
④ 国家质量监督检验检疫总局第 100 号令（2007 年 8 月 27 日公布，2008 年 9 月 1 日起施行）。
⑤ 《食品药品监管总局关于进一步做好当前化妆品生产许可有关工作的通知》（国家食品药品监督管理总局，食药监药化监〔2013〕213 号，2013 年 10 月 11 日）。

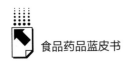

内涵和外延，从而明确我国化妆品监管的范围与边界。这将有助于更好地把握化妆品作为一类健康产品的特征，并有的放矢地进行监管。

此外，监管部门还应对介于药品和化妆品之间的"药妆"加以界定。一般认为，化妆品含有药用成分，则构成"药妆"。但我国对此尚无明确的规定，现实中，有些化妆品为了达到效果，经常会违规添加抗生素、中草药、营养剂等药品成分。因此还应对这类特殊的化妆品予以明确界定，并依法进行相应的监管。

（二）健全与完善化妆品监管立法

我国现行有效的化妆品监管法规仍是1989年颁布的《化妆品卫生监督条例》。该条例曾在我国化妆品管理中发挥积极的作用，但目前也出现了诸多与社会现实不相适应之处，存在修改的必要性，理由如下。

其一，《化妆品卫生监督条例》强调了卫生部门对化妆品生产、经营活动中的卫生监督，未能体现对化妆品质量和安全加以监管的思路；[①] 过多强调卫生行政部门能做什么，未能体现行业协会、企业和专家在监管过程中可能发挥的作用。

其二，《化妆品卫生监督条例》所规定的管理方式主要为下令、禁止、许可、处罚等形式，其管理方式相对单一，无法适应我国化妆品行业发展的要求。

其三，通过体制改革已授权食品药品监管部门在化妆品监管中发挥重要作用，客观上造成了体制改革与《化妆品卫生监督条例》规定不一致的现象。

因此，应在梳理国内外化妆品监管立法成败得失、深入调研我国化妆品监管实践中存在的问题的基础上，及时启动化妆品监管立法的工作。从长远看，理想状态应当是制定一部《化妆品法》或《化妆品安全法》。而现实的则是由国务院制定的《化妆品监督管理条例》，对我国化妆品监管做出统一的规定，替代现有的《化妆品卫生监督条例》。

[①] 杨伟东《中国化妆品监管法治化研究（下）——以〈化妆品卫生监督条例〉的修订为核心》，《香料香精化妆品》2011年第2期。

理想的《化妆品监督管理条例》应引入合作治理、风险治理、全程控制的理念；对化妆品的生产管理、经营管理、标签与广告管理、上市后风险管理加以规范；引入现代的监管和治理手段，注重发挥市场与社会的作用，捍卫化妆品安全和质量；并对所可能涉及的"化妆品生产""化妆品经营""化妆品不良反应"等诸多关键性名词术语，给出较为精确的定义和解释。

（三）颁布化妆品相关规章和规范性文件

当下，要重视化妆品监管领域的法规、部门规章和规范性文件的"立、改、废"。除尽快由国务院出台新的《化妆品监督管理条例》之外，国家食品药品监管部门不仅应对已有的化妆品监管规章和规范性文件加以清理和整合，还应围绕化妆品分类目录、化妆品安全评审、生产管理、经营管理、标签和广告、上市后风险管理、检验等事项，出台单行的规章或规范性文件，为化妆品生产经营企业的研发、生产、经营活动提供指导，使其能对监管部门的活动形成较为稳定的预期。

三 探求化妆品监管方式的多元化

（一）简化与整合化妆品行政许可

行政许可是重要的政府监管工具之一。在化妆品领域，主要包括化妆品卫生行政许可、化妆品生产行政许可、特殊用途化妆品注册、[①] 化妆品新原料许可。[②]

1989 年以来，生产企业需要获得食品药品监管部门颁发的《化妆品生产企业卫生许可证》和质检部门颁发的《全国工业产品生产许可证》，才具

---

① 《化妆品卫生监督条例》第 10 条规定，生产特殊用途的化妆品，必须经国务院卫生行政部门批准，取得批准文号后方可生产。

② 《化妆品卫生监督条例》第 9 条规定，使用化妆品新原料生产化妆品，必须经国务院卫生行政部门批准。

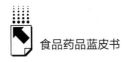
备化妆品生产的资格。① 需指出的是，由食品药品监管部门实施的卫生行政许可，侧重于对企业是否符合卫生要求加以审查。由质检部门施行的生产许可，则更为注重化妆品作为一般工业产品的共性，而忽视化妆品这类健康产品的特性。这两项许可的审查和监管对象都是化妆品企业，但审查侧重点不同，审查标准不同，客观上增加了企业负担。

《国家食品药品监督管理总局主要职责内设机构和人员编制规定》要求，"将化妆品生产行政许可与化妆品卫生行政许可两项行政许可整合为一项行政许可"。这也符合 2013 年开始的新一轮行政审批改革要求最大限度减少行政许可的精神。

在未来的化妆品监管立法中，可规定化妆品生产企业行政许可制度，以取代之前的《化妆品生产企业卫生行政许可证》和《全国工业产品生产许可证》；鉴于目前的化妆品许可仅限定于特殊用途的化妆品，还可对"特殊用途"做较为严格的限缩界定，借此缩小化妆品许可的范围。②

（二）建构化妆品标准体系

标准制定作为一种事前规制手段，其干预程度要弱于行政许可。③ 技术标准通过设定量化的数值、指标、技术规范，来对技术目标、预期绩效及产品规格加以设定，通过行政机关对技术标准的反复适用，来实现风险防范等

---

① 关于《化妆品生产企业卫生许可证》的规定见于《化妆品卫生监督条例》；关于化妆品生产许可证的规定见于《化妆品生产管理条例（试行）》和 2012 年国家质量监督检验检疫总局公布的实行生产许可证制度管理的产品目录。

② 根据《关于印发国产非特殊用途化妆品备案管理办法的通知》（国食药监许〔2011〕181号，2011 年 4 月 21 日发布），自 2011 年 10 月起，我国食品药品监管部门开始对非特殊用途化妆品实施备案管理制度。根据《关于调整化妆品注册备案管理有关事宜的通告》（国家食品药品监督管理总局通告第 10 号，2013 年 12 月 16 日发布），将自 2014 年 6 月 30 日起，对非特殊用途化妆品的产品信息进行网上备案。备案的产品信息经省级食品药品监管部门确认后在食品药品监管总局政务网站统一公布，供公众查询。

③ 〔英〕安东尼·奥格斯：《规制：法律形式与经济学理论》，骆梅英译，苏苗罕校，中国人民大学出版社，2008，第 152 ~ 153 页。

规制目标。① 标准制定应优先于行政许可。

我国卫生部和轻工业部曾于 1985～1986 年，组织制定了化妆品系列卫生标准。② 此后，《化妆品卫生监督条例》明确了国家《化妆品卫生标准》的法律地位，并规定，生产或者销售不符合国家《化妆品卫生标准》的化妆品的行为，构成违法，应受行政处罚。卫生部于 1999 年在《化妆品卫生标准》的基础上制定了《化妆品卫生规范》（1999 年版），并分别于 2002年、2007 年对其进行了修订。《化妆品卫生规范》（2007 年版）仍是目前我国化妆品领域最重要的技术规范。

根据国家《标准化法》第 6 条的规定，对需要在全国范围内统一的技术要求，应当制定国家标准。应由国家食品药品监督管理总局负责制定、公布化妆品国家标准或化妆品安全国家标准。同时，应成立化妆品安全国家标准审评专家委员会，其主要职责是评审化妆品安全国家标准，开展技术咨询等工作。在标准制定过程中，还应重视化妆品行业协会、化妆品企业的参与，使得形成的化妆品标准更具有可操作性。

根据《标准化法》第 6 条第 2 款，应鼓励企业制定严于国家标准或行业标准的企业标准。从某种意义上说，化妆品国家标准是整齐划一的规则，也是化妆品生产经营活动的最低要求；而化妆品企业标准则更为具体、精确，更有利于企业的遵守，有利于提高企业的市场竞争力。

近年来，我国出现了一种现行标准体系之外的新标准类型，也即联盟标准。联盟标准是指某一产业内的成员自愿组成的组织，为了本产业的共同利益，经协商一致共同制定并执行的标准。③ 例如，义乌市六家企业则起草了《化妆笔行业联盟标准》。④ 联盟标准实现了标准制定者和标准使用者利益的

---

① 宋华琳《论技术标准的法律性质——从行政法规范体系角度的定位》，《行政法学研究》2008 年第 3 期。
② 秦钰慧、耿精忠《介绍我国的化妆品卫生标准系列》，《中国公共卫生学报》1990 年第 3 期。
③ 程虹、刘芸《利益一致性的标准理论框架与体制创新——"联盟标准"的案例研究》，《宏观质量研究》2013 年第 2 期。
④ 《义乌市化妆笔行业发布新联盟标准规范市场》，浙江在线新闻网站，http://zjnews. zjol. com. cn/05zjnews/system/2010/01/11/016224626. shtml，2010 年 1 月 11 日。

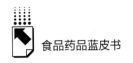
高度一致性，在未来的化妆品治理中应有相当的生长空间，应在未来得到制度层面的包容与鼓励。

（三）健全与完善强制信息披露制度

相对于许可、标准，监管信息披露是一种干预程度较低的监管工具。在化妆品市场中，化妆品消费者和化妆品生产者、经营者之间存在着信息不对称。消费者在购买化妆品时，无法从化妆品外观真正识别其性能和质量。因此，化妆品生产者、经营者应为化妆品消费者提供必要的信息，标注相关的内容。[①]

作为化妆品的使用者，消费者有权了解与化妆品性能和质量相关的所有信息。但化妆品的生产者、经营者可能不愿意说出全部真相，而是有选择性地"报喜不报忧"。因此，有必要为化妆品的标签与广告管理，设定强制性的监管规则。

《化妆品卫生监督条例》第 12 条规定，化妆品标签上应当注明产品名称、厂名，小包装或者说明书上应当标注生产日期和有效使用的期限。对有可能引起不良反应的化妆品，说明书上应当注明产品的使用方法、注意事项。国家质量监督管理总局则于 2007 年颁布了《化妆品标识管理规定》，对化妆品标识的内容与形式加以规定，将化妆品标识界定为"用以表示化妆品名称、品质、功效、使用方法、生产和销售者信息等有关文字、符号、数字、图案以及其他说明的总称"。

在未来的化妆品监管立法中，应在已有法规、部门规章和规范性文件的基础上，明确化妆品标签管理的原则，要求化妆品标签所标注的内容应真实、规范、清晰、正确，且符合国家法律、法规、规章、标准和规范的要求。化妆品中文标签应当至少标注化妆品的名称、生产企业的名称和地址、净含量、化妆品全成分表、生产日期、有效期或生产批号、限期使用日期、

---

① 〔日〕铃木深雪《消费生活论——消费者政策》，张倩、高重迎译，中国社会科学出版社，2004，第 116 ~ 117 页。

储存条件、许可编号及有关法律、法规规定必须标注或者根据产品特点应当标注的安全使用警示用语。①

化妆品名称不得误导、欺骗消费者。2010 年国家食品药品监督管理局颁布并施行的《化妆品命名规定》及《化妆品命名指南》，规定了化妆品名称一般包括商标名、通用名、属性名，规定了化妆品命名时禁止使用的内容，② 设定了禁用语和可宣称用语。

在未来的化妆品监管中，化妆品应当在允许宣称的功效范围内宣称功效，不得以商标、图案或其他形式虚假夸大宣传，宣传或暗示具有医疗作用。化妆品生产企业应对产品所宣传的功效负责。化妆品的功效宣称未经第三方评价验证的，应当在标签中注明"产品功效宣称未经评价验证"。

另外，根据《广告法》，广告应当真实、合法，不得含有虚假的内容，不得欺骗和误导消费者。③ 化妆品广告的内容必须与化妆品许可的内容相符合，并不得使用医疗用语或者容易与药品混淆的用语。④ 在未来的化妆品监管立法中，应明确化妆品广告管理的原则，规定化妆品广告中的禁止性内容。

（四）明确监督检查权

相对于药品、医疗器械等产品，化妆品潜在的安全性风险较小，安全事件发生频次较低，危害后果多是接触性皮炎和过敏等皮肤问题。同时，许多事前监管举措，针对的常常都是守法的行政相对人。但化妆品市场中的违法违规者，有相当一部分是未获任何许可的"地下作业者"，这形成了"违法

---

① 《化妆品标识管理规定》第 9 条、第 10 条、第 11 条、第 12 条和第 14 条。
② 化妆品命名禁止使用下列内容：（1）虚假、夸大和绝对化的词语；（2）医疗术语、明示或暗示医疗作用和效果的词语；（3）医学名人的姓名；（4）消费者不易理解的词语及地方方言；（5）庸俗或带有封建迷信色彩的词语；（6）已经批准的药品名；（7）外文字母、汉语拼音、数字、符号等；（8）其他误导消费者的词语。参见《关于印发化妆品命名规定和命名指南的通知》（国家食品药品监督管理局，国食药监许〔2010〕72 号，2010 年 2 月 5 日），http：//www. sda. gov. cn/WS01/CL0055/45942. html。
③ 《中华人民共和国广告法》（1994 年 10 月 27 日公布，1995 年 2 月 1 日起实施）第 3 条、第 4 条。
④ 《中华人民共和国广告法》第 19 条。

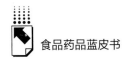
黑数"，其游离于行政许可及后续监管之外，既造成了监管资源的无谓浪费，又使违法者逍遥法外。①

因此，可以将监管关口向后移，放宽事前许可，强化上市后监管。而当监管机构开展日常的事后监管时，无论是制定和实施相应的监管政策，还是针对违法行为采取必要的措施，都要以从行政相对人一方获取常规信息或特定事件信息为前提。获取这些信息的最主要手段，即行政监督检查。

在未来的化妆品监管立法中，应明确规定食品药品监督管理部门对化妆品研发、生产、经营、使用单位的监督检查权，规定食品药品监督管理部门有权对化妆品企业进行监督检查，有权开展相应的现场检查、抽样检验，有权查阅、复制有关资料，有权采取查封、扣押等行政强制措施。

（五）建立化妆品召回制度

一般而言，生产者有召回存在安全隐患产品的义务，经营者应履行通知或报告的义务。生产者不履行召回义务的，监管部门有权责令生产者履行召回义务。我国已初步建立包括食品、药品在内的产品召回制度。②《化妆品卫生监督条例》中未设定化妆品召回制度。原卫生部发布的《化妆品生产企业卫生规范》（2007）提及，如果化妆品出现重大卫生质量问题，化妆品生产企业应及时召回。但其文件效力较低，适用范围有限。

在未来的化妆品监管立法中，笔者建议明确建立化妆品召回制度，一旦化妆品生产者发现其生产的化妆品有严重不良反应、产品质量缺陷或者其他原因可能危害人体健康的，应当立即停止生产，召回已经销售的化妆品。化妆品生产经营者未依法召回不符合化妆品安全标准的化妆品的，食品药品监管部门有权责令其召回。

---

① S. Johnson，D. Kaufmann and P. Zoido-Lobaton，*Regulatory Discretion and the Unofficial Economy*，88 *American Economic Review* 387（1998）.

② 详见《国务院关于加强食品等产品安全监督管理的特别规定》（国务院令第503号，2007年7月26日公布并施行）第9条；《中华人民共和国食品安全法》（2009年2月28日颁布，2009年6月1日实施）第53条；《药品召回管理办法》（国家食品药品监督管理局第29号令，2007年12月6日公布实施）。

（六）建设化妆品生产经营企业安全信用体系

信用体系与信用档案建设，是现代社会重要的政府监管和治理工具。在未来的化妆品监管立法中，通过建立化妆品生产经营企业的安全信用档案，记录并公开披露产品许可颁发情况、日常监督的检查结果、监督抽验的结果、违法行为查处等情况。同时，可以根据化妆品安全信用档案的记录，对有不良行为记录的化妆品生产经营者进行约谈和增加监督检查频次，这有助于引导化妆品企业守法，有助于形成诚实守信的化妆品市场环境，降低化妆品监管的成本。

根据国务院常务会议通过的《关于依法公开制售假冒伪劣商品和侵犯知识产权行政处罚案件信息的意见》，还应将行政处罚及案件信息纳入社会征信系统，使假冒侵权者因信用不良而"处处受限"，以维护市场秩序，更好地保护消费者权益。[①]

因此，应建立化妆品生产经营信用监管制度和信用档案体系，食品药品监管部门应定期将违法生产经营者的法人和质量责任人等相关信息通报国家征信部门。公众应有权查询化妆品生产经营企业安全信用档案。

（七）建立举报奖励制度

在化妆品监管立法中，应明确规定举报投诉制度，规定任何组织或者个人有权举报化妆品生产经营者的违法行为，也有必要创设激励和保护举报行为的法律机制。为此，应为举报者设定举报奖励制度，同时应严格执行举报保密制度，保护举报人合法权益。

（八）科学合理设定和实施行政处罚

在未来的化妆品监管立法中，对于所设定的义务性行为规范，应尽量设定对应的法律责任，并明确规定对于怎样的违法行为，给予怎样的处罚力

[①] 《李克强主持召开国务院常务会议 通过〈关于依法公开制售假冒伪劣商品和侵犯知识产权行政处罚案件信息的意见〉决定整合不动产登记职责》，中国政府网，http：//www. gov. cn/ldhd/2013－11/20/content_ 2531230. htm，2013 年 11 月 20 日。

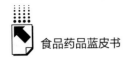

度。对于生产、销售未经许可化妆品、未经批准的新原料及无合格证明或不合格产品的行为，对于违反标签标识规定，违反其他法定生产经营要求的行为，都应科学合理地设定相应的行政处罚，并建立起违法行为和法律责任之间的关联性。应保证设定和实施的行政处罚，能与违法行为的事实、性质、情节以及社会危害程度相当。①

四　完善化妆品安全风险管理体系

（一）建立化妆品安全风险监测和评估制度

风险监测指通过跟踪已识别的风险，监测残余风险并识别新风险，保证风险计划的执行，并评估实施这些计划对降低风险的有效性。应系统建构化妆品安全风险监测制度，对化妆品原料、生产过程、标签标识以及化妆品的有害因素进行监测，以便对化妆品安全形势有总体的把握，了解化妆品安全和质量中存在的主要问题。

风险评估制度则包括对风险的可能性，风险的经济、环境和社会后果加以评估，对危险的盖然性和后果予以评估和预警。② 化妆品安全风险评估可以对化妆品中的生物性、化学性和物理性危害因素进行风险评估，可以从定性和定量的角度，界定化妆品风险。可引入化妆品安全专家委员会制度，对化妆品安全风险进行评估。在未来，监管部门应将化妆品安全风险评估的结果作为制定和修订化妆品安全标准，发布化妆品安全警示和对化妆品安全实施监督管理的科学依据。

（二）施行化妆品不良反应监测和报告制度

化妆品不良反应，是指人们在日常生活中正常使用化妆品所引起的皮肤

---

① 《中华人民共和国行政处罚法》（1996 年 3 月 17 日公布，1996 年 10 月 1 日起施行）第 4 条。

② OECD, *Risk and Regulatory Policy*：*Improving the Governance of Risk*, 19（2010）.

及其附属器的病变，以及人体局部或者全身性的损害。《化妆品卫生监督条例》第 23 条规定了医疗机构对化妆品不良反应的报告义务；在《化妆品卫生监督实施细则》中规定，特殊用途化妆品生产企业在重新审查批准文号时须提交不良反应调查总结报告。①

2011 年 11 月，国家食品药品监督管理局发布了《关于加快推进化妆品不良反应监测体系建设的指导意见》。② 其中规定了国家和省级食品药品监管部门、国家和省级化妆品不良反应监测机构、化妆品不良反应监测哨点以及化妆品生产经营企业在化妆品不良反应监测中的职责分工。但该文件作为指导性文件，是指导而不是强制，不具有法律上的约束力。

在即将展开的化妆品监管立法中，应明确国家实行化妆品不良反应监测和报告制度。同时，在具体的制度建构中，也不应将其视为单纯某一部门某一主体之事，而是应引入监管合作治理的理念，规定不同主体的职责及权利义务。

首先，明确规定县级以上食品药品监督管理部门应当建立化妆品不良反应监测专（兼）职机构，负责本行政区域内化妆品不良反应的监测和报告工作，建立相应的化妆品不良反应监测信息平台。

其次，应规定化妆品生产企业、经营企业和使用单位的监测和报告义务，要求医疗机构及时报告经其诊断的由化妆品引起的不良反应，鼓励社会组织和个人报告可能与使用化妆品有关的不良反应。

最后，在未来的化妆品监管立法中，可借鉴《药品管理法》第 71 条第 2 款的立法例，设定食品药品监管部门的紧急控制措施权。例如规定，对已确认发生不良反应的化妆品，国务院或者省级人民政府的食品药品监督管理部门可以采取停止生产、销售、使用的紧急控制措施，并应当及时组织鉴定，自鉴定结论做出之日起十五日内，依法做出行政处理决定。

---

① 《化妆品卫生监督实施细则》第 15 条。
② 《关于加快推进化妆品不良反应监测体系建设的指导意见》（国家食品药品监督管理局，国食药监保化〔2011〕476 号，2011 年 11 月 24 日发布）。

B.9
《化妆品卫生监督条例》实施情况评估报告

中国卫生监督协会课题组

摘　要：　1989 年颁布的《化妆品卫生监督条例》（以下简称《条例》）使我国的化妆品卫生监督管理步入法制化管理轨道。实施 25 年来，《条例》有效规范了化妆品生产、经营、许可和监管行为，促进了化妆品行业发展，保护了消费者健康。随着政府职能的调整、化妆品生产经营环境的变化、消费者健康保护意识的提高，《条例》已不能完全适应新形势下化妆品的监管和行业发展需求，亟待修订。本报告从实施概况、成效、存在的主要问题三个方面对《条例》进行了评估，并对《条例》的修订提出相应的建议。

关键词：　化妆品监督条例　实施评估　立法建议

一　前言

我国化妆品的法制化管理，是在改革开放后随着国民经济的增长和人民生活水平的提高，化妆品工业的快速发展而逐步建立起来的。20 世纪 80 年代以前，我国化妆品生产企业很少，以经济相对发达的上海为例，1976 年仅有 11 家化妆品厂。改革开放后，化妆品工业发展迅速，上海的化妆品企业由 11 家迅速发展到 176 家，10 年时间里增加了 15 倍。

1985 年，成立了《化妆品卫生管理条例》（后确定为《化妆品卫生监督条例》）起草小组及《化妆品卫生标准系列》制定小组。卫生标准系列包括《化妆品卫生标准》《化妆品卫生化学标准检验方法》《化妆品微生物标准检验方法》《化妆品安全性评价程序和方法》等 4 项，1987 年《化妆品卫生标准系列》发布。化妆品卫生标准的出台对立法起到了很大的推动作用。1989 年 11 月，《化妆品卫生监督条例》（以下简称《条例》）正式发布，1990 年 1 月 1 日起实施。1991 年 3 月发布《化妆品卫生监督条例实施细则》（以下简称《实施细则》）。自此，我国化妆品管理进入法制化的轨道。

1999 年参照欧盟化妆品标准制定发布《化妆品卫生规范》，2002 年和 2007 年两次进行修订，对化妆品的一般卫生要求、原料和成品的卫生要求以及检验评价方法做出明确的规定，对防腐剂、色素、防晒剂、染发剂等安全性风险较高的原料采用清单管理。

2008 年国家食品药品监管总局相继发布《化妆品行政许可申报受理规定》《化妆品行政许可检验管理办法》等规范性文件，组织开展化妆品风险监测和国家监督抽检等工作。

《条例》实施 20 年来，我国化妆品市场发生了翻天覆地的变化，化妆品以前被当作奢侈品现在已经成为人们日常生活中的常用消费品。近 10 年来，我国化妆品生产企业数已达到 3000 多家，生产总值也由 1982 年的 2 亿元增加到 2012 年的 2000 亿元，仅次于美国[1]，居世界第二位。

随着化妆品的技术发展以及生物技术、纳米技术等理念的引入，《条例》的一些规定已不再适应新形势下基于政府职能转变、企业自律的化妆品监管模式，也不能完全满足化妆品的安全、健康、时尚的属性和行业发展的需要，因此有必要对《条例》的实施情况进行评估，推进化妆品监管立法工作的进行。

---

① http：//b2b.toocle.com/detail－6092264.html.

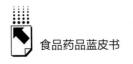

二 《条例》实施情况评估

（一）《条例》实施的成效

《条例》的实施标志着我国化妆品卫生监督管理走入法制化轨道。经过多年的发展，我国化妆品卫生监管的法规和标准体系不断完善，逐步形成了化妆品卫生监管体系。

1. 建立了化妆品监管制度和监管体系

根据《条例》，国务院卫生行政部门主管全国，县以上地方卫生行政部门主管本辖区内化妆品卫生监督工作。按产品风险将化妆品分为普通和特殊用途化妆品进行管理，对国产化妆品生产企业实施生产许可制，对进口化妆品和国产特殊用途化妆品实施行政审批许可制，对化妆品生产企业、经营企业和产品实行经常性卫生监督的监管模式。2002 年，成立了卫生监督队伍。国务院卫生行政部门组建化妆品安全专家组，负责化妆品及其原料的安全性评价和化妆品安全事件的技术鉴定工作。

2008 年国家食品药品监督管理总局组建化妆品监管、技术标准制定、产品检验、风险评估、许可评审等机构和专家队伍，制定发布了《关于化妆品委托加工企业申请卫生条件审核有关问题的通知》《化妆品行政许可申报受理规定》等一系列规范性文件，进一步完善化妆品监管体系。

2. 建立了化妆品标准和技术规范体系

《化妆品卫生标准》1987 年发布，第一次明确提出化妆品原料和成品的卫生要求。1999 年参照欧盟化妆品标准制定和发布《化妆品卫生规范》，并于 2002 年和 2007 年进行修订。2007 年版化妆品卫生规范中禁用物质已达 1286 种，限用物质 73 种，对防腐剂、防晒剂、染发剂等规定了详细的限用条件，并提供毒理学检测方法，禁限用物质、防晒功能等检验和评价方法。1997 年发布化妆品皮肤病诊断的 7 项国家强制性标准。2008 年后相继发布化妆品中二氧化钛、氢化可的松等禁限用物质的检测方法及化妆品用原料要求等技术规范。2010 年委托中国卫生监督协会开展化妆品中禁限用物质检验检测方法的建立以及化妆品中禁用物质残留量的风险评估研究。

3. 建立了化妆品监管技术支撑体系

建设以中国药品生物制品检定所食品化妆品检验检测中心（以下简称中检所检测中心）为龙头、国家食品药品监督管理局保健食品化妆品重点实验室（以下简称国家局重点实验室）为支撑、食品药品检验机构和社会优质检验检测资源为依托的许可检验、监督检验和检测技术研究网络，形成保健食品化妆品检验检测体系。

2011 年首批认定 17 家化妆品行政许可检验机构，目前已有 27 家。

4. 建立了化妆品不良反应监测体系

截至 2008 年，已在全国 17 个省的 18 个城市设立 21 个化妆品不良反应监测哨点，并设立了 11 家化妆品不良反应监测数据的汇总和分析机构，基本形成由沿海和发达地区省级化妆品皮肤病诊断机构为主体的化妆品不良反应监测网。2004～2011 年，我国共报告化妆品不良反应 11746 例。[①] 目前上海、北京、四川、重庆、广东等地建立了本省（自治区、直辖市）的化妆品不良反应监测网络。

5. 规范了化妆品生产经营行为

实行卫生许可证制度，促进化妆品企业从作坊式生产向规模化生产的转变。通过规范特殊用途化妆品、进口化妆品、新原料的审批，督促化妆品生产经营企业落实索证索票和台账管理规定，开展专项检查等措施，化妆品市场经营秩序进一步规范。

6. 建立和规范了化妆品审批许可工作机制

制定了《健康相关产品卫生行政许可程序》，对化妆品许可工作进行了合理分工，建立了制约机制；制定了《健康相关产品审批工作人员守则》等规章制度加强对专家、许可工作人员的管理。2008 年发布了《化妆品审

---

① 赵同刚：《化妆品法制化管理与研究》，人民卫生出版社，2012。

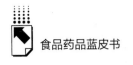

评专家管理办法》《化妆品技术审评指南》《化妆品技术审评要点》等一系列规范化妆品许可工作的规范性文件。

表1　国家食品药品监督管理总局许可、备案的化妆品

单位：件

年份	国产特殊用途化妆品	进口特殊用途化妆品	进口非特殊用途化妆品
2008	1016	1079	9688
2009	1508	1133	9129
2010	1459	1149	4792
2011	1147	919	4942
2012	1736	1160	9670
2013	1302	1347	11816
合计	8168	6787	50037

7. 建立了化妆品风险监测和风险评估工作机制

化妆品卫生监管部门建立化妆品监督抽检工作机制，对化妆品实施风险监测。2005 年全国共抽检 40071 件，合格率为 91.8%，其中进口化妆品合格率 94.1%，国产化妆品合格率 91.7%。

2010 年和 2012 年化妆品卫生监管部门组织了全国化妆品风险监测，摸清了全国化妆品的基本情况，为监管工作提供了重要的依据。2013 年共监督抽检产品 505 批，不合格产品 6 批，其中 4 批检出禁用物质，2 批检出限用物质超标。2014 年对宣称祛痘/抗粉刺和美白/祛斑类化妆品进行监督抽检，6 批产品检出禁用物质，其中 2 批产品同时检出限用物质超标。

建立化妆品风险评估专家委员会。对化妆品中钕、二恶烷、甲醛等禁用或限用成分进行风险评估。

（二）《条例》有关规定和监管制度的评估

1. 化妆品的定义与监管范围

（1）实施概况

《条例》定义的化妆品，是指以涂擦、喷洒或者其他类似的方法，散布

于人体表面任何部位（皮肤、毛发、指甲、口唇等），以达到清洁、消除不良气味、护肤、美容和修饰目的的日用化学工业产品。对比研究可以看出，我国与欧盟、美国、日本等国家和地区对化妆品的界定方式类似，涵盖的范围也大体相同，使用方式和使用目的大致相近，说明我国和上述国家化妆品的定义和范围基本一致。

（2）存在的问题

一是未能明确香皂等产品监管归属。香皂一直未被纳入化妆品卫生监管，对香皂的管理有二种观点。一种是将香皂全部纳入化妆品管理；另一种是按香皂功效宣传的不同进行分类，纳入不同的产品类别进行监管。二是牙膏类产品纳入监管范围与化妆品定义的不一致。根据《条例》牙膏类产品不按化妆品进行卫生监管，2013 年 11 月下发的通知（食药监药化监〔2013〕213 号）已将牙膏纳入化妆品监管范围。鉴于我国牙膏类产品监管的最新情况，应将化妆品定义的施用部位由目前的"口唇"修改为"口唇、口腔黏膜和牙齿"，以与现有做法一致。三是对跨界产品未能规定监管措施。跨界产品指既符合化妆品定义，又具有化妆品定义所列功能（清洁、消除不良气味、护肤、美容和修饰目的）之外的产品，如驱蚊防晒霜、抑菌洗手液等。四是"日用化学工业产品"的提法已不符合化妆品产业的发展现状。

（3）修改建议

①香皂、牙膏可纳入化妆品的范围，并根据产品安全性的高低及特殊功效宣称确定监管模式。②对于跨界产品可实行双重管理。③化妆品定义中的施用部位由"口唇"改为"口唇、口腔黏膜和牙齿"。

2.化妆品生产卫生许可证制度

（1）实施概况

1990 年开始实行卫生许可证制度，由省级人民政府卫生行政部门颁发。《化妆品生产企业卫生规范》对厂房选址、生产设施和设备进行了规定；对化妆品生产所用原料和包装材料以及生产过程、成品储存与出入库等提出卫生要求；对化妆品生产卫生管理制度、人员资质及个人卫生要求进行了规定。

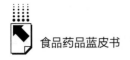

2010 年发布《化妆品生产企业日常监督现场检查工作指南》，重点检查原料的采购、验收、储存、使用等是否符合有关要求，生产的化妆品是否在行政许可的范围内，生产过程是否符合相关要求、是否有套用批准文号或备案号以及虚假、夸大宣传行为等。

设立化妆品生产卫生许可证制度，有效地促进了我国化妆品行业整体生产水平的提高，明显提高化妆品质量。

（2）存在的问题

缺少对生产商、受委托加工商、进口商等的定义与界定；对委托生产缺少相关规定；许可申请时限过长；生产企业卫生许可证有效期有待改革；缺乏对进口化妆品生产企业许可证的要求；对美容店自行配制化妆品缺乏管理规定；对某些违反卫生许可证制度的处罚欠明确。此外，我国还存在化妆品卫生许可证与生产许可证两证并行、重复交叉的问题。

（3）修改建议

①取消或延长卫生（生产）许可证的有效期。②增加"美容、美发等企业生产、配制化妆品应取得化妆品生产企业许可证"的条款。③增加对委托生产中委托方的规定。④进一步完善许可证违法处罚措施的规定。⑤对进口化妆品设立相应的监管要求。

3.化妆品原料管理制度

（1）实施概况

1987 年，发布《化妆品卫生标准》（GB7916 - 1987），1999 年发布《化妆品卫生规范》（1999 年版）并进行了两次修订和更新。2003 年公布了《中国已使用化妆品成份名单（2003 年版）》，共计 3265 种。2007 年颁发 2010 年修订《国际化妆品原料标准中文名称目录》。

化妆品禁用成分、限用成分、允许使用成分清单的颁布指导了企业在化妆品研发和生产环节对原料的使用控制，对生产企业选用原料提供了科学依据，有效保障了化妆品的原料和成品安全。

（2）存在的问题

化妆品原料规格标准缺乏，进厂检验能力较弱；现行新原料审批耗时较长无法满足行业发展的需求；化妆品新原料界定困难；新原料风险评估技术力量薄弱。

（3）修改建议

①引入化妆品原料分类管理模式，参考欧盟管理模式，将监管重点放在安全风险较高的禁限用物质及防腐剂、防晒剂、着色剂、染发剂成分上，定期更新禁用和限用成分清单与限用条件。风险较高的化妆品新原料须获得主管部门许可后方可使用。实施动态管理，保证行业的创新需求。

②制定新原料的评价标准，完善新原料的安全性评价机制。主管部门负责制定科学合理的原料安全评价制度及指南，通过日常监督确认企业按要求完成安全评价工作。

③建立化妆品原料登记制度。对在中国生产、销售化妆品原料的企业实行原料品种、规格等登记。

④依靠政府和行业的力量对化妆品原料进行质量评价和安全性评价。

4.特殊用途化妆品管理制度

（1）实施概况

《条例》第十条规定，生产特殊用途化妆品，必须经国务院卫生行政部门批准，取得生产批准文号后方可生产。特殊用途化妆品是指用于育发、染发、烫发、脱毛、美乳、除臭、祛斑、防晒的化妆品。为了有效保护消费者健康，我国对特殊用途化妆品实行审批制。

参考美国、欧盟、日本等化妆品生产和销售大国/地区对化妆品的管理模式，经专家论证，我国将育发、健美、美乳、防晒、祛斑、染发、烫发、除臭、脱毛、祛痘产品列入特殊用途化妆品管理。实施二十多年来，未出现较大的健康或监管等问题，规范了我国对特殊用途化妆品的标签标识和宣称的规定以及监管，对保障我国特殊用途化妆品二十多年来的相对使用安全，发挥了重要作用。

（2）存在的问题

①特殊用途化妆品审批耗时较长，不符合化妆品作为快速、时尚消费品的特点，影响了企业的创新。我国是国际上对化妆品实施许可管理

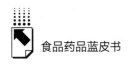

的为数不多的国家之一，从长期来看，取消一些低风险种类化妆品的许可制，实施备案制是化妆品监管的趋势，也符合国家减少行政审批政策要求。

②事前审批无法有效约束事后非法添加、无证销售等违法行为。过去二十多年的市场监督抽查和不良反应监测结果显示风险主要来源于禁用物质的有意违法添加，许可制度不能从根本上遏制非法添加行为。

③事前许可与事后监管未能有效衔接。关于批准信息地方监管部门的规定不清楚，导致地方监管部门无法监管。

④特殊用途化妆品的范围有争议。对美白产品纳入祛斑类化妆品进行管理企业反响较大。美乳、健美化妆品是否有必要作为特殊用途化妆品管理存在争议。

（3）修改建议

①简化特殊用途化妆品的许可程序，缩短审批时间，节约审批成本。②加强特殊用途化妆品的事后监管。③适当延长许可证有效期，简化换证手续。④创新评审方式，将审评重点转移到对原料的安全性评价上。⑤要求企业保留日常生产记录，保证日常监督有效性。

5. 国产非特殊用途化妆品备案制度

（1）实施概况

企业生产非特殊用途化妆品应在产品投放市场后两个月内报省、自治区、直辖市卫生行政部门备案。2013年国家食品药品监管总局规定国产非特殊用途化妆品实行告知性备案制度，从2014年6月30日起，国产非特殊用途化妆品的生产企业应当在产品上市前，将化妆品的产品信息在网上备案。备案的产品信息经省级食品药品监管部门确认后在食品药品监管总局的政务网站上统一公布，可供公众自行查询，省级食品药品监管部门不再发放国产非特殊用途化妆品的备案凭证。

该制度的实施，规范了国产非特殊用途化妆品上市前应该进行的产品配方、产品标签标识和宣称的审查，需要开展的安全性评价工作及相关安全性文件的准备。产品备案制度也是化妆品事后监管的一项重要内容，通过核对产品备案信息，监管部门能够全面了解企业产品的卫生状况，及时发现新问题。

（2）存在的问题

法规条款缺乏力度，备案强制性不够；备案主体、备案材料要求不明确，终审环节不统一。

（3）修改建议

①延续告知性备案制度，规范备案资料要求。②监管部门和消费者可按照不同权限在食品药品监管总局网站查询相关产品备案信息。③无论是委托方还是实际生产企业，均应向其所在辖区的监管部门报备相关信息。

6.产品上市前检验制度

（1）实施概况

化妆品企业生产的化妆品在进入市场销售前，必须按照《化妆品卫生标准》对产品进行卫生质量的检验，对质量检验合格的产品附上合格标记，未经检验或不符合卫生质量标准的产品不得出厂。《化妆品生产企业卫生规范》（2007年版）第55条要求企业应当设立与生产能力和规模相匹配的卫生质量检验室和检验人员，负责化妆品生产全过程的质量检验，质量管理部门应配备一定数量的质量管理人员。质量检验室的场所、仪器、设备等硬件条件至少应满足开展化妆品微生物检验的要求。

产品上市前检验制度的实施，有效强化了生产企业的责任意识，提高了化妆品的生产质量，促进了企业提高自身的检测检验水平。

（2）存在的问题

部分企业内部检验不规范；《条例》未明确规定委托检验效力；对质量合格的产品应当附有"合格标记"的规定未得到有效实施。

（3）修改建议

①明确生产企业检验的人员资质、设备/仪器及其管理维护、取样方案、检验方法及其验证（包括试剂及其管理）、文档管理等原则性的要求以确保检验结果的可靠性和可重现性。②明确上市前自检或他检的要求，明确委托检验的效力，明确检验所依据的标准等问题。

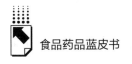

7. 化妆品经营的卫生监督制度

（1）实施概况

我国化妆品的经营和使用主要集中在商场、超市、便利店、小商品批发市场、药店、化妆品专卖店以及美容院、美发店、洗浴中心、宾馆等场所，其他经营渠道还有网上销售、电视直销等。化妆品经营主体不但分布广，而且数量大，一些中小化妆品经营企业经常转行，给化妆品主管部门的监管执法造成了一定困难，使得监管范围内化妆品经营企业的数量长期处于不断变化中。

一系列化妆品规范性文件及标准的制定，有效地促进了化妆品卫生监督工作的规范化，主管部门对化妆品经营单位的监督基本做到了有法可依；逐步建立健全了覆盖全国的卫生监督网络，化妆品经营秩序明显好转。

（2）存在的问题

《条例》未对经营主体明确定义与界定；化妆品监管力量薄弱、监管手段不强；对化妆品经营单位的从业能力缺乏规定，化妆品销售人员缺乏培训；化妆品经营的进货索票索证制度、化妆品经营单位的索票索证制度未能很好地落实；未能有效应对美容院、网络销售等化妆品监管领域出现的新问题。

（3）修改建议

①明确化妆品经营单位（包括进口商、经销商、美容院、美发店等）的定义、范围、责任及从业人员的健康条件、培训等要求。②建立并严格执行化妆品企业的索票索证和台账管理制度。③强化监督抽检力量，加大监督抽检力度，提高监督抽检水平。④加大对美容美发、网络销售、电视购物等新型经营方式的监督力度。

8. 标签标识管理制度

（1）实施概况

标签标识是消费者了解产品特性最直接的渠道，由于标签标识提供了企业及其产品的第一手信息，因此也是监管工作的关键点。《条例》以及《消费品使用说明化妆品通用标签》（GB5296.3－2008，2008年6月17日发布，

2009 年 10 月 1 日执行，其中全成分标识 2010 年 6 月 17 日生产之日起执行）、《化妆品卫生规范》（2007 年版）、《化妆品标签管理规定》（2007 年 7 月 24 日国家质量监督检验检疫总局颁布）、《原卫生部关于防晒化妆品 SPF 值测定和标识有关问题的通知》等文件都明确了标签的管理要求。

2010 年制定了《化妆品命名规定》及《化妆品命名指南》，《化妆品标签管理规定》及《化妆品标签标注指南》已两次公开征求意见。

我国化妆品的标签标识在化妆品监管中的地位逐渐凸显，不论是化妆品的审批、备案、抽检，还是化妆品标签都是重点内容，企业开始从合法合规的角度重新审视本企业产品的标签标识状况，化妆品标签标识得到进一步规范。

（2）存在的问题

标签标识部分条款的可操作性不强；对新出现的标签标识违法行为监管滞后，造成标签抽检合格率不高；未对全成分标识进行规定；批号与日期标注与现有法规不一致，也与市场上绝大多数产品的标注方式不一致；进口产品包装出现用外文、符号、数字夸大的描述、误导的宣称或与我国现有法规规定相违背，如药妆、SPF 值的宣称。

（3）修改建议

①进一步细化化妆品标签标识规定。②明确化妆品的全成分标识相关规定。③对于采用我国传统中草药技术和概念的化妆品，建议明确允许使用相应的传统声称。④批号与日期标注与现有法规保持一致，保质期应标注生产日期和保质期，或生产批号和限期使用日期。

9. 化妆品广告宣传制度

（1）实施概况

《条例》第 14 条规定了化妆品的广告不得宣传的几种情形。为加强对化妆品广告的管理，国家工商管理局于 1993 年 7 月发布了《化妆品广告管理办法》，对化妆品广告的内容、申请发布程序、管理机关、广告代理及处罚进行了规定。

这些措施有力地促进了化妆品标签标识和广告宣传的规范化，多数的标

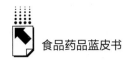

签标识能指导消费者正确使用化妆品以及保证消费者的知情权。

（2）存在的问题

广告管理部门和化妆品主管部门间缺乏信息共享和交流机制；监管力度不够，化妆品广告违法案件时有发生；尚未发布化妆品广告宣称规范与验证指南等文件。

（3）修改建议

①进一步划清部门间监管职责，赋予食品药品监管部门相应职权。②明确广告主、广告发布者、经营者对化妆品民事损害赔偿承担连带责任，保护消费者的诉讼权利。③借鉴国外关于广告代言的管理方式，强调广告代言者的法律责任。

10. 进口化妆品审批制度

（1）实施概况

我国对进口化妆品实行进口前审批制度。2004 年 8 月 1 日以前所有的进口的特殊用途化妆品和非特殊用途化妆品均实行审批制。从 2004 年 8 月 1 日起对进口非特殊用途化妆品实行备案管理。

我国逐步建立了进口化妆品的审批制度，并根据行业发展需要，将进口非特殊用途化妆品转为备案管理。该制度的实施促进了进口企业按照我国的规定进口产品，在一定程度上防止了伪劣产品进入我国市场。

（2）存在的问题

一是非单一部门监管的体制，造成部门间法规标准不协调。进口化妆品首先要取得国家食品药品监督管理总局的行政许可批件，还需取得国家质检部门出具的进口检验报告。两个部门针对进口化妆品都制定了相关的文件，容易出现法律法规相互矛盾或不协调。二是进口化妆品的市场监管方式未能得到有效调整。

（3）修改建议

①进一步理顺部门间对进口化妆品的监管职责。②加大市场监管力度和处罚力度，增加企业的违法成本。③对进口产品包装出现用外文描述的夸大、误导的宣称的产品应重新制作符合我国规定的产品包装才能在我国

销售。

11. 进口化妆品、特殊用途化妆品、新原料的专家评审制

（1）实施概况

国务院卫生行政部门聘请来自科研、医疗、生产、卫生管理等方面的专家组成化妆品安全性评审组，对进口的普通化妆品、特殊用途的化妆品和化妆品新原料进行安全性评审，对化妆品引起的重大安全事件进行技术鉴定。为进一步规范化妆品评审工作，2010年发布了《化妆品审评专家管理办法》《化妆品技术审评要点》《化妆品技术审评指南》，2011年发布了《关于印发〈完善化妆品审评审批机制意见〉的通知》等文件，确立了行政机关根据专家委员会的技术审评意见做出最终的许可决定的原则，同时对化妆品许可工作进行了科学分工，建立了制约机制。

该制度的实施，在一定程度上杜绝了含禁用成分的化妆品、安全性评价不合格的化妆品、夸大和虚假宣传的化妆品的上市销售；同时通过评审制度，我国培养了大批化妆品卫生管理专家和安全评价技术专家，对提高我国化妆品的卫生管理水平、健全化妆品卫生管理技术标准体系发挥了重要作用。

（2）存在的问题

近年来化妆品评审中新专家较多，专家资历也不完全相同，评审尺度把握不完全一致。因此，应加强对审评专家的培训，并加强审评专家之间的工作交流，避免审评意见的矛盾。同时，可尝试开设网上对于评审意见咨询及交流的通道，建立审批资料的电子上传系统，引入企业参与答辩机制等措施。

（3）修改建议

进一步做好专家选拔、培训等工作，进一步创新评审方式，完善制度。

12. 化妆品卫生监督机构与监督员实施卫生监督制度

（1）实施概况

各级卫生行政部门行使化妆品卫生监督职责，并指定化妆品卫生监督检验机构，负责本辖区内化妆品的日常监督和检验工作；设立化妆品卫生监督

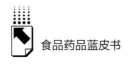

员，对化妆品实施卫生监督。

化妆品卫生监督员制度明确了监督机构和应承担的职责以及监督员的资格等，广大的监督机构和监督员在二十多年执法中对化妆品的生产和经营进行了卓有成效的监管。该制度有效地保证了化妆品卫生监督机构的建立和人力配备，建立了一支有一定素养的专业监管队伍，进行了一系列的监管工作。

（2）存在的问题

监管力量不足，专业性不强；监管经费的保障机制缺乏；监管水平不高；化妆品卫生监督员的名称已不符合我国监管实际；监管部门的变化，削弱了化妆品监管队伍的力量。

（3）修改建议

①适应监管实际，对卫生监督员名称进行更改，强化监督员队伍建设，确保监督员队伍的数量。②对监督员队伍的设备、经费予以保障。③开展监督员培训、考核制度，确保监督员队伍的执法水平。

13. 化妆品不良反应报告制度

（1）实施概况

我国已初步建立化妆品不良反应监测体系。化妆品不良反应监测工作在及时反映化妆品安全状况的同时，还能为市场监督提供相应的线索，及时发布消费预警信息，为监管政策和技术标准的制定提供科学的依据。为加快推进化妆品不良反应监测体系建设，加强化妆品不良反应监测和化妆品安全评价工作，2011年国家食品药品监管总局发布了《关于加快推进化妆品不良反应监测体系建设的指导意见》（国食药监保化〔2011〕476号），明确了化妆品不良反应监测工作的指导思想、总体目标、体系建设、职责分工、监测范围和保障措施等，加快了化妆品不良反应监测体系建设的步伐。

全国共设立了21家化妆品皮肤病诊断机构，建立了化妆品不良反应报告系统，制定了化妆品皮肤病诊断标准，并针对化妆品不良反应开展了相关的课题研究工作。已形成由沿海和发达地区省市级化妆品皮肤病诊断机构负责化妆品不良反应监测网络。

（2）存在的问题

监测机构覆盖面不全，监测技术水平参差不齐；化妆品不良反应报告机制不够完善；化妆品不良反应的诊断标准未能及时修订和补充；缺乏必要的流行病学资料支持；化妆品生产企业对化妆品不良反应监测的认知度不高。

（3）修改建议

①建立化妆品不良反应监测制度，规定不良反应监测的定义、范围、机构设置、职责等内容。②完善不良反应报告制度，扩大不良反应资料来源。③建立数据管理机制。④保障化妆品不良反应监测的开展所需的经费和人员配备。

14. 化妆品技术安全标准制度

（1）实施概况

1987 年起先后制定、颁布和修订与化妆品相关的国家标准二十余项，主要有《化妆品卫生标准》（GB7916 – 1987）、《化妆品皮肤病诊断系列标准》（GB17149.1 ~ 17149.7 – 1997）、《化妆品卫生化学检验方法》（GB/T7917.1 ~ 7917.4 – 1987），《化妆品通用检验方法》（GB/T13531.1 ~ 13531.5），《化妆品微生物检验方法》（GB/T7918.1 ~ 7918.5 – 1987），《化妆品安全性评价程序和方法》（GB7919 – 1987）。截至目前，我国已发布有关化妆品许可和监管技术规范、规定和检验方法近百个。

该制度的实施，基本健全了我国对化妆品原料的规定，包括化妆品新原料的申报和评审，化妆品禁限用物质、化妆品用防腐剂、防晒剂、着色剂和染发剂等，完善了化妆品微生物学、毒理学评价，人体安全性评价方法和化妆品皮肤病诊断标准体系，形成了化妆品标准工作的专家队伍，使我国的化妆品生产、许可和市场监管基本做到了有标准可依。

（2）存在的问题

《条例》未对技术规范的效用进行规定；标准制/修订不及时，机制不健全；某些领域的标准如原料、检验方法、安全性评价等缺乏；缺乏专门的化妆品标准研究机构和专业人员队伍。

（3）修改建议

①《条例》应对我国现行技术规范的地位予以明确，做到法规与标准、

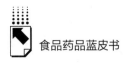
规范的有效衔接。②完善化妆品标准的制/修订机制，对化妆品标准制/修订的人员和研制经费予以保障。③优先制/修订监管领域急需的标准，尤其是《化妆品卫生标准》的修订工作。对现有的标准进行全面的梳理，对我国化妆品监管中急需的标准应尽快立项并开展制定工作。④建立化妆品标准的服务和追踪工作机制，引用国外的标准前应进行充分的研究。

15. 法律责任制度

（1）实施概况

《条例》第五章及《实施条例》的第七章规定了化妆品违法行为的处罚制度。通过对行为主体的法律责任的确定，以强制力来保证条例的有效实施。

该制度的实施，很大程度上遏制了化妆品生产和经营中的违法行为，维护化妆品行业的秩序，保护了企业和消费者的合法权益。对于处罚力度，主管部门和企业的看法不同，企业认为处罚合理但监管部门认为偏弱。

（2）存在的问题

部分处罚条款的可操作性不强；某些处罚条款滞后。执法中，经常找不到明确的依据情形，从而不得不向主管部门请示；对化妆品生产、经营违法行为处罚过轻；民事赔偿制度的相关规定不完善；未规定封存措施等执法手段。

（3）修改建议

①化妆品违法处罚力度小、违法成本低是监管部门反映的最大的问题，化妆品罚则的修订应遵循"加大处罚力度，增加违法成本"的基本原则。②对条例规定的每项制度都应有相应的罚则，避免管而不罚的情况。③加强行政强制措施、取证制度的研究，提高法规的可操作性，同时避免与其他法律法规的冲突。

（三）《条例》实施存在的主要问题

1. 现行法规滞后，不完全适应化妆品监管和行业发展需要

《条例》是20世纪80年代计划经济体制的产物。改革开放以来，化妆

品监管的市场经济环境已经发生根本变化。化妆品主管部门已由原卫生部改为国家食品药品监督管理局（2013年成立国家食品药品监督管理总局），监管队伍也发生了变化，《条例》的内容已不完全适应化妆品监管和行业发展需要。一些新的、符合化妆品行业发展趋势的监管理念和具体制度，例如化妆品许可制度的改革，化妆品生产、销售企业作为化妆品安全责任人制度，化妆品风险监测和风险评估制度，化妆品召回制度，化妆品安全性资料档案管理制度（PIF）等在《条例》中均未得到充分体现，有待在《条例》修订时予以完善。

2. 标准与规范并行，内容不统一

《化妆品卫生标准》是1987年发布实施的强制性国家标准。由于发布时间较早，已不符合化妆品监管现状和需求。1999年制定的《化妆品卫生规范》已取代1987年的《化妆品卫生标准》等四项标准。由于我国化妆品的监管责任由多个部门承担，有的部门执行"标准"，有的部门执行"规范"，造成了化妆品监管上的混乱和企业的困惑。

3. 重许可、轻监管局面依然存在

我国是国际上对化妆品实施许可管理为数不多的国家之一，政府实行上市前许可和上市后监管，政府有限的监管资源大部分被投入许可环节。然而产品许可并不能解决目前不法企业在实际生产过程中有意添加禁用物质的问题，而非法添加是我国市场上化妆品安全性风险的主要来源。我国化妆品市场监管的主要手段和内容是检查许可证，除此之外缺乏有效的监督方式、手段。

4. 风险评估技术力量落后

欧盟、美国都制定了化妆品原料风险评估指南，建立了风险评估制度，我国在化妆品及其原料的风险评估方面与欧盟、美国仍存在着较大的差距。尽管我国制定和出台了一些原料的技术标准和规范，但这些大多是借鉴欧盟和美国的评估结果，真正通过我国风险评估制定出来的原料标准少之又少。我国目前还缺少化妆品风险评估技术规范，风险评估人才队伍建设落后，尚未形成风险评估体系，导致原料安全性的审评遇到较大的技术困难；在处理

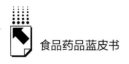

一些突发事件时如需要对原料安全性进行判定，往往缺乏权威的技术部门和技术力量，影响事件的妥善处理；在事后监督方面，对化妆品卫生安全的监管很大程度上仍然依赖于对最终产品的检验检测，尚未将风险评估纳入法规，并用于化妆品的安全标准制定和日常监督。

5. 风险交流与信息沟通渠道不健全，企业诚信建设落后

风险交流与信息沟通渠道不健全主要体现在三个层面：一是政府与企业行业交流不足；二是政府与消费者交流不足；三是企业与消费者交流不足。政府与企业行业之间信息不对称，政府部门对行业发展状况和趋势掌握不全、对新的生产技术和产品开发理念了解不深，而企业行业又不理解政府监管政策的取向、管理思路，导致多项监管政策无法做到有效实施。政府与消费者的交流更是不足，一旦发生安全性事件，媒体以"有毒""致癌"等字眼跟风炒作，消费者则为之恐慌。企业与消费者之间的风险交流主要依赖于产品的标签，但化妆品标签的夸大宣称、警示信息不全现象普遍。

6. 处罚力度不够，处罚措施可操作性不强

对化妆品违法行为的行政处罚不足，具体表现在：一是相关处罚规定缺乏可操作性，如违法所得的计算和认定，在执行处罚时难以确定；二是对不合格产品的处置程序烦琐，难以操作；三是对违法生产、经营的处罚过轻，罚种单一，罚款数额较低，难以达到对违法行为的震慑；四是缺乏执法手段，如对进入场所抽样检查、采取临时控制措施等的法律授权。这些现实问题导致对化妆品违法生产经营中的违法行为处罚措施和处罚力度远远不够，企业违法成本低，致使无证生产、违规生产、虚假宣传、假冒伪劣等违法行为和现象屡禁不止。

四 《条例》修订建议

（一）建立化妆品原料分类与风险监督管理制度

化妆品生产使用的原料安全是化妆品安全管理的关键。应当将化妆品安

全监管的重点从对最终产品的检验检测前移到对原料的管理上来，不断完善原料安全的管理制度。建立原料的风险评估制度，完善原料安全性评价，加强对化妆品原料的安全控制。对于特定原料制定许可的清单，具体可以从三个方面入手：一是实施分类管理，对具有功效作用的原料或已知具有高风险的原料实行可用清单管理，规定限量和限制使用的条件，并根据新的风险评估信息定期更新，使清单不断满足化妆品安全性要求，对安全风险较高的特殊功效原料实施上市前许可，非特殊功效原料实施资料登记备案制度；二是对于销售的化妆品原料规格及安全性数据进行告知性备案登记，让企业和监管部门都能了解和掌握化妆品所用原料的安全性；三是建立公正、权威的化妆品原料安全性评价机构，对具有潜在安全性风险的化妆品原料进行评估，定期发布评估报告。

（二）调整和完善化妆品分类管理制度

我国实施的化妆品"特殊用途化妆品"和"非特殊用途化妆品"分类管理的制度，与美国和日本等国家的化妆品分类监管方式类似。笔者建议根据化妆品原料的风险程度、产品用量以及事后监督检验、风险监测、不良反应监测结果确定的产品安全性风险水平，调整特殊用途化妆品和非特殊用途化妆品的涵盖范围。

（三）建立化妆品安全风险监测制度和风险评估制度

化妆品安全风险监测工作是掌握化妆品质量安全基本数据和总体情况的有效手段，笔者建议增设化妆品风险监测制度和风险评估制度，明确监测的内容、监测的工作程序等。建立化妆品安全风险预警机制，根据风险类型和级别，采取相应的预防措施，提高政府应对突发事件和控制风险的能力，为化妆品风险评估奠定基础。

化妆品风险评估应当从微生物、有毒化学物和毒理试验等开始进行评估。制定风险评估指南，明确化妆品风险评估的技术要求；化妆品风险评估的结果应当作为制定、修订化妆品安全标准和化妆品安全监督管理的科学依据。

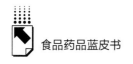

（四）完善化妆品不良反应监测制度

进一步完善化妆品不良反应监测与报告制度。一是制定不良反应报告管理指南，规范报告形式、报告内容等；二是进一步扩大不良反应报告的来源，除了医疗机构外，企业、消费者、社会组织、媒体都应成为化妆品不良反应报告的来源；三是进一步完善化妆品不良反应监测网络，增加化妆品不良反应监测点数量，提高不良反应监测的总体水平；四是加强培训，提高企业、社会对化妆品不良反应的认知度；五是完善化妆品不良反应诊断标准；六是建立不良反应预警机制和严重化妆品不良反应应急机制，定期发布监测公告。

（五）进一步完善化妆品标准管理制度

进一步完善化妆品标准体系，明确化妆品各类标准由国家化妆品监督管理部门统一制定。追踪国外化妆品标准的最新修订情况，做好国内外标准的比较分析，及时修订。应当进一步开展标准的宣传、培训、交流工作，提高化妆品监管人员、企业和消费者对标准的认知度。

（六）完善化妆品抽检和市场监督制度

完善化妆品抽检和市场监督制度，推进化妆品行政审批制度改革。体现"减少事前行政许可，加大事后监督"的管理理念。一是加强对产品上市后的监督和抽检；二是加强对化妆品生产企业生产过程的监管；三是加强对销售渠道化妆品广告宣传的监督检查；四是加大对无证生产、非法添加、制售假冒伪劣化妆品的打击力度；五是加强对美容美发场所、网络销售化妆品的监督；六是明确化妆品企业实行进货索证制度、进货检查验收制度，建立化妆品台账管理制度。

（七）建立化妆品召回制度

建立化妆品召回制度。要求化妆品生产者、化妆品经营者一旦发现其生产的、经营的化妆品不符合化妆品安全标准时，应当立即停止生产和经营，采取主动召回措施回收已经在市场上销售的化妆品。监管部门在监督检查过程中发现不符合化妆品安全标准的产品，应当根据产品的健康危害程度责令化妆品生产经营企业予以强制召回。化妆品生产经营者对被召回的化妆品应采取补救、无害化处理、销毁等措施，并将处理情况向社会公布。

（八）建立化妆品安全性资料档案管理制度（PIF），落实化妆品生产企业安全责任

化妆品安全性资料档案管理制度（Product Information File，PIF）是企业对产品安全的责任体现，也是对消费者的承诺。建议明确规定普通化妆品的备案管理中实施 PIF 制度，要求企业必须在产品上市前做好产品的安全评价资料，监管部门在产品上市后以 PIF 资料为重点进行监督检查。

（九）进一步完善化妆品标签标识管理制度

进一步规范化妆品标签标识管理：一是规范产品标签必备的内容；二是在标签标识中严禁夸大宣传功效成分；三是规范进口化妆品的中文标签标识；四是规范化妆品全成分标识。化妆品监管部门要加强对化妆品标签标识的市场管理，加大对虚假和夸大宣传等违反标签标识管理规定的处罚力度。

（十）倡导行业自律，充分发挥行业管理作用

明确化妆品行业组织的作用，加强行业自律，督促企业依法开展生产经营等活动。建立企业诚信档案，实行企业承诺制，以书面形式对其产品的安全性负责，并报相关部门备案，纳入企业诚信档案。行业内部定期对企业生产经营行为的诚信度进行考核，以提高生产企业的自律性。

B.10
化妆品标签标识管理研究

上海市食品药品安全研究中心课题组 *

摘　要：　化妆品标签标识是向消费者显示、说明和传递产品特征、性能的重要载体，对消费者选择和准确使用化妆品、保护身体健康具有重要意义。本报告采用文献研究，结合专家访谈，在梳理我国化妆品标签标识存在的问题以及现行监管需求的基础上，对中国和美国、欧盟、日本、韩国的化妆品标签标识从法规、基本要求等角度进行了对比研究，并对完善我国的化妆品标签标识管理制度提出相应的建议。

关键词：　化妆品　标签标识　管理制度

化妆品标签标识是向消费者显示、说明和传递产品特征、性能的重要载体，对消费者选择和准确使用化妆品、保护身体健康具有重要意义。我国以及发达国家都非常重视化妆品标签标识管理。近年来，化妆品行业发展快速，消费旺盛。与此同时，化妆品标签标识不规范的问题突出，消费者关注度高。

一　我国化妆品标签标识现状

（一）文献报道的化妆品标签标识违规情况

近年来，国内的一些化妆品监管机构（主要为各地的卫生监督所）对

---

* 课题组负责人：赵燕君、高惠君；课题组成员：周灯学、金鑫、冯晓、张小平、庞乐君、谭燕、杨依晗。

市场上销售的化妆品标签标识情况开展了检查，检查情况显示，化妆品标签标识管理亟待完善。

1. 化妆品标签标识总体合格率不高

从文献报道的数据来看，化妆品标签标识的主要指标项合格率较高，在75%～85%，其中国产非特殊用途化妆品标签标识合格率在80%以上，国产特殊用途化妆品的标签标识合格率在70%左右，总体合格率不高，每个产品标签上或多或少都有不合规的缺陷存在。进口化妆品标签标识合格率与国产化妆品没有明显差异。

2. 不同经营渠道的化妆品标签标识合格率差异明显

销往大中型商场（超市）、批发公司、专卖店的化妆品其标签标识合格率较高，而供应小型商场、个体经销商、美容院和旅店业的化妆品其标签标识合规情况较差，反映出不同经营渠道的化妆品，其标签标识合规情况差异大。

3. 化妆品标签标识不合规情形多样

（1）化妆品标签标识不全。未依法标注必须标注的事项，如产品名称、生产商名称和地址、生产日期、有效使用期限、卫生检验许可证、特殊用途化妆品批准文号、进口化妆品批准文号、进口化妆品中文标识等，都有不同程度的缺失。

（2）化妆品标签标识内容不规范。未按照法律规范、技术要求标注内容，如生产企业卫生许可证编号未按全国统一格式标注；小包装化妆品标签标识未按规定要求标识内容；等等。

（3）化妆品标签标识的辨识度较低。标签印制质量较低，文字等内容模糊不清，无法辨认。

（4）存在虚假夸大宣传等。包括不具备特殊用途的化妆品宣称特殊用途、使用夸大的语言等。

（二）标签标识管理法规及要求上存在的问题

1. 令出多门，执法标准不一

目前，化妆品标签标识的相关管理法规主要依据国务院制定的《化妆

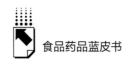
品卫生监督条例》、质检总局出台的《化妆品标识管理规定》（100 号令）以及强制性国标《消费品使用说明　化妆品通用标签》（GB5296.3 – 2008）。除此以外，化妆品标签标识还要遵从《化妆品广告管理办法》《产品质量法》《反不正当竞争法》《消费者权益保护法》等一系列的法律法规。各法律法规多、散，从不同的角度对化妆品标签标识进行了规定，且其中不乏相互矛盾和不一致的规定，使企业难以适从。

（1）委托加工的定义及标注要求不同

食药监部门以最后一道与化妆品内容物接触的工序完成地为生产地，而质监部门则是以分装标注要求以及内容物生产地作为实际生产地标注。

（2）生产日期标注的要求不同

《产品质量法》规定：限期使用的产品，应当在产品包装的显著位置上清晰地标注产品的生产日期和安全使用期或失效日期。

《消费品使用说明　化妆品通用标签》（GB5296.3 – 2008）与《化妆品标识管理规定》（100 号令）均规定：可同时标明生产日期和保质期；或同时标明生产批号和限期使用日期，也可自行选择其中之一。

（3）对产品质量责任者、生产者的定义和职责规定不同。

《产品质量法》规定：要标明中文的生产厂厂名和厂址，规定生产者、销售者的质量责任和义务，但对生产者、销售者的未作定义。

《消费品使用说明　化妆品通用标签》（GB5296.3 – 2008）规定：应标注经依法登记注册的并承担化妆品产品质量责任的生产者名称和地址。

《化妆品标识管理规定》（100 号令）规定：应当标注化妆品的实际生产加工所在地。实际生产加工地应按行政区划至少标注到省级地域，应当标注生产者的名称和地址。生产者的名称和地址应当是依法登记注册的、能承担产品质量责任的生产者的名称和地址。

2. 部分标签标识管理要求尚不明确

我国对一些管理要求，现行法规、技术标准没有明确规定，但在监管中时常会提出许多具体的要求，造成生产经营者的困扰。比如进口产品，由于我国标签标识的规定与国外存在不小的差异，但现行法规和技术规范没有细化的要求，执行困难。例如：（1）欧盟对于在化妆品中使用二氧化钛、氧化锌和炭黑等纳米材料，法规规定必须在标签中标识，但我国没有明确的规定是否允许在包装上标识纳米材料。（2）有些国家可以采用数字化宣称（如百分比有效率等）。（3）SPF 值 PA 值最高值的标识不一致，国外可以标注 SPF50＋PA＋＋＋＋,而国内只能标注 SPF30＋PA＋＋＋,导致消费者产生疑惑。

3. 部分标签标识要求缺乏可操作性

问题主要集中在委托加工产品的标签标识标注。一方面国内化妆品公司委托加工的产品除需要标注被委托企业的名称和地址外，还需要标注被委托企业的生产许可证号和卫生许可证号等信息，而国外化妆品公司委托境外的厂商生产，不仅产品被认为是进口化妆品，而且不需要标注国外被委托企业的许可证号和卫生许可证号；另一方面，化妆品委托的生产链很长，由于标签尺寸的限制，需要标注全部的委托生产情况在操作上也存在困难。

4. 禁用语规定过于严格，标准把握困难

禁用语例如"完美""长效""专业""量身定制"等，这些词语已经应用广泛，如果列入禁用语将导致企业无所适从。此外，关于不得宣称"医疗术语"问题，现实中有一些特殊的、约定俗成的用语已在市场上存在很多年，不应强制限制，比如痱子粉等。而有些疾病通过使用一些化妆品可以缓解症状，如婴儿尿布疹、失眠或入睡困难等。因此，不能通过简单规定"化妆品不得宣传对于疾病的作用，或暗示对于疾病的作用"来限制化妆品在某些特定情况下的作用。

（三）监管部门对化妆品监督检查反映出的问题

各级食品药品监管部门在监督检查工作中发现个别化妆品企业违规标识和夸大宣传现象比较突出，严重误导和欺骗消费者，增加了公众消费使用化妆品安全风险隐患。

1. 化妆品标签标识管理制度未受到生产企业的重视

2013 年，全国共对 4425 家化妆品生产企业进行了检查，检查化妆品

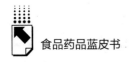

32258 种次，抽验化妆品 11880 批次。检查中发现，未建立化妆品包装材料、标签标识管理制度 219 家（占 5.95%），标签标识内容不符合要求 198 家（占 4.47%）。[①]

2. 化妆品生产企业标签标识违规现象时有发生

以上海地区数据为例，2013 年对全市 236 家化妆品生产企业进行了全覆盖检查，共检查化妆品生产企业 1054 户次，其中 6 户次生产企业存在产品外包装或说明书在未取得《国产特殊用途化妆品卫生批件》的情况下，擅自宣称化妆品特殊用途。1 户生产企业生产的化妆品外包装以及说明书存在虚假宣传、宣传医疗作用的违法行为。

3. 化妆品经营企业标签标识违规现象较普遍

以上海市场为例，每年对全市包括超市卖场、药房、专卖店、商场专柜、美容美发场所在内的化妆品经营场所进行检查，发现标签标识违规情况较为突出。其中化妆品标签标识夸大宣传问题突出，其他化妆品标签标识不规范情况还包括不标注生产许可证、无中文标识、不同批次的产品共用同一个批号、不标注生产日期和保质期或生产批号和限制使用日期等（见表 1）。

表 1 上海市场上发现的化妆品标签标识不合格情况

指标分类	不合格情况
中文标识	国产产品无中文标识
	进口产品无中文标识
产品名称	产品名称外文字体大于相应中文字体
批准文号	批准文号过期
	无批准文号
	冒用其他产品的批准文号
	染发类产品多种颜色使用同一个批准文号
批　　号	不同产品共用同一产品批号
日期标注	未标注生产日期和保质期，或未标注生产批号和限期使用日期
	未标注生产许可证号

---

① 《国家食品药品监督管理总局统计公报》（2013 年）。

续表

指标分类	不合格情况
宣　　传	虚假宣传 夸大功效 使用医疗术语或禁止用语 非特殊化妆品宣称特殊化妆品功能 对原料进行功能或特殊用途宣称
使用说明	缺少安全警示用语 应该全成分标注的未标注完整
厂名厂址	未标注生产地址 委托生产的未标注被委托企业的名称和地址 分装化妆品未标注实际生产加工企业名称和地址,未标注分装字样 冒用他人厂名厂址

4. 化妆品标签标识违规的投诉较集中

2013 年,上海市食品药品投诉举报受理中心共收到化妆品相关投诉 619 件。投诉主要集中在:销售假冒伪劣化妆品、使用后出现过敏反应、销售过期产品等,其中包装标识存在违规现象、夸大宣传产品功效等投诉占近1/3。2014 年上半年,化妆品标签标识违规的投诉举报 47 件。从投诉举报查实情况看,化妆品标签标识信息不全,包括生产日期、保质期和 CIQ 标识等占查实数的比例最高(27.27%),夸大/虚假宣传、无中文标签等各占18.18%,无批准文号、产品信息与备案信息不符各占9.09%。

5. 化妆品标签标识查处法律依据欠缺

针对我国化妆品标签标识方面存在违规标识、虚假夸大宣传、套用冒用批准文号(备案号)等违法违规行为,化妆品监管部门缺乏有效的法律法规支持。现行的《化妆品卫生监督条例》及其《实施细则》等,对当前标签标识多样化的违规行为,还缺乏针对性的条款,对部分违反化妆品标签标识规定的行政处罚也因罚则等不明确无法对当事人进行处罚。而各地方监管部门制定的标签标识管理规定其法律位阶不高、约束力不强。尽管监管部门采取了约谈、责令整改、业内通报等措施,但震慑力不强,监管效果不佳。

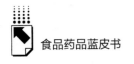
二 国内外化妆品标签标识管理规定

化妆品标签是指在内包装或外包装及其他印刷品上以书面或印刷形式体现的文字、符号、数字、图案等，向消费者传达产品的基本信息；宣传用语主要指通过化妆品的包装、标签等载体宣传产品功能、功效的用语。真实科学、清晰完整、易于辨认和阅读的化妆品标签和宣传用语，是保障消费者的知情权，便于消费者做出恰当和正确的选择的一个重要举措，各国监管部门对化妆品标签标识和宣称用语的规范都非常重视，均制定有严格的法规和监管标准。

（一）欧盟

1. 主管部门和相关法规

欧盟委员会企业理事会下设的化妆品和医学部门，负责制定化妆品统一法规，消除各成员国之间的技术和贸易壁垒。欧盟各成员国政府也都设有一个主要的官方机构负责本国化妆品监管。

2013 年 7 月之前，欧盟化妆品监管主要依据 1976 年颁布的《欧盟化妆品指令》（76/768/EEC），新修订的《欧洲议会和欧盟理事会化妆品法规》（EC 1223/2009）是现行欧盟第一部化妆品法规，于 2013 年 7 月 11 日在 27 个欧盟成员国以及挪威、冰岛和列支敦士登作为国家法律正式实施，统一了欧盟地区化妆品的监管法规。新法规简化了欧盟对化妆品的监管要求，且更强调产品的安全性和企业的责任。

2. 化妆品标签要求

欧盟化妆品法规阐明了化妆品标签的具体细则，只有包装容器和外包装含有符合规定信息的化妆品才可以投放市场。所有标签文字应符合成员国语言或欧盟官方语言或上述两种语言的要求。

（1）责任人的名字或注册名称与地址：如果包装上有不同的地址信息，则责任人保存和提供产品信息档案的地址需要显著标识。进口化妆品，需要注明原产国信息。

（2）净含量：以重量或体积标明。

（3）保质期：需要标识最短保质期或者在适当环境下开封后的适用期限。

（4）使用时注意事项：需要打印在标签上。

（5）产品批号或识别码：除非因为产品体积过小，无法体现相关信息的产品外，所有信息必须体现在产品的外包装上。

（6）产品功能：如果产品的描述不是很清楚，产品的功能必须显示在产品标签上。通过外包装易于识别的功能产品，可不标注功能信息（如口红、香水、洗发水等）。

（7）成分清单：全成分列表必须出现在外包装上。当实际操作不可行时，允许在附带的说明书、卡片或者其他适宜的材料上标注。成分表中纳米材料的名称后应带有"nano"字样。

3. 小包装产品标签和其他豁免

对于重量小于 1/4 盎司或体积少于 1/8 液量盎司的小包装化妆品，欧盟法规规定只需要在包装上用最小字体标注制造商的名称和地址及任何要求的警告声明。

4. 产品宣称的规定

（1）市场销售环节和产品广告中所使用的文字、产品名称、注册商标、图片、数字或其他任何信息，不得暗示相关产品所不具有的特性和功效。

（2）化妆品将发布和使用同一标准的宣称清单。

（3）如果化妆品的生产商或者供应商自身没有开展或者委托他人开展过针对化妆品市售成品、原始产品或者所含原料的动物试验，或者所使用的原料没有经过第三方为了开发化妆品新产品的目的而开展的动物试验，则责任人应该在产品的包装、标签或者其他介绍信息中说明该产品没有经过动物试验的字样。

5. 环境标签

欧盟于 1992 年通过第 EEC880/92 号条例出台了生态标签体系，提出对

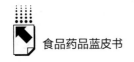

声称"环境友好"产品的最低要求，并于 2000 年通过欧盟 1980/2000 号条例进一步修改补充。该条例适用于全体成员国，提供了一个关于授予达到各自行业既定标准的产品生态标签的机制。它评价的是一种产品从生产到处理整个过程产生的影响。该标签是自愿的，而且需要缴纳使用费。每个成员国都有指定的本国范围内管理此项事务的机构。截至目前，还没有一类化妆品制定完成此生态标签的授予标准。部分成员国有本国强制性的环境标签法。

（二）美国

1. 主管部门和相关法规

美国负责化妆品监管的机构主要是食品药品监督管理局（FDA），负责化妆品相关法规的实施，FDA 下设的食品安全与应用营养中心（CFSAN）负责化妆品的安全性和标注管理。

《联邦食品、药品和化妆品法》（FDCA）和《商品包装和标签法》（FPLA）是两部化妆品核心法规，主要包括功效化妆品标准、色素添加剂和染发剂标准、禁止或限制使用的成分、标签标识要求及确保安全性的方法标准。其他法律文件包括规章、指南、声明，如《化妆品标签》（21 CFR 701）、《化妆品标签指南》、《化妆品警告声明》，以及《非处方药品（OTC）标签要求》（1CFR201.66）等，为法案的实施提供政策和技术保障。

2. 化妆品标签要求

根据 FDCA，一个产品可以是药品，也可以是化妆品，或既是药品也是化妆品。但如果确定为既是化妆品又是药品的产品必须符合两种类别产品的法规要求。

法案要求或准许标示在标签上的所有文字、声明和其他信息必须为英文。

（1）化妆品标签一般要求

根据法规要求，化妆品标签必须标注以下内容。

①产品名称和呈述：必须标注在外包装主展示面上。使用化妆品的常用名或者恰当的描述性名称。

②生产商、包装商或发行商的名称和地址在内、外包装上标注。进口化妆品必须在容器外面用英语标明原产国及制造商或代理商（包括进口商）。

③净含量：标注在内、外包装的主展示面上。强制以传统的美国惯例单位标注，另外，还可以用公制单位同时标注。

④成分表：在外包装上标注。供个人使用的零售产品在化妆品标签上必须列出化妆品的全部成分。出于商业保密的需要，经 FDA 批准豁免公之于众的成分可以不列于标签上，但必须于标签组分的最后部分声明："以及其他成分"。

⑤保质期：没有强制要求生产商在标签上标示保质期，一般化妆品不需要标注，OTC 药品需要标注"最好在……日期前使用"。

⑥生产批号：化妆品不要求批量鉴定，但是应当建立在健康的商业活动基础上。

⑦警告声明：在内、外包装上标注。

某些产品标签必须带有警示用语。如果化妆品的安全性未能得到充分的证实，则在标签的主展示面上声明："警告——该产品的安全性未经测定"。

⑧必要时，标注储存条件。

⑨如有必要，需标明安全用法说明。

（2）OTC 药品标签要求

除了以上化妆品标签的一般要求，《非处方药品（OTC）标签要求》还有以下规定。

①必须标注"drug facts"。

②产品陈述：要求在内、外包装的主展示面上同时标注。

③在成分声明中，首先以"活性成分"的形式标注列出活性成分，接着是根据含量降序排列的非活性成分。

④活性成分必须同时列在内、外包装上。

⑤如果标签上有剂量说明，且没有标明保质期，则按稳定性期限资料为至少3年。

⑥必须标注生产批号或编码。

⑦必须标注使用说明及注意事项。

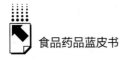

⑧警告声明。

3. 小包装产品标签豁免

重量小于 1/4 盎司或体积少于 1/8 液量盎司的小包装化妆品只需要在包装上用最小字体标注制造商的名称和地址及任何要求的警告声明。

4. 产品宣称

必须有相应的证据证明。宣称防止或治疗疾病或影响人体的结构和功能的化妆品属于非处方药管理范畴，必须符合化妆品和药品各项管理规定。

5. 环境标签

无强制要求。环境声明要承受法律效应，按照联邦同盟级别，环境声明受 1992 年联邦贸易委员会（FTC）环境市场方针调控管理。

（三）日本

1. 主管部门和相关法规

日本厚生劳动省（MHLW）药物和医学安全局负责对化妆品、医药部外品的企业许可、产品审查、企业监督和管理。

《药事法》是化妆品主要执行法规。其他法律文件如《药事法实施规则》《化妆品标签公平竞争规定》《化妆品标签公平竞争规定实施规则》《关于防止产品和服务不合理的额外费用和虚假陈述以及药品、医药部外品、化妆品和医疗器械公平广告实施标准的法律》等详细规定了化妆品标签要求和广告行为。

2. 化妆品标签要求

日本的《药事法》将化妆品分为两类，即化妆品和医药部外品。医药部外品也被叫作"药用化妆品"。

日本化妆品标签采用了更为严格的标准。所有的必要的标签信息必须在内外包装上同时标注，必须用官方的日语准确合法地描述，可以使用日语、英语双标签。

（1）化妆品标签一般要求

根据相关法规，必须在化妆品标签上标注以下内容。

①产品名称（商标名称）。

②产品描述。

③生产商或销售商的名称及地址、进口商的名称和地址、原产国名称。

④净含量：净含量用重量、体积以及个数来表示。

⑤成分表：要求标注化妆品的全部成分。

标注的成分名称应采用根据 INCI 名称翻译及音译的日文名称。动物源性成分的化妆品必须标明每种动物源性成分的来源动物。

⑥保质期：不是必须标注。但那些包含抗坏血酸及其酯或盐，以及酶和含有其他一些在制造或进口 3 年期限内容易有质量变化的化妆品需要标注保质期。保质期的标注必须标明年和月，并标明"有效期"字样。

⑦使用说明。

⑧生产批号/编码。

⑨警告声明：2014 年 5 月日本化妆品工业联合会修订的《化妆品使用上的注意事项标识自主基准》（2014 年 5 月 30 日药食发第 0530 第 2 号）中的警告用语标注，提醒消费者注意：使用过程中要留意皮肤发生异常，以防在不经意中发生的白斑症状。含有甲醛防腐剂的产品必须受到一定的限制，并且必须在标签上注明"不能用于婴儿及对甲醛过敏的人群"。

（2）医药部外品标签要求

除了以上化妆品标签的一般要求外，医药部外品还有以下特殊要求。

①必须在容器或包装箱上带有"医药部外品"字样。

②不要求标注产品描述。

③不要求公开所有成分，但必须标明 MHLW 指定的 138 种医药部外品的成分以及合成的有机着色剂的名称。原则上，医药部外品标签上的成分名称必须使用产品批准表上的名称。

④储存条件：在某些特定情况下要求标注。

⑤警告用语：新修订的《化妆品使用上的注意事项标识自主基准》中的警告用语标注，适用于药用化妆品。

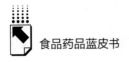
3. 小包装产品标签豁免

产品净含量在 50mg（ml）及以下并且不带有外包装时，成分表可以单列在一个独立的附页上，容器的标签上必须说明"成分表列在附页上"；同样，10g（ml）及以下的产品并且带有二次包装时，成分表也可以单列在一个独立的附页上，并且在二次包装的标签上必须说明"成分表列在附页上"。

4. 产品宣称

企业在标示化妆品功效时，必须在《药事法》许可范围内进行，《化妆品标签公平竞争规定实施规则》详细规定了每个种类化妆品的功效宣称用语及特别用语。

5. 环境标签

日本实行由环境代理处监管的志愿环境标签制度。不含全氯氟烃（CFCs）的个人护理气溶胶，回收纸以及回收塑料的再生产品，以及某些特定的其他产品，可以申请生态标志，表明产品是环境友好的。根据产品不同分类有不同的产品标准，但真正合格的产品在废弃时应该保护生态环境，或者至少不引起或者引起很小的环境污染。

（四）韩国

1. 主管部门和相关法规

韩国食品药品监管局是韩国化妆品的主要监管机构。《化妆品法》《化妆品法实施令》和《化妆品法实施规则》是最为重要的三部法规。

2. 化妆品标签要求

韩国《化妆品法》将化妆品分为两类，即化妆品和功能性化妆品。

化妆品标签应使用韩语字母标注，可以同时使用中文和其他外语。2013年修订的《化妆品》规定，在韩国销售的化妆品标签上应标注以下内容。

（1）产品名称（商标名称）：在内外包装上标注。

（2）生产及销售者的商标及地址：在外包装上标注。

（3）所有成分（含有对人体无害的少量成分等保健福利部令规定的成

分除外)。

（4）内容物的容量或重量。

（5）生产批号/编码。

（6）使用期限以及开封后使用期限：标注开封后使用期限时，同时标注制造年月日。

（7）价格：直接向消费者出售的销售商按规定方法标注。

（8）功能性化妆品应标注"功能性化妆品"的字样。

（9）注意事项：应在比其他文字更显眼的地方标记，以方便阅读、方便理解的韩文正确记载、标记。可以同时记载汉字或者外语。

3. 小包装产品标签豁免

容器或包装容量小于 15ml（g）以及生产或进口前供用户试用的化妆品容器和包装上只需标注：产品名称、生产商的名称及价格。如果化妆品标明为"非卖品"或"样品"，价格也可以省略。

4. 产品宣称

《化妆品法实施规则》规定了化妆品功效宣称用语，禁止化妆品使用医疗效果的宣称。生产和销售商不能标注或广告下面任意一项。

①误认为医药品的标注或广告。

②其范围超过功能性化妆品的安全性有效性的审核范围或标注、广告内容与审核结果完全不一样。

③本身不是功能性化妆品及有机化妆品，但标注或广告可能误认为是机能性化妆品及有机化妆品的。

④欺骗或误导消费者的其他标注或广告。

5. 环境标签

只能是当地行业认证的可循环使用的标志。

（五）中国

2013 年前，中国化妆品标签监管采取分段管理方式，质检部门负责生产、进出口化妆品标签的审查监督；食药监部门负责流通领域监管；工商部

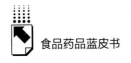
门则在广告宣传、市场打假、保护消费者权益等方面负有监管职能，在法规建设方面，其立法宗旨、适用范围、化妆品定义、标签标识要求及禁止变相宣称等方面都不尽相同。

三　国内外化妆品标签标识管理对比研究

（一）化妆品标签标识法规

化妆品是一个快速发展的消费品行业，其产品随着经济的发展、时尚和健康理念的变化，在品种和功能上较之其他产品更新换代的速度更快且形式更多样。为规范化妆品市场，保证化妆品产品的质量和安全使用，各国监管部门对化妆品进行立法管理，对化妆品标签有严格规定，并且适时进行修订。

表2　各国化妆品标签标识的相关法规

国家或地区	化妆品相关法规
欧盟	1223/2009（欧共体化妆品法）
美国	FDCA（美国食品、药品和化妆品法）、FP LA（商品包装和标签法）
日本	《日本药事法》《药事法实施规则》《化妆品标签公平竞争规定》
韩国	《化妆品法》《化妆品法实施令》《化妆品法实施规则》
中国	《化妆品卫生监督条例》《化妆品卫生监督条例实施细则》《进出口化妆品检验检疫监督管理办法》《化妆品标识管理规定》《化妆品广告管理办法》

从立法层级看，欧盟、美国、日本、韩国等国家和地区均有较高位阶的化妆品法规，且随着科技发展和社会进步，这些国家和地区对化妆品法规进行了多次修改，在监管实践中具有统一性和较高的权威性。我国的化妆品标签标识管理规定主要在《化妆品卫生监督条例》中有原则性规定，且规定颁布至今已有二十余年，相应的管理要求已不能与当前化妆品市场的发展现状相适应。而且现行的化妆品标签标识规定位阶不高，规范性文件之间存在矛盾，影响了在监管执法中的统一性和权威性。

（二）化妆品标签标识一般要求

1. 标签标识的基本要求和要素

一般来说，各国化妆品标签上必须标注的项目有：化妆品产品名称、生产商和经销商的名称和地址、净含量。在标注生产日期、生产批号/编码、保质期以及小包装化妆品标签豁免等方面，各国的规定则各不相同。对于进口化妆品，一般要求标明原产国和进口商的名称和地址。各要素之间均有一些差别。

2. 产品宣称和语言要求

在化妆品功效宣称方面，美国化妆品香料香精协会（CTFA）推行化妆品"使人看起来很好和感觉很好"的宣称，如果厂商没有数据证明，要在标签上标示"产品安全性未经证明"。欧盟在化妆品标签上要求比较笼统，只要厂商能用科学方法证明的功效均可标注和广告宣传。日本和韩国都对在标签中可以使用的功效宣称用语作了强制性的详细规定。我国还没有标准和条例详细规定化妆品功效宣称，但规定了含有明示或者暗示具有医疗作用的内容。

语言要求方面，各国一般规定要求使用本国官方语言。

（三）防晒产品标签标识

各国对防晒化妆品标签标识都有特殊规定，并不断修改完善。欧盟规定防晒产品标注必须在包装的正面，应标明保护级别，标注使用说明和应使用的量。不允许防晒产品上标注可 100% 的阻挡紫外线辐射（诸如"遮挡日光"或"完全保护"的用语）和无须重复使用防晒用品（诸如"全天保护"的用语）的声明。同时还应提供忠告，标注诸如"即便使用防晒用品，也不要在阳光下长时间停留""婴幼儿应避免阳光直晒"以及"过度曝晒严重威胁健康"的提醒用语。

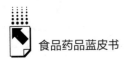

表3 欧盟防晒产品保护级别

级别	标注的 SPF 值	实际的 SPF 值
低度保护	6	6 ~ 9.9
	10	10 ~ 14.9
中度保护	15	15 ~ 19.9
	20	20 ~ 24.9
	25	25 ~ 29.9
高度保护	30	30 ~ 49.9
	50	50 ~ 59.9
超高度保护	50 +	60

2011 年美国 FDA 对 OTC 防晒产品的标签及测试规定做出重大变更，规定防晒产品必须同时提供紫外线（UVB 和 UVA）保护才能划分为"全效性"。同时禁止产品声称"防水"。FDA 对 OTC 防晒产品规定也适用于标有防晒指数（SPF）值的化妆品和护肤品。防晒产品标签引导消费者"大量"涂抹防晒产品，并频繁地反复涂抹（至少每两小时一次）以"防止其效力的降低"。

表4 美国防晒产品标注新要求

	标注新要求
全效性命名	同时具有紫外线(UVA 和 UVB)双防护标志的防晒产品才能被标识为"防止晒伤"
使用声明	拥有"紫外线 UVA 和 UVB 防护"标志且 SPF(防晒指数)高于 15 的防晒产品,应在标签中标明该款防晒产品能够降低皮肤癌和皮肤早衰的风险 SPF 指数在 2 ~ 14 的防晒产品只能在标签中标明"紫外线 UVA 和 UVB 防护",不能说具有降低皮肤癌症和防止早衰的风险
禁用语	不允许使用"防水""防汗""阻隔阳光""全天""长期使用"以及"立效防护"等表述
防水声明	根据标准的测试,使用者在游泳或出汗时,可以保持 40 分钟或 80 分钟有效,方可标注
药品说明	所有防晒产品背面和/或侧面必须标注"药品说明"。包括"警告声明":"暴露在太阳的紫外线下会增加患皮肤癌、早期皮肤老化和其他的皮肤损伤的风险。减少日晒时间、穿防护服以及使用防晒产品是减少紫外线暴露的重要手段"
SPF 值	2 ~ 50 +

我国《化妆品卫生规范》对防晒产品的 SPF 值标示做出明确规定："当所测产品的 SPF（防晒化妆品防晒系数）值高于 30，且减去标准差后仍大于 30 的，最大只能标注 SPF30 +，而不能标示实测值"。从 2009 年 7 月 1 日起生产的或进口的产品必须符合这些规定；对 2007 年 7 月 1 日前获得卫生部批准的防晒产品，若是在批件到期前生产或进口的，若其防晒功能标识与批准时一致，则可销售至产品有效期截止日。

（四）环境标签标识

大部分国家没有化妆品环境标签的强制要求，企业可志愿申请环境标签以表明产品是环境友好的。部分欧盟成员国有强制性的环境标签法。

从上述各国化妆品标签标识和宣传用语的比较看，标签标识的基本要素相近，各要素之间的规定存在一定的差别。总体上，各国都十分重视化妆品标签标识的规定，注重消费者知情权的保护。在警示用语、标签内容等方面都采取消费者更易阅读、更易理解的方式。相比之下，欧盟的法规原则性、灵活性和可操作性较强，日本、韩国的法规更为严格、约束限制相比更强。

四 对我国化妆品标签标识管理立法的建议

（一）整合相关法规，统一化妆品标签标识管理

近年来，国家质检总局、国标委、原国家局先后出台了包括《化妆品标识管理规定》（国家质检总局令第 100 号）、《消费品使用说明——化妆品通用标签》（GB 5296.3 – 2008）、《化妆品命名规定指南》等一系列的规章、标准及规范性文件，对化妆品标签管理作了相关的规定，但在化妆品标签标识管理方面的法律依据还不完善，执法约束力还不强，一些认定标准也尚不明确，对一些新问题、新情况还缺乏规范，难以有效遏制化妆品标签标识违法行为。因此，亟待以立法形式全面规范化妆品标签标识管理，立法过程中应当考虑法律法规的前后衔接，建议整合吸收《化妆品标识管理规定》，同

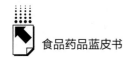

时考虑产品命名也是标签标识的重要内容，应一并予以整合。另外，鉴于
《消费品使用说明——化妆品通用标签》（GB 5296.3-2008）仍然有效，需
对照 GB 5296.3-2008 的规定，力求与 GB 5296.3-2008 条款保持一致。结
合监管发现的问题，借鉴国内外的先进经验，制定化妆品标签标识和宣称规
定，提高化妆品标签标识管理的可操作性和监督执法的统一性、权威性。

（二）落实企业主体责任，推进标签标识宣称规范

欧盟和美国对化妆品所采取的监管制度是市场监督备案制，采取企业自
律原则，自我约束，化妆品产品质量和安全性主要由企业和销售商负责。因
此，化妆品标签标识管理应当明确产品责任者的定义，并确立产品责任者是
化妆品标签标识宣称的第一责任人制度，按照化妆品标签标识准确、真实、
科学、合法与批准或者备案的内容相一致原则，实施化妆品标签标识管理，
加强出厂化妆品标签标识的审核。

强化化妆品生产经营者的义务，明确生产经营者对所生产销售化妆品标
识标签的查验义务；建立标签标识宣称违法的产品的召回制度，加强化妆品
标签标识监管。明确化妆品生产经营者对其生产经营的不符合标签标识相关
规定的化妆品负有召回义务，销售者负有配合义务。企业对产品存在可能危
及公众消费使用安全的缺陷时，应依法向政府部门报告，并告知消费者，从
市场消费者手中无偿收回有问题的产品。化妆品生产经营者未依照规定及时
主动召回的，县级以上化妆品监管部门可以责令其召回，并在政府网站上予
以公告。

（三）以问题为导向，细化标签标识要求

1. 明确标签标识的原则要求

标签标识是保障消费者知情权，确保消费者正确选择和使用化妆品的重
要依据。针对当前标签标识内容缺失、不规范、违法宣传的情况，应当确立
标签标识的基本原则，即应当真实、准确、科学、合法。标签标识必须符合
国家相关技术要求和管理办法的要求，不允许虚假夸大、容易引起消费者误

解的内容出现。

另外，标签信息是化妆品行政许可及备案审查的重要内容，实际监管中发现企业擅自更改注册或备案时的包装信息的情况十分普遍。为此，也应将标签标识须与批准或者备案的内容相一致作为原则要求。

而针对宣称随意、夸大虚假的现象，建议明确企业在作功效宣称时应当与取得的证据水平相一致的要求，化妆品生产者必须对其宣称的科学性负责。

2. 明确必须标注的内容

应当明确食品药品监管部门职能范围内与化妆品的安全及功效相关的内容的强制性标注要求。建议对化妆品必须标注的内容提出强制性要求，如标注"化妆品批准文号或备案号"，方便监管部门及公众通过产品上的编号查询到产品的相关注册备案信息。明确必须标注的警示用语及其标注方法和内容。

同时，考虑到净含量不大于 15g 或 15ml 的化妆品包装面积较小的实际情况，可以相应减少标注内容，但为了保障消费者的知情权，明确要求将相应的内容标注在说明书中。

3. 细化禁止标注的内容，规范相关的认证宣称标识

针对当前化妆品标签标识不规范的情形，应当重申并且加大对禁止标注内容的监管。尤其是，当前市场流通的各类化妆品中宣称通过各类认证的情况较多，且许多并未有统一的标准或认证程序，容易误导消费者。建议在禁止标注宣称的内容中明确，不得使用未经国家食品药品监督管理部门承认的与化妆品安全及功能相关的认证标识。

同时建议明确在产品中宣称与安全或功能相关的认证标识，其认证标准及认证程序应科学合理，并得到国家食品药品监管部门的承认。

4. 规范标识字体及标识位置，禁止变相宣称

调研中发现流通领域部分产品通过使用不符常规的字体及位置标识方式进行与实际情况不符的暗示宣称（如在国产产品中采用类似进口产品的包装方式），建议对部分标识字体及标识位置进行规范，如其他种类文字的字

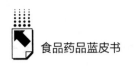

体不得大于汉字字体、产品名称的标识字体不得小于销售包装中的其他标识字体等。同时对变相违法宣称的情况设定禁止性规定。

5. 明确化妆品生产企业名称和地址的标注

由于《化妆品标识管理规定》（国家质检总局令第100号）与原国家局《化妆品行政许可申报受理规定》中有关企业地址及原产地标注要求不一致，导致化妆品生产企业在标签管理中难以执行。基于"接触内容物的最后一道工序"（灌装）为化妆品生产工艺控制的重要环节（微生物控制），建议化妆品实际生产企业应当是与内容物接触的最后一道工序制作完成的企业并注明其地址，实际生产企业所在国家或地区为原产地。

同时为方便消费者维权及各级监管部门依法追究进口违法产品的法律责任，建议规定进口化妆品应当标注承担该产品安全责任的在华企业名称及地址。

6. 明确进口产品的标注问题

进口产品的标签标识问题，历来是国内外化妆品企业的关注点。在课题研究中，笔者发现大多数国家允许进口产品加贴标签。进口产品可以通过在产品原包装上加贴中文标签的方式进行，但其相关内容必须符合我国相关要求。另外，随着社会发展及消费者外语水平的不断提升，越来越多的消费者能通过外文原包装的内容获取相关产品信息，因此，如果外文包装的相关内容与我国要求不一致的，必须更换符合要求的产品包装后方可进口销售。

7. 明确法律责任

明确规定标签标识宣称违法的法律责任。对标签标识宣称违法的情形应当设置对应的法律责任，同时辅以信用措施、信息公开的制度，推进责任的落实。

（四）推进标签标识信息公开，保障消费者合法权益

标签信息是化妆品行政许可及备案审查的重要内容，但长期以来，产品注册及备案时的标签内容未主动公开，市场监管部门及消费者无法分辨市售产品的标签是否已经过注册备案部门审查，标签虽经严格审查但实际成效大

打折扣。针对调研中发现企业擅自更改注册或备案时的包装信息十分普遍的情形，建议化妆品监管部门完善化妆品注册备案信息化平台，公开化妆品注册或备案的标签标识内容，供市场监管部门和公众查询监督。

（五）创新和引入机制，促进化妆品监管

1. 加强功效宣称管理，保障消费者的知情权

国家总局委托的消费者问卷调查中，95%以上的受访者认为应当加强对化妆品功效宣称的管理，应以明确标识通过功效评价验证的方式保障消费者的知情权。因此，政府可以从立法角度引导企业加强科学研究，提升产品的技术含量，对任何宣称，必须进行功效评价，获得相应的科学证据。对经过功效评价的产品，方可在产品标签上标注相关评价验证信息，对未经评价验证的产品必须在标签上强制标注"该功效未经验证"的字样。通过标签标识的规定，推动企业开展功效性评价工作。

明确化妆品宣称必须具备相应的科学证据。通过这项制度，倒逼化妆品安全功效评价等制度的改革。建议结合我国国情，充分利用社会优质资源，凡符合要求的第三方或企业均可开展相关评价验证工作。评价验证的结果，作为企业产品宣称的依据。同时，对开展评价验证工作的机构相关资质条件以及出具的报告进行规定，明确在国务院食品药品监督管理部门指定的网站上主动公开，接受公众监督，对不如实出具验证报告的机构，应当承担相应的法律责任。同时，为确保功效评价验证工作的规范性，建议国家总局制定功效评价相关的指导原则，加强评价验证工作的指导。

2. 建立禁用语清单制度

对于明确的化妆品标签标识禁用语，建议建立《化妆品标签标识禁用语清单》制度，以便在监管实践中提高可操作性。禁用语的确定既考虑防止夸大虚假的易引起消费者误解的语言，又考虑可以被消费者接受的程度和实际需求。比如放宽对虽与产品实际属性不完全一致，但消费者可明确辨别宣传用语是为增添产品时尚、浪漫色彩的相关用语的限制，如时光倒回、凝时、超越时空、逆时梦幻等；又如放宽对部分有广泛的消费需求，且已经被

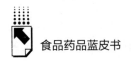

消费者接受的宣称用语的使用限制，如抗衰、抗皱等。同时加强对宣称医疗功效及虚假宣传的监控，对与产品安全及功效有关的宣称则予以重点监管。

另外，随着市场语境的变化，应建立《化妆品标签标识禁用语清单》适时动态增补机制。

（六）适度遵循国际通行规则，推动化妆品企业参与全球贸易

随着全球经济向一体化方向发展，为使化妆品在各国之间能自由贸易，化妆品生产企业以及化妆品销售企业迫切希望在最大程度上削减因各国和地区间的法规差异以及标准不一而导致的贸易技术壁垒。比如从有利于各国间的经济贸易发展和保护消费者利益出发，要加快完善和规范我国化妆品标签标识管理，同时对进口产品标签标识管理要遵循国际化妆品贸易通行规则，并给予适当的实施过渡期，提升企业对修订后管理规定的依从性。

医疗器械与综合篇

Medical Device and Comprehensive Reports

B.11

中国医疗器械安全与监管政策研究报告

上海市食品药品安全研究中心课题组 *

摘　要：　随着医疗器械条例的修订和实施，医疗器械行业逐步得到规范。本文从医疗器械市场销售规模、产品注册数量、产业生产规模等方面回顾了 2013～2014 年医疗器械行业发展状况，并对促进医疗器械产业发展的政策进行了梳理。

关键词：　医疗器械　安全　产业发展

随着医疗保障水平的提升，临床需求的不断扩大，我国医疗器械行业的发展进入了快速通道，但与发达国家相比，我国医疗器械制造业基础薄弱，

---

* 课题研究总负责人：唐民皓；审核：高惠君；执笔人：王斌、高惠君。

规模不大，技术含量高的创新产品少。社会日益增长的医疗需求与落后的医疗器械装备水平无法匹配带来巨大的供需矛盾，促进了我国医疗器械生产和销售规模的快速扩增，增长的速度大大高于国内其他制造行业，也高于世界发达国家以及其他发展中国家医疗器械市场的增长。

一 医疗器械行业发展状况

（一）医疗器械工业总产值及销售情况

1. 医疗器械工业总产值和实现销售收入稳定增长

我国医疗器械产业是在新中国成立后逐步发展起来的，尽管起点低，但后续发展速度非常快。2013 年医疗器械工业总产值 1941.06 亿元；2014 年医疗器械工业总产值达到 2175.91 亿元，同比增长 12.1%，增速稳定（见图1）。

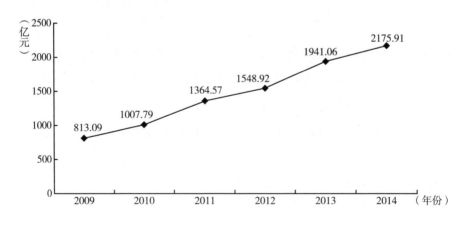

图1　2009～2014 年中国医疗器械工业总产值

2013 年医疗器械行业实现销售收入 1888.63 亿元；2014 年实现销售收入 2136.07 亿元，同比增长 13.1%，增速略高于工业总产值（见图2）。

从医疗器械销售的地区分布来看，主要集中在江苏、广东、山东、上

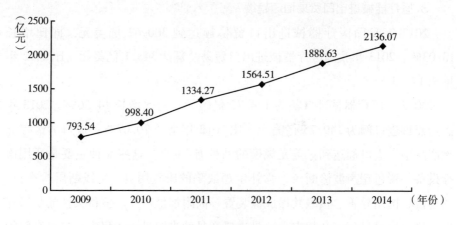

图2　2009～2014 年中国医疗器械工业实现销售收入

海、北京等省市，五个地区的销售产值约占全国销售产值的 61%。

2. 医疗器械总体市场规模迅速扩增

医疗器械的市场规模随着人民生活水平和医疗保障能力的提升快速扩大，2009 年的医疗器械市场规模为 812 亿元，2012 年就达到 1700 亿元，市场规模扩大了近千亿元，2013 年的市场规模更是突破了 2000 亿元大关，达到 2120 亿元，2014 年的市场规模依然保持高速增长的态势，为 2556 亿元，增长率为 20.56%（见图 3）。

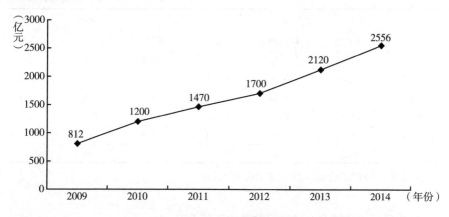

图3　2009～2014 年中国医疗器械总体市场规模

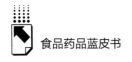

3. 医疗器械进出口贸易增速趋缓

2012年我国医疗器械进出口贸易额达到300.62亿美元，同比增长13.03%。2013年我国医疗器械进出口贸易总额达343.1亿美元，比2012年增长14.13%。

2012年医疗器械进口额为124.72亿美元，同比增长14.56%。2013年医疗器械进口额为149.75亿美元，比2012年增长20.07%；进口的医疗器械产品中，进口额达到亿美元规模的品种有31个，这些品种主要是通用诊疗设备、彩色超声波诊断仪、弥补生理缺陷的康复用具、X线断层检查仪、内窥镜、医用导管、核磁共振成像装置等高附加值产品。值得关注的是医疗器械进口贸易呈现三个特点：一是进口产品的来源进一步集中；二是高附加值产品进口额巨大；三是进口额规模上千万美元的企业数量显著增加。

2012年医疗器械出口额为175.9亿美元，同比增长11.96%；美国、日本和德国是我国医疗器械出口占据前三位的大市场，2012年该三大市场占出口额的比重达39.35%。2013年医疗器械出口额为193.35亿美元，比2012年增长9.92%。出口增势明显弱于进口。这表明国内临床对高档医疗器械的需求激增，也反映了我国低端医疗器械的国际市场份额在逐渐下降。

表1　2013年中国医疗器械贸易情况

单位：亿美元，%

分类	出口情况			进口情况		
	出口额	同比增长	占比	进口额	同比增长	占比
诊疗设备	84.82	9.52	43.87	106.82	10.69	71.33
医用耗材	36.66	12.03	18.96	23.62	31.03	15.77
医用敷料	23.81	3.94	12.31	2.75	24.38	1.83
保健康复	41.84	10.9	21.64	12.02	155.01	8.03
口腔设备	6.24	22.14	3.23	4.54	38.85	3.03
合计	193.35	9.92	100	149.75	20.07	100

资料来源：中国医药保健品进出口商会统计数据。

4. 中国医疗器械在全球市场的地位不断上升

随着国内居民生活水平不断提高、健康意识加强，对医疗器械产品需求也随之增加，医疗器械产业增长迅速。从销售规模来看，2014年我国医疗器械市场规模约占到全球医疗器械销售市场规模的7%，排名世界第二；在中低端医疗器械规模上则位列世界第一。从复合增速来看，2004~2014年中国医疗器械行业收入的复合增速高达25%，而全球的医疗器械行业的增速仅为7%~8%。

中国医疗器械产业规模虽大，增速虽快，可从产品的档次来看，市场销售的产品中中低端产品则占到3/4，仅1/4为高端产品，而高端产品中的大头（约占70%份额）是由外资企业生产和供应的。随着经济全球的一体化，国际制造业加速向中国转移，中国已逐渐成为全球医疗器械的重要加工生产基地，在为全球生产配置的同时，国产医疗器械的生产水平也不断提升，原先部分依赖进口的医疗器械和设备逐步实现了国产化。预计未来几年，我国医疗器械生产的产品结构将发生变化，高端医疗设备的比重将扩大。

（二）医疗器械生产和经营企业规模稳步扩增

1. 医疗器械生产企业数量缓慢增加

我国Ⅰ类、Ⅱ类和Ⅲ类医疗器械生产企业的数量一直在缓慢增加，到2013年底，全国共有医疗器械生产企业15698家，其中生产Ⅰ类医疗器械的企业有4218家，生产Ⅱ类医疗器械企业8804家，生产Ⅲ类医疗器械企业2676家，以2006年为参照，短短的8年间生产企业数量增加了3455家；至2014年底，全国共有医疗器械生产企业16169家，其中生产Ⅰ类医疗器械的企业有3966家，生产Ⅱ类医疗器械的企业有9355家，生产Ⅲ类医疗器械的企业有2848家。

2. 医疗器械经营企业数量稳步增加

我国医疗器械经营企业的数量也在缓慢上升，截至2013年底，全国共有医疗器械经营企业（持Ⅱ类、Ⅲ类医疗器械经营许可证）183809家，同样以2006年为参照，8年间增加了38832家；到2014年底，全国共有医疗器械经营企业（持Ⅱ类、Ⅲ类医疗器械经营许可证）189833家。

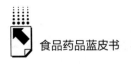

表2　全国医疗器械生产企业情况

单位：家

年份	Ⅰ类	Ⅱ类	Ⅲ类	总量
2006	3173	6953	2117	12243
2007	3245	7233	2123	12601
2008	3368	7533	2240	13141
2009	3696	7869	2311	13876
2010	4015	7906	2416	14337
2011	4051	8147	2405	14603
2012	4095	8247	2586	14928
2013	4218	8804	2676	15698
2014	3966	9355	2848	16169

资料来源：食品药品监管统计。

（三）医疗器械产品研发数量和质量有提升

1. 医疗器械产品注册数量全面提升

2013 年全国医疗器械注册数量为 23452 项。其中国产Ⅰ类医疗器械注册数量为 7292 项，进口Ⅰ类医疗器械 881 项；国产Ⅱ类医疗器械 8276 项，进口Ⅱ类医疗器械 2607 项；国产Ⅲ类医疗器械 2095 项，进口Ⅲ类医疗器械 2301 项。

2014 年全国医疗器械注册数量为 26655 项。其中国产Ⅰ类医疗器械注册数量为 4703 项，进口Ⅰ类医疗器械 500 项；国产Ⅱ类医疗器械 13118 项，进口Ⅱ类医疗器械 3161 项；国产Ⅲ类医疗器械 2384 项，进口Ⅲ类医疗器械 2789 项。2014 年 6 月 1 日起Ⅰ类医疗器械实施备案管理，2014 年全年Ⅰ类医疗器械备案数量 3738 项。

2. 医疗器械产品研发质量有所提升

从注册情况来看，国产医疗器械的注册数量远远高于进口医疗器械的注册数量，2014 年国产医疗器械注册数量约为进口医疗器械的 3.13 倍。Ⅱ类医疗器械注册数量最多，数量已过万，较 2013 年增加了近 5000 项；Ⅲ类医疗器械注册数量逐渐增加显著，增加了近 300 项。

Ⅰ类医疗器械注册数量大幅减少，原因主要是《医疗器械管理条例》（国务院第 650 号令）发布实施，Ⅰ类医疗器械改为备案管理。

二 医疗器械安全形势

1. 医疗器械案件的查处

2013 年全年医疗器械案件查处的数量为 19792 件，案件的案值高于 100 万元以上有 16 件；涉及物品总值 13685.2 万元，罚没款金额达到 13006.7 万元，取缔无证经营户 932 家，停业整顿 221 户，吊销许可证 6 件，捣毁制假窝点 48 个；81 件案件移交司法机关处置、10 人接受了刑事处罚。

2014 年全年医疗器械案件共查处的数量为 17878 件，涉及物品总值 32346.9 万元，罚没款金额达到 20319.1 万元，取缔无证经营户 763 户，捣毁制假贩假窝点 52 个，停业整顿 311 户，吊销许可证 9 件，64 件案件移交司法机关处置。从案件查处情况来看，监管部门对医疗器械的产品质量更为重视，对违规等行为的监管力度大大加强，增强了消费者对医疗器械产品质量的信心。

2. 医疗器械投诉处置

2013 年，食药监部门收到医疗器械相关的投诉举报 9760 件，调查后立案的共有 1426 件，其中 1193 件案件已结案。

2014 年，食药监部门收到医疗器械相关的投诉举报 15741 件，调查后立案的共有 1837 件，其中 1552 件案件已结案。

3. 医疗器械广告审批和查处

2013 年完成医疗器械广告审批共 2773 件，查处违法医疗器械广告并向工商行政管理部门移送的有 20438 件，撤销 28 件医疗器械广告批准文号。

2014 年完成医疗器械广告审批共 3386 件，查处违法医疗器械广告并向工商行政管理部门移送的有 57597 件，撤销 50 件医疗器械广告批准文号。

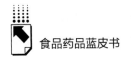

4. 医疗器械生产经营等企业的监督检查

据国家食药监局统计数据，2013 年，共出动监督检查 1123716 人次。

2014 年，国家食药监局针对无菌和植入性医疗器械的 3091 家生产企业、45534 家经营企业和 108887 家使用单位开展了规范性检查，对定制式义齿生产加工的 1752 家企业和 39213 家使用单位开展了专项整治检查，对高风险医疗器械的 102320 家经营企业和 168142 家使用单位的重点环节进行了监督检查，对销售注射用透明质酸钠的 21415 家经营企业、27463 家使用单位进行了排查，及时查找存在的风险隐患，并采取排除措施，严厉查处了违法违规行为。

三　医疗器械市场发展的趋势

1. 医疗器械市场投资并购活跃

我国作为全球医疗器械行业的重要制造国与消费市场，医疗器械市场规模只占到国内医药总市场规模的 14%，与全球占 42% 的水平相去甚远，因此，医疗器械产业是投资界认为具有广泛挖掘潜力的产业，也一直是国内外产业资本关注的一个重点。投资并购是成熟资本市场中一种常见的企业发展方式，可以实现企业的技术创新并提升规模效益，而集中度提升和行业整合是大势所趋。从美国知名医疗器械公司的发展史可以看出，最常见的整合并购形式有三种：一是同类产品整合，以形成规模效益和协同效应来增强竞争优势并提高行业进入壁垒；二是企业收购产品线，一般企业在达到一定规模并在市场占有率和品牌上均具有一定优势的前提下，会并购相对规模小的企业来增加企业的产品品种；三是有实力的企业采取收购处于其他地区的同类企业，实现全球市场的扩张和发展。对于有志于发展全球市场的企业采用并购国外企业的方式拓展国际市场是最直接和简便的途径。

近几年有影响力的收购案例有美敦力以 8.16 亿美元并购康辉、3.61 亿港元入股先健科技，史赛克以 59 亿港元收购创生 61.7% 股份，微创医疗器械公司以 2.9 亿美元收购美国 Wright 医疗骨科业务，价格都超过市场预期；

华大基因公司通过其全资子公司 Beta Acquisition Corporation 完成对美国人类全基因组测序公司 Complete Genomics 的收购，交易总值为 1.176 亿美元，是迄今为止中国医疗行业最大的跨国收购案例。

总体来看，医疗器械投资并购和产权交易中，中方企业被外资并购的案例大约占到68%，但中方企业收购国外医疗器械企业的情况也在不断增加，表明国内许多医疗器械公司开始瞄准新技术、新商业模式，通过研发创新，以产品整合为手段，以投资并购为助力，加大企业壮大发展的步伐，以迎接当前医疗器械产业发展的重要机遇和挑战。

2. 中低端市场竞争激烈

长期占领医疗器械高端市场的跨国医疗器械公司开始进军中低端医疗器械市场。基于对中国医疗器械市场整体前景的看好，全球大型跨国医疗器械公司进入中国市场后正在加快谋求本土化的步伐，并进入中低端医疗器械市场，这必将使中国医疗器械市场竞争愈演愈烈。2013 年 5 月，菲利浦中国苏州工厂生产的第一批本土研发生产的基础医疗设备已经检验出厂。这意味着，以菲利浦为代表的外资医疗器械品牌，在中国市场基层医疗市场的战略布局已迈出实质性的一步；通用电气医疗推出的"GoBlue"战略开发基层医疗器械市场，美敦力公司进入二、三线城市的目标就是通过并购康辉医疗来达到的。

国际知名跨国医疗器械企业凭借着其强大的政府公关能力、市场拓展能力、市场管理能力和设备的先进技术等占据我国医疗器械绝大部分高端市场，势必在低端医疗器械市场与本土企业展开一场短兵相接的竞争，对国内中小医疗器械企业将产生较大的冲击。但国内医疗器械企业长期扎根国内市场，具有成本、终端控制以及产品售后服务方面的优势。

习近平总书记在上海考察调研期间，专门视察了上海联影医疗科技有限公司，重点了解企业自主创新情况，并指示各相关部门在政策引导、协调推进、行业管理等方面做好工作，加快现代先进医疗设备的国产化步伐，使国产的大型医疗设备能推得开、用得上，并形成效益，树立民族品牌。卫计委也重点推动三甲医院使用国产医疗设备，组织优秀国产医疗设备产品的遴选

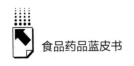

工作，并由中国医学装备协会组织开展优秀国产医疗器械产品的遴选工作。中国医学装备协会启动了数字化 X 光机（DR）、彩超和全自动生化分析仪三个大类产品的遴选。

因此要充分利用国家鼓励行业发展的政策，加快资金和人才的合理配置以突破产品的技术壁垒，以"新技术、新特点"为研发方向，使研发上市的新产品的技术水平能达到与国际先进水平逐步接轨的目标。比如上海联影、东软集团、华润万东等企业生产的优质的国产医疗影像诊断设备已开始具备替代进口产品的实力，逐步进入国内各大医院中应用。华润万东、东软集团、宏达高科、理邦仪器等公司有望借助技术和资金优势实现市场份额的快速提升。

只有通过创新的动力，采取整合的手段，提高医疗器械产业核心竞争力，将压力转化为获取更大市场发展空间的动力，避免在中低端市场遭遇淘汰的危险。

3. 外商投资领域限制减少

2013 年 9 月 27 日，国务院印发了《〈中国（上海）自由贸易试验区总体方案〉的通知》，在试验区的金融服务领域开放措施中允许设立外资专业健康医疗保险机构，在社会服务领域开放措施中允许设立外商独资医疗机构。这些措施将有可能吸引众多的国际著名医疗服务机构和国际大型商业医疗保险机构进驻自贸区，未来将有可能推动以上海为中心的区域性医疗旅游产业发展，并拉动整个医疗健康服务产业经济的升级和发展，促进医疗器械产业的升级和发展。上海市人民政府对外公布的《中国（上海）自由贸易试验区外商投资准入特别管理措施（负面清单）》（2013 年），未列入负面清单的领域将迎来又一波的外商投资热潮。

4. 医疗器械产业区的发展带来集聚效应

国内已形成京津环渤海湾、长江三角洲及珠江三角洲三大医疗器械产业集聚区，并呈现出明显的产品特点和区域发展特征。据不完全统计，三大集聚区医疗器械总产值之和及销售额之和均已占到全国总量的 80% 以上，已成为我国重点发展的医疗器械产业集聚区。

以深圳为中心的珠江三角洲（含广州、珠海），研发的强项是综合性高科技产品，产品主要集中在超声诊断、MRI 等医学影像设备和伽马刀、X 刀等大型立体定向放疗设备、肿瘤热疗设备以及监护设备等，反映着现代医疗器械技术的发展趋势。由于地处南方经济开放地区，深圳对外出口贸易发展迅速，区域生产总产值以超过 30% 的速度递增。深圳区域医疗器械的发展主要得益于该区域电子、通信、机电一体化等领域的工业优势，加上优惠的政策、灵活的机制、活跃的市场等因素的激励和培植，更使医疗器械产业得到蓬勃发展。

以北京为中心的环渤海湾地区（含天津、山东、辽宁）医疗器械产业的发展势头也极为迅猛，涵盖了数字平板 X 线成像、核磁共振成像、数字超声、加速器、医用计算机导航定位设备、呼吸麻醉机、骨科器材和心血管器材类产品生产的企业集群正在形成。这些企业尽管成立只有短短的几年时间，但产值已经接近甚至超过亿元。该区域借助中央政府的关注以及本身所具有的科技能力，聚焦数字化技术领域，重点发展数字化医疗设备，虽然目前规模还不十分强大，在市场中表现尚不十分突出，但发展势头强劲，潜力巨大。

以上海为中心的长江三角洲地区（含江苏、浙江）是我国医疗器械又一大产业群，长三角地区的特点是产业发展迅速、中小型企业非常活跃，一次性医疗器械和耗材的市场占有率超过 50%。苏州的眼科设备，无锡的医用超声，南京的微波、射频肿瘤热疗相对而言具有比较显著的优势。

此外，以重庆为中心的成渝产业区、以武汉为中心的华中区则是以生物医学材料、植入器械以及生物组织工程为特色的产业集聚区。

5. 新兴可穿戴医疗设备开始崭露头角

可穿戴医疗设备的市场前景值得关注。远程病人监控、现场专业医疗护理等都可以使用可穿戴设备。统计数据表明，2012 年中国的移动医疗设备市场规模已达到 18.6 亿元。预计 2017 年底，中国移动医疗设备市场的规模将达到 125.3 亿元。按照 GSM 对移动医疗行业的测算标准，医疗设备厂商

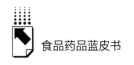

和内容与应用提供商的占比约为40%，中国可穿戴医疗设备的市场销售规模将可达到50亿元。

可穿戴设备的发展势头强劲，引发中国科技企业和创业者的重点关注。果壳电子研发的智能手表、智能戒指，百度、小米以及一些手机厂商推出的运动手环等可穿戴产品，不仅可用于检测睡眠、记录运动等，还能拓展更多的应用领域，可穿戴设备有望成为下一个十年引领潮流的移动智能终端设备。中国医疗器械企业应抓住机遇，积极参与可穿戴医疗设备的研发，以抓住先机。

四 促进产业发展的政策

国务院颁发深化医药卫生体制改革工作要点，对全面落实"十二五"医改规划提出非常具体的工作要求和保障措施；工业和信息化部重点推出的《医疗器械扶持专项》，对符合国家产业发展方向的医疗器械项目给予重点扶持；国务院发布的《关于促进健康服务业发展的若干意见》，提出我国民众人人都应该享有基本医疗卫生服务。健康服务业的发展目标，就是要满足民众不断增加的健康服务需求，而作为健康服务业的基础支撑行业，医疗器械行业的发展具有巨大的潜力空间和良好的前景。

（一）卫生体制改革相关政策

2013年是深化医药卫生体制改革之年，也是"十二五"医改规划全面实施的关键年。7月18日，国务院办公厅印发《关于深化医药卫生体制改革2013年主要工作安排的通知》（国办发〔2013〕80号），要求加快建立和健全全民医疗保障体系，巩固和扩大基本医保覆盖面，稳步提高医疗卫生保障水平，进一步优化医疗卫生资源的配置。通过推动各地科学制定区域卫生发展规划和医疗机构配置的规划，鼓励有效整合辖区内的健康检查检验资源，促进大型医疗设备的资源共享。

随着医保体系覆盖范围的进一步扩大、医保消费进一步升级，基层和县域市场的需求提升，带来了整体消费水平的升级，其中政府对基层医疗体系建设的投入增加将成为医疗器械行业增长的主要推动因素，各级医疗机构加大对医疗器械设备的采购和产品的升级换代，使得各种大型医疗器械影像、检测设备的市场将进一步扩大。基层就诊人次的逐年快速增长，将带动基层对于医疗器械设备的采购需求的进一步扩大。医药卫生体制的深化改革，为医疗器械行业的发展注入源源不断的动力。

由于我国幅员辽阔，各地发展状况不够均衡，因此医疗器械企业最大的挑战是如何配备足够多的人力和资源与广大的中小医院进行沟通，以解决因乡镇医院缺乏高端人才和医生知识不足而带来的医疗器械的有效使用和日常维护。强大的培训和维修队伍的建设将任重道远。

（二）国家产业发展扶持政策

医疗器械行业作为国家重点支持的新兴战略产业，入选工业和信息化部2013年重点扶持项目，作为政策实施的扶持重点，医疗器械类专项重点支持掌握核心部件和关键技术的医疗设备等项目产业化，促进医疗器械领域新技术应用以及新产品成果转化。医疗器械扶持专项资金总规模约为15亿元，获选的企业有望获得上千万元的资金。对于我国医疗器械行业龙头企业来说，可以进一步加大对研发的投入和新产品的开发，更好地拓展市场。对于研发型的中小型医疗器械企业，更可以利用其研发掌握的核心技术，积极争取国家资金，加快产品的市场开发，争取产品占领更多的市场份额，提高公司的整体实力。国家专项扶持政策还可以促进我国医疗器械产业的协作模式建立，小公司做研发，大公司做产业，通过政府资助龙头企业，通过龙头企业再辐射配套上下游企业。

国家在"十二五"期间重点支持大型医疗器械企业集团10～15家，扶持创新型高技术企业40～50家，建立医疗器械科技产业基地8～10个和国家级创新医疗器械产品示范应用基地10个。随着这些政策措施的不断落实强化，我国医疗器械产业链将不断完善，产业结构将不断优化，可以显著提升我国医疗器械产业的竞争力。

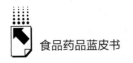

（三）健康服务业发展政策

2013 年，国务院发布了《关于促进健康服务业发展的若干意见》，要求在坚定不移地深化医药卫生体制改革的同时，要广泛动员社会力量，多措并举发展健康服务业。在传统产能收缩的同时，与民生健康相关的产能势必得到扩张。作为民生健康产能的代表，医疗器械以及创新药品等产品的生产企业，在政策扶持和市场需求不断扩大的双重刺激之下，将可能成为具有巨大成长潜力的企业。

国家将予以支持的与医疗器械相关的发展领域如下。一是具有自主知识产权的医疗器械的研发制造和应用。设立科技发展资金、建设专项资金和产业基金，支持创新医疗器械及新型生物医药材料，老年人、残疾人专用保健用品，康复辅助器具，数字化医疗产品和适用于家庭和个人的健康检查、监测等产品的研发和产业化。加大政策支持力度，对具有自主知识产权的医学设备、材料、保健用品从政策层面加大支持力度，提升国内市场占有率和国际竞争力。二是促进第三方服务业的发展。鼓励建设和发展专业的医学检验中心和影像中心。促进第三方的医疗服务评价、健康管理服务评价，以及健康市场调查和咨询服务的发展。大力发展专业化、市场化的医药科技成果转化服务。三是发展健康服务产业集群。鼓励各地结合本地具有的优势，合理定位、科学规划，从整体布局、市政配套等方面给予扶持和倾斜，从技术上给予支撑，通过深化行政审评审批制度改革、产业政策引导等综合措施，培育一批医疗器械重点产业，打造具有国际影响力的知名品牌。

（四）鼓励医疗器械创新政策

为保障医疗器械安全、有效，鼓励医疗器械研究与创新，促进新技术的应用和推广，从而推动医疗器械产业发展，国家食品药品监管总局出台了《创新医疗器械特别审批程序（试行）》，对创新医疗器械予以优先受理和审批。

与发达国家相比，我国医疗器械整体创新能力不足，创新所需的人才、技术等支撑体系薄弱，有技术含量的核心专利数少，产品研发水平较低，高端产品仍以仿制、改良为主要的开发手段。创新能力不足是制约我国医疗器械产业发展的瓶颈。推进我国医疗器械产业向更高层次发展，创新能力的提升是关键。《创新医疗器械特别审批程序（试行）》的出台，对于鼓励医疗器械的研究与创新，促进医疗器械新技术的应用和推广将起到积极的作用。

医疗器械企业以及众多的研发机构应把握住这大好的发展机遇，加大研发投入，加快技术创新，从而向市场提供更多科技含量高的产品，打破国外企业的垄断局面，实现我国医疗器械产业的转型升级。

五　医疗器械监管政策及发展趋势

2014年是医疗器械行业监管法规密集出台的年份，首先是历时多年迟迟未能出台的《医疗器械监督管理条例》终于完成了修订并颁布实施，与此相配套的部门规章也相继出台，成为该年度影响医疗器械行业发展的极为重要的政策法规。我国的医疗器械监管由此可以提升一个台阶，为医疗器械行业的发展打下了扎实的基础。

（一）《医疗器械监督管理条例》及配套规章的颁布

1. 新修订的《医疗器械监督管理条例》

2014年6月1日，新修订的《医疗器械监督管理条例》（以下简称《条例》）正式开始实施。新修订的《条例》旨在积极推动医疗器械产品的升级换代和创新，增加了支持行业发展的内容，对医疗器械研发的要求也做了适度的放宽。《条例》以分类管理为基础，从风险管理出发，以风险的高低作为依据，从完善医疗器械分类管理，减少事前的行政许可，强调生产、经营企业以及使用单位的主体责任，强化日常监管，完善法律责任等方面做了较大的修改。

第一，医疗器械实行分类管理，按风险从低到高将医疗器械分为一类、二类、三类，完善分类监管的具体要求和措施，并遵循宽严有别的原则，将

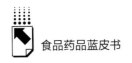

有限的监管资源用于重点监管高风险产品。将风险较低的第一类医疗器械产品改为备案管理，第二类医疗器械产品注册管理由省食品药品监管部门负责，第三类医疗器械注册管理由国家食品药品监管部门负责。

第二，医疗器械的生产经营监管有了较大幅度的改变，第一类医疗器械生产向市食品药品监管部门进行备案，第二类、第三类医疗器械生产向省食品药品监管部门申请许可。第一类医疗器械的经营全面放开，第二类医疗器械的经营只需备案即可，仅对风险较高的第三类医疗器械实现许可。

第三，鼓励医疗器械创新的监管模式的转变，申请人只要在确保产品设计研究过程符合医疗器械生产质量管理相关要求，不需具备生产企业许可证，就可直接申请产品注册，这个新监管模式的转变，既鼓励了部分无法取得生产许可证的科研机构、研发公司的研发积极性，也减少生产企业在取得生产许可到完成产品注册过程中产生的人员、厂房和设施的闲置，减轻企业的负担。

第四，加大医疗器械生产经营企业在产品质量方面的控制责任。

第五，强化监管部门的日常监管职责，而完善法律责任是此次新《条例》的一个亮点，将法律责任更为细化，可操作性大大增强。

2.《医疗器械注册管理办法》等配套规章

为配合新修订《条例》的实施，在深入调研、反复论证、广泛征求各方意见的基础上，国家食药监总局制定并颁布了《医疗器械注册管理办法》《体外诊断试剂注册管理办法》《医疗器械说明书和标签管理规定》《医疗器械生产监督管理办法》《医疗器械经营监督管理办法》等五部规章，并均于2014年10月1日施行。

《医疗器械注册管理办法》详细规定了产品注册（备案）以及企业生产、经营许可的条件、程序、时限，明确企业的主体义务和责任；《医疗器械说明书和标签管理规定》细化了说明书和标签的要求，明确标签和说明书中不得含有"疗效最佳""保证治愈""完全无毒副作用"等表述功效的字眼，以及说明治愈率或者有效率等内容，对规范医疗器械产品的宣传有积极作用；《医疗器械生产监督管理办法》对监管部门监督检查的手段和措施进行强化，严格法律责任，明确地方食药监部门应对医疗器械生产企业进行信用评价，建立信用档案，对有不良记录的企业，要增加检查频次；未对出厂医疗器械产品进行检验，向监管部门隐瞒有关情况甚至提供虚假资料等情况，可给予 3 万元的罚款。这五部规章的实施在完善医疗器械监管法规体系、规范医疗器械市场秩序、促进医疗器械产业健康发展、保障医疗器械安全有效上将发挥重要的作用。

（二）医疗器械监管的发展趋势

我国医疗器械安全监管工作重点在于转变政府职能，大力推进审评审批制度改革，在创新审评审批方式的同时规范审评审批行为，加快完善医疗器械注册管理法规体系。

1. 推进医疗器械审评审批制度改革

加强全国医疗器械审评审批体系建设，全面调查医疗器械审批体系的现状以及存在的问题和困难，评估各省级医疗器械技术审评能力的建设，为全面开展医疗器械审评审批制度改革做好研究和论证工作。国务院在 2015 年正式发布了《关于改革药品医疗器械审评审批制度的意见》，全面启动了医疗器械审评审批制度改革的工作，真正贯彻鼓励创新、减少行政许可，发挥行业和社会的力量，鼓励企业和科技人员的积极性，开创医疗器械行业发展的新局面。

2. 实施医疗器械注册收费制度

医疗器械注册收费制度是新修订《医疗器械监督管理条例》实施和深化改革的重要内容之一。为提升审评审批的效率，促进企业提升能级，将全面推行医疗器械注册收费。通过收取医疗器械注册费用，一定程度上是希望减少产品的重复申报，将审评资源集中到创新医疗器械的审评中。国家食药监总局开展了注册收费项目的确定和收费标准的测算等相关工作，于 2015 年 5 月 27 日公布《药品、医疗器械产品注册收费标准》和《药品注册收费实施细则（试行）》、《医疗器械产品注册收费实施细则（试行）》，制定了医疗器械新的收费标准。各省监管部门也根据当地情况制定相应的收费标

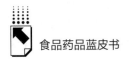
准，这些标准将陆续公布和实施。医疗器械注册收费制度的实施将直接影响企业的经营行为。

3. 医疗器械注册质量再评价

注册医疗器械的再评价制度也是新修订《医疗器械监督管理条例》增加的一项有效举措，通过对日常监管、不良事件监测、投诉举报中问题反映较多的采血针、半导体激光治疗机等产品，开展注册质量的检查，以此对审评审批中存在的问题进行整改。在医疗器械"五整治"专项行动中，加强对第二类、第三类医疗器械首次注册申报真实性核查，强化注册管理工作的监督检查力度，使医疗器械注册工作质量得到明显提高。

4. 推进医疗器械命名编码工作

实施医疗器械编码是有效形成医疗器械追溯体系的关键，以外科植入物、有源植入物、输液器、齿科材料及设备等产品为试点，开展命名术语及通用名称的研究，建立相关的信息化平台和数据库，并在医疗器械编码的整体工作方案指引下，形成编码体系建设的模式和相关工作标准，并逐步将编码的产品范围扩大。

5. 创新监管手段，强化日常监管

实施医疗器械生产企业分类分级管理制度，推行医疗器械生产、经营质量管理规范，制定重点监管产品目录，对高风险品种生产经营企业和使用单位开展监督检查，对重点产品开展连续性监督抽验和重点风险监测，医疗器械上市后监管工作不断夯实。在日常监管中，将严格检查生产企业的生产行为与注册或者备案的产品技术要求的相符性，以及生产企业质量管理体系的正常运行情况，并评估生产经营条件持续符合法定要求的情况。

6. 医疗器械"五整治"行动的常态化

为解决社会关注度高、群众反映强烈的医疗器械监管的热点问题，规范和整顿医疗器械市场秩序，打击生产和销售中存在的违法违规行为，国家食品药品监督管理总局自2014年3月中旬开始，在全国集中开展为期5个月的医疗器械"五整治"专项行动，重点整治医疗器械虚假产品的注册申报、违反规定组织生产、非法经营和销售产品、夸大宣传产品功效以及医疗机构

使用无证产品等五种行为。为使医疗器械市场环境持续保持良好，医疗器械"五整治"活动将以各种形式持续开展。一是重点关注关键产品，集中解决与人民群众切身利益相关产品的质量安全问题；二是整合监管资源，有效规范医疗器械生产经营行为和秩序；三是实施精准打击，依法依规严厉惩处大案要案；四是标本兼治，强化监管制度建设和机制完善；五是综合施治，丰富监管的技术手段和措施；六是群策群力，充分利用社会力量，实现社会共治格局。

B.12
食品药品安全领域政府与市场关系的思考

邱　琼[*]

摘　要： 我国市场发育尚不完善，在食品药品安全领域无法充分发挥市场机制的激励作用。在食品药品质量安全信息难以全面揭示的前提下，政府监管部门需要通过各种方法来解决生产经营中的信息不对称问题，依靠法律手段和市场机制来确保食品药品的安全。

关键词： 食品药品　市场　政府监管

食品药品消费是重要的居民消费。在我国，食品药品消费占居民消费的1/3以上。近年来，我国食品药品安全保障水平在稳步提高，安全形势总体稳定向好，没有出现区域性、系统性的重大质量安全问题。但是，食品药品安全领域存在的问题和潜在的隐患仍不可低估，特别是食品质量安全事件仍时有发生，有的甚至涉嫌严重违法犯罪，性质严重、手段恶劣，社会影响大。这就要求我们切实重视食品药品领域的治理问题，提高安全水平。

食品药品是一个确实需要"有形的手"发挥监管作用的领域。客观来说，不同企业提供的食品药品的质量是存在差异的。当市场拥有充分信息的时候，价格可以反映出产品的质量差异。但是，由于种种原因，食品药品生

＊ 邱琼，国家食品药品监督管理总局综合司经济学博士。

产经营过程中产生的关于质量安全的信息难以充分揭示出来，消费者很难依靠个人的力量判断产品的质量差异。在一个完善的市场机制下，供求双方如果能通过达成完善的买卖合同明确各自的责任和利益，不能正确履行责任的一方就将受到市场的适当的惩罚。但由于我国市场发育尚不完善，市场自身也没有能力完全揭示、显现生产经营企业掌握的食品药品安全信息，不能对企业的行为产生有效的激励约束，市场机制在食品药品领域的作用发挥不足。因此，政府监管就成为维护市场机制运行的重要选择。在食品药品短缺时代，人们对质量安全的要求比较低，监管部门压力较小；在能有效供给安全的食品药品的能力全面超过需求的情况下，监管部门需要解决的问题主要集中于如何甄别剔除混入供应体系的"劣币"，就是不断通过各种方法来解决生产经营中的信息不对称问题，让"劣币"显现出来，然后依靠法律手段和市场机制将其清除出场。欧美发达国家的监管部门就是这样做的。不过，当前我国食品药品的供应状况更为复杂。供大于求和供小于求的情况交织在一起，质量安全的有效供给不足和出现"劣币"伴生的低质供给交织在一起。而且，越是存在短缺问题的品种领域，越可能存在质量安全隐患。监管部门在甄别劣质产品和劣质企业的过程中，可能面临市场短期内因为驱逐"劣币"后出现供给不足的压力——市场价格发生波动，消费需求受到抑制，消费信心发生动摇——这给政府监管带来更多挑战，需要在加强监管和促进产业发展中取得正确的平衡。但这并非不可破局。

首先，要坚持在正确的方向上强化"有形的手"。过去，我们比较熟悉政府亲自管理各方面事务的"套路"，常常既当裁判员，又当运动员；有的时候，运动员的角色还遮盖了裁判员的视角；因此，我们在监管方面不是那么擅长。现在，要想在监管和发展之间取得平衡，首先要做的是把监管这个"短板"补齐，可以从两方面着手。一方面是机构进行改革，优化监管机构的设置，科学合理界定相关部门的职能。对于食品药品这类全国甚至全球流通的产品，国际监管的趋势非常明显，就是要在国家层面统一标准，尽可能减少监管部门，尽可能集中监管。例如，英国和美国在食品安全监管方面主要有两个监管部门，药品安全监管方面都由一个部门负责全程监管。2013

年，党中央国务院决定整合组建国家食品药品监管总局，这是一项在中国食品药品监管历史上具有里程碑意义的改革，标志着我国确立了由分散走向集中、建立统一高效的食品药品安全监管机构的改革方向，实现了对生产、流通和消费环节食品安全的统一监管，减少了食品安全的具体监管部门。目前，国家和省级层面的机构改革工作已经完成，地方食品药品监管机构改革正在推进。加强人、财、物等监管资源配置，提高基层执法能力，建设一支具有专业化、法治化、强有力的监管队伍是深化此次改革的重要任务。另一方面是监管制度创新。机构改革不能解决全部问题，加强制度建设关系长远。2013 年，组建国家食品药品监管总局、推进地方监管机构改革、修订食品安全法、研究完善药品和器械等方面的监管措施。这一系列改革措施的目的是建立最严格的可覆盖生产、流通、消费各环节的食品药品安全监管制度。不过，建立系统的食品药品安全法律法规体系和完善的食品药品监管体制，并不是一蹴而就的事情，需要经历渐进发展的过程。

其次，要让"有形的手"主动引导"无形的手"强起来。过去，对于保障食品药品安全，多强调政府部门要对产业界加强监管。不过，实践证明，监管部门难以包打天下。保障食品药品安全需要政府、产业和社会的共同努力，相互作用，在共同治理的制度方面做出创新探索，形成社会共治的格局。在推动形成社会共治格局的探索中，一个重要的课题是，如何发挥"无形的手"的力量，即如何发挥市场本身激励约束机制的作用。完善市场机制是根本；与此同时，还要用"有形的手"来推动"无形的手"发挥作用。当前，食品药品监管体制改革正在加快推进，我们对食品药品安全的规律、体制改革的道路和方向都有了明确认识，为了给市场机制留出发挥作用的空间，监管部门的战略、方法、手段和措施都可以更加灵活，充分发挥引领推动的作用，采取一些创新做法，加快培育和完善市场机制。一方面，增加信息提供，改善信息不对称的严重程度，有利于市场机制发挥作用。监管部门一要主动加强信息公开，采取多种渠道和方法，提高监管工作透明度，让社会充分了解情况。二要主动发挥舆论监督作用。发挥媒体沟通、监督和宣传的作用，促进监管工作与社会各界良性互动，完善群众利益保护、社会风险评估、产业健康发展等机制，营造行业诚信意识。三要主动发挥群众监督作用，全面落实投诉举报机制。利用先进信息技术手段，增加公众获取产品的注册、生产、流通、检验、不良反应报告甚至违法处置等信息的方式和途径，提升自我维权便利程度。进一步加大举报奖励力度，落实举报人保护制度和措施，畅通各级食品药品投诉举报渠道。另一方面，支持培育食品药品监管的社会组织和相关行业协会，促进市场机制发挥作用。探索建立利用社会机构和社会组织技术力量服务食品药品监管的机制，国家不仅要推动高等院校和国家级科研院所积极投入科研成果转化，更要逐步在检验检测、评价认证、审评审批等领域运用外包服务，通过将更多的检验、认证、培训等工作委托给社会第三方机构，鼓励其投身于保障食品药品安全领域的工作。营造有利于引导行业健康发展的政策环境，健全行业协会自律和监督职能，发挥好行业的自我约束作用。可以在食品药品领域试点成立公司化的、非营利性的企业法人来承担行业协会等社会组织的工作，通过市场运行机制来激励其有效开展工作。进一步引导产业链终端企业担负质量把控责任，形成上下游层层把关、环环相扣的监督机制，可以有效约束上游的食品药品生产企业的行为。探索建立食品药品安全责任的保险制度，以此提高企业的履责能力，同时又可借助第三方力量加强对企业的监督。

再次，要让"有形的手"积极推动市场微观主体强起来。解决食品药品领域的问题，归根结底还在于进一步发展生产力，提高食品药品产业的供给能力和供给水平。如果只是着眼于加强监管、压缩"劣币"供给空间，没有新的有效供给来占领市场，需求不能得到满足，市场仍然难以平衡。只有充分发展质量有保障、安全信得过的产品，让优质安全的食品和安全有效的药品占领市场，良好市场秩序和公平竞争环境才能得到维护，食品药品的消费内需才能真正得到满足，供求规律和市场机制才能发挥作用。

食品药品产业的发展与创新关系密切。一方面，医药制造和医疗器械制造是重要的高技术产业，企业和产业发展高度依赖技术创新。特别是制药产业，其最重要的行业特点就是研究开发方面的投资比重高。新药研发投入高、周期长、风险大，但一旦成功回报巨大。另一方面，食品产业包括

"从农田到餐桌"全过程，产业环节多、产业链长。不同产业环节对技术创新的敏感度和依赖度是有差异的，但是，这并不意味着食品产业可以减少在创新方面的探索，而是说明技术创新在这个产业领域有更大的影响空间，某项新技术对产业链后端环节领域的影响会逐步传导到产业链前端环节，从而带动整个产业的升级。更重要的是，管理创新的探索对食品产业发展影响重大。现代化和工业化正在改变中国人获得食物的方式，食品的供应方式已经发生巨大变化，食品的供应链长度正在发生巨大变化。这些变化就要求整个供应链的管理要随之发生变化，要求供应链上的人、财、物资源配置随之发生变化，其中酝酿着巨大的管理创新的机会。新的控制安全风险的办法被不断发明出来，新的企业和新的商业模式不断创造出来，新的业态也将不断涌现。

必须承认的是，与世界发达国家相比，当前我国的食品药品产业创新能力比较薄弱。提高食品药品产业的创新能力，发展食品药品产业的生产力，关键在行业，关键在企业。企业是创新的主体，这个观点已经得到广泛认可。但要落到实处，就要让企业能根据市场需求重新组合生产要素，让企业成为创新投入的主体、创新活动的主体以及创新收益的主体。国家和社会需要做的就是为企业提供良好的市场交易秩序，向企业提供充足优良的创新人才、创新经费、市场信息、中介服务和良好的政府法律环境。近年来，国家陆续出台的各项"十二五"规划反复强调支持食品药品产业发展，从财政经费支持、税收减免、科技投入资助、知识产权保护、医保报销使用等方面制定了一些政策，也将优化监管的有关政策考虑其中。对于食品药品这样受到强监管的产业，重视和发挥监管政策的作用是十分必要的。

优化监管、推动监管制度创新是可以促进产业创新和技术创新的。有学者对发达国家食品药品领域监管和产业发展的情况进行比较，认为一个国家的食品药品监管制度设计会影响该国家的医药产业发展。有的国家可能因为过于强调严格的标准，陷入"监管陷阱"，使产业的创新能力受损。为了避免陷入"监管陷阱"，在防范风险和创新发展之间取得适当的平衡，这是监管者必须考虑的，也是产业创新所需要的。在近期，可以采取这样一些创新措施。

（1）通过深化行政审批制度改革，科学降低监管措施的复杂性，激发企业的创新活力。考虑到食品药品产业的特殊性，适当的行政审批是必要的，但需要持续对现有的行政审批事项进行评估，并按照国务院关于简政放权的要求，不断减少审批事项，取消和下放一批生产经营活动和产品物品的审批许可事项，取消一批对各类机构及其活动的认定等非行政许可审批事项，取消一批资格资质许可事项。在推进改革的过程中，要考虑以下四方面的问题。一是哪些事项监管部门可以不管，而是交由市场和社会来管？从而充分发挥市场在资源配置中的基础性引导作用，更好地发挥社会力量在社会事务管理中的作用，并且适应加强市场监管的要求。二是哪些事项可以从国家层面下放到省及省以下监管部门来管？从而推进行政职能下放，着力解决中央层面监管部门管得过多过细的问题，充分发挥中央和地方的两个积极性。三是哪些事项可以交其他部门管或将其他部门事项进行整合？从而解决职责交叉、相互推诿扯皮的问题，提高行政效能，并且通过协同合作，加强对市场主体、市场活动的监管，切实做到"宽进严管"。四是为提高食品药品安全质量水平而需要在未来新增哪些审批事项？国务院提出，为严格控制新设行政审批项目，防止减少的同时又新增项目，今后一般不新设许可，因特殊需要确实需要新设的，必须严格遵守行政许可法的规定，加强必要性、合法性和合理性审查和论证，同时抓紧规范非许可审批项目的设定和实施。

（2）优化食品药品监管工作中的各项程序，鼓励企业的创新活动。监管的目标是让被监管者能主动按照要求去做。因此，各项要求越清晰、越简洁、越便捷，就越容易得到遵守。食品药品监管涉及的行政审批、行政执法、检验检测等各项工作，都应当有更加公开、透明的程序，并不断根据实际情况进行优化，以利于企业开展生产经营活动。与食品药品生产研发活动关系最为密切的监管工作就是品种的注册审评审批工作。监管部门在2013年以来陆续出台了鼓励药物和医疗器械创新的意见，在2014年开展调研提出药品、医疗器械、保健食品审评审批制度改革，目的就是要通过优化审评审批的工作流程，补上监管中的"短板"，通过制度优化，激励企业开展创

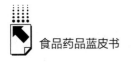
新活动。

（3）监管政策要与产业发展的能力和水平相适应，不断提出新举措，服务企业的创新活动。以全球医药市场的情况为例，尽管目前世界医药市场的格局正在发生改变，但是依然存在发达国家市场和新兴市场的差异，发达国家市场着眼于研发、致力于专利药，而新兴市场的主体是仿制药。中国作为重要的新兴市场，仿制药的质量安全问题将在相当长时期里是药品监管的一项重点工作。推动产业界提高仿制药质量和生产管理水平，也是重要的鼓励创新的举措。此外，考虑到中国制药业国际化程度大幅提高、许多产品（特别是原料药）出口海外的实际情况，监管工作必然会面临越来越多的国际化问题。如能在监管国际合作上取得突破，势必是对整个产业市场创新的巨大激励。食品领域，情况类似。监管部门可引导和帮助产业创新发展之处甚多，可根据企业创新活动需求提供监管服务之处也甚多。

B.13
食品药品监管面临的舆论环境与
舆情管理研究

苏 婧*

摘 要： 本研究对我国食品药品监管者面临的舆论环境形势予以定
量分析和定性研判，并在此基础上提出适合我国国情的食
品药品安全舆情管理方法，以及突发食品药品安全事件的
舆情干预策略。最后，对大数据时代的舆情管理予以前瞻
性预测。

关键词： 舆论环境 舆情管理 舆情干预

2013 年新一轮政府机构改革中，食品药品监督管理系统重组机构、整
合资源无疑是突出亮点。这一举措被社会各界寄予厚望，不仅在于食品药品
产业之庞大繁复、之关系国计民生，也在于近年来食品药品领域社会热点不
断，从三聚氰胺事件，到大米镉超标事件，从"毒胶囊"事件，再到乙肝
疫苗事件，食品药品监督管理部门成为坐在火山口上、最受到舆论关切的政
府机构。

从国家食品药品监督管理总局的"三定"方案中也可看出，应急司和
新闻司的设立和相关职能的强化，从某种意义上标志着我国食品药品监管体
系的转型——从权威管制型到社会共治型转变，媒体、公众和意见领袖，成

---

* 苏婧，清华大学国际传播研究中心科研部主任、健康传播研究所副所长。

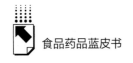
为社会共治格局下，食品药品监督管理者最重视也最需要对话的利益相关群体。

借此背景，本研究将在清晰勾勒我国食品药品监督管理者面临的舆论环境的基础上，提出适合于我国国情的食品药品安全舆情管理的流程和方法，以及突发食品药品安全事件的舆情干预策略。

一 食品药品监管面临的舆论环境形势

1.2010～2012年舆论环境定量分析

清华大学国际传播研究中心自2010年起承担国家食品药品监督管理（总）局委托的舆情监测与突发事件舆论引导咨询工作。通过对2010～2012年完整舆情数据的统计，对我国食品药品监管面临的舆论环境形势有如下判断。

第一，我国整体进入食品药品安全舆情多发期和舆论高风险期。

当前我国食品药品安全监管所面临的舆论环境特征首先体现为媒体和网络关注度高，整体舆论场活跃，负面情绪不断累积，舆论风险系数偏高。

图1显示出2010～2012年主要民生领域舆情关注总量[①]。由图1可见，在包括教育、环保、住房、交通等18个民生领域中，食品安全关注度拔得头筹，媒体报道量和网络关注度均无出其右者；药品安全关注程度也在逐年增高。

毋庸讳言，由于长期以来我国食品安全监管体制存在多头监管、分段治理的"九龙治水"弊端，受到媒体诟病，加剧舆论的不满情绪和负面担忧。这一情绪的爆发，尤以2012年"老酸奶＋'毒胶囊'"事件最为突出，媒体报道和网络讨论量累计达11207290则，表达出公众对食药安全无从托付

---

① 相关数据来自清华大学国际传播研究中心承担的国家重大社会科学基金项目"舆论引导力与社会舆情预警系统研究"的成果——社会舆情监测预警系统统计。

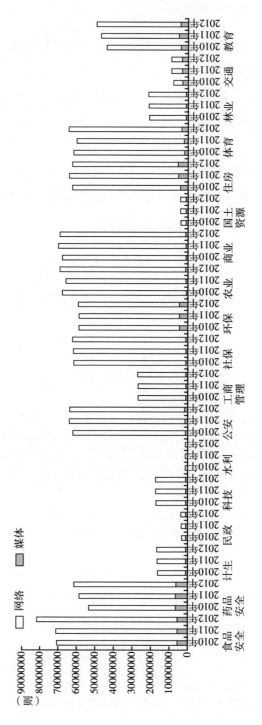

图 1　2010～2012 年主要民生领域舆情数据

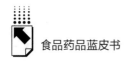
的忧虑。

第二，食药安全热点事件频发，舆情震荡无规律可循；食药行业舆论商战普遍，监管部门受到牵连。

当前我国食品药品安全监管所面临的舆论环境第二个突出特征在于各类食品药品安全事件频繁曝出，媒体一哄而上炒作，网民围观发泄看热闹。

更被动的是，随着网络营销/网络推手这一灰色产业的快速发展，食品药品行业首当其冲将舆情操纵和舆论商战作为打击竞争对手的武器，行业乱象丛生、监管受累，舆情事件爆发无征兆可言。

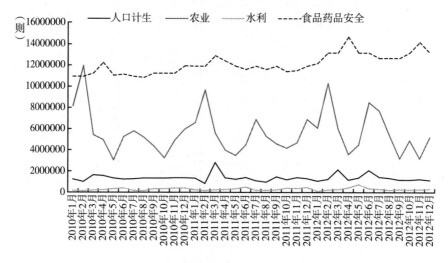

图2　2010～2012年食品药品安全与农业、水利和人口计生舆情波动趋势对比

图2显示出人口计生、农业、水利和食品药品安全舆论关注度随时间的变化走势①。由图2可见，水利的社会关注度极低、舆情风险几乎不存在。人口计生和农业的舆论关注度较高，但舆情波动有规律可循：如人口计生的

① 相关数据来自清华大学国际传播研究中心承担的国家重大社会科学基金项目"舆论引导力与社会舆情预警系统研究"的成果——社会舆情监测预警系统统计。

关注度总在每年三月出现波峰，因为主要在"两会"期间委员代表提案会集中热议、质疑计划生育政策；再如农业的关注度总是在每年年初和秋季出现波峰，前者是因为政府一号文件往往都关涉"三农"，后者是因为秋季是丰收和农忙季节。舆情波动若有规律，政府引导便可提前部署、舆情风险便可控可防。

对比而言，食品药品安全的关注度不仅位于四者最高，并呈现逐年上升态势，而且波动无规律，往往因为尚未经过权威部门确认的网络传言、片面报道而瞬间导致舆情爆发、引发持续热议。比如 2012 年的两高峰分别因"药用胶囊铬超标"事件和"白酒塑化剂超标门"引起。更有甚者，如在"同仁堂汞超标事件""尼美舒利不良反应风波""白酒塑化剂超标门"中，幕后舆情黑手和操纵力量若隐若现。由于企业之间的舆论商战或股票市场的投机力量不会被广大公众察觉，无论最后谁是赢家，输掉的都是公众对食品药品安全的信任。

第三，食药安全事件往往是伪命题，政府发言及专家科普不受信任；媒体片面炒作，社会非理性情绪膨胀。

当前我国食品药品安全监管所面临的舆论环境第三个突出特征在于各类遭到热议的食药安全事件其实往往是"伪食品安全、药品安全问题"；公众对于不具备专业知识背景、不掌握真实情况的媒体报道全听全信，政府发言或专家科普却遭到炮轰，不理性情绪在这一领域集中体现。

2012 年底，在国务院食品安全委员会办公室和中国科协指导下，中国食品科学技术学会邀请专家对 2012 年公众关注的食品安全热点予以点评。表 1 为相应事件和专家点评情况，由表 1 可见，当年遭到热议的十大食品安全事件，只有"可口可乐含氯门"一件是真正意义上的食品安全事件；其余如螺旋藻铅超标为媒体误用标准、"明胶门"不存在实质性依据。

这说明媒体需要培训和补课，我国社会公众的整体食品安全知识和药品安全知识素养也亟待提升。但与此同时，危急时勇于站出科普的专家，却往往遭受非议，如"药用胶囊铬超标"事件中被炮轰的孙忠实，"白酒塑化剂

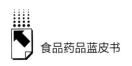

表1　2012 年公众关心食品安全热点点评①

时间	热点	专家	专家解读
3 月	螺旋藻铅超标	陈　峰	媒体误用标准,做出不当判断,不经核实即公布,非食品安全事件
4 月	"明胶门"	孙　颖	老酸奶、果冻添加工业明胶一事没有依据,非食品安全事件
4 月	立顿"农药门"	陈　卫	判定依据有误,不属于食品安全事件
4 月	可口可乐含氯门	孙宝国	企业生产过程管理和控制不到位,属于食品安全事件
6 月	古越龙山黄酒被检测含氨基甲酸乙酯	熊正河	目前尚无根据判定黄酒中的氨基甲酸乙酯(含量)是否存在潜在致癌风险,因此,为非食品安全事件
7 月	今麦郎"酸价门"	元晓梅	检验机构回收检验报告并声明无效,非食品安全事件
8 月	"荧光物质超标"	王竹天	符合我国相关标准的纸容器能够基本保证食品的安全
8 月	张裕葡萄酒农药残留超标	史贤明	媒体报道不全面,受检的几种葡萄酒中的农药残留没有超标,属于合格产品
8~9 月	"硼砂问题"	魏益民	执法不当导致的舆论炒作事件,不属于食品安全事件
9 月	光明奶酪宝宝杯被指含禁放物	李　宁	需要按照相关规定批准后方可使用
10 月	"肯德基汉堡细菌超标"	刘秀梅	标准引用有误,判定依据不足,非食品安全事件
11 月	"白酒塑化剂超标门"	徐　岩	判定依据不足,非食品安全事件

超标门"中的李可基,"蒙牛黄曲霉素事件中"的陈君石,等等。舆论对专家进行人身攻击、实施言语暴力,导致越来越少的专家愿意在食药安全事件热议时挺身而出,以科学的态度和严谨的精神阐释真相,导致公众的知识素养越发难以提升,陷入恶性循环。

2. 2013 年舆论环境最新趋势定性研判

2013 年,食品药品监管系统面临的舆论环境保持以往的特点,具体如下。

---

① 《专家:2012 年食品安全热点多数不属食品安全事件》,中国经济网,http://www.ce.cn/cysc/sp/info/201301/06/t20130106_ 21313898. shtml。

①整体处于舆情多发期和舆论高风险期，舆论环境压力有增无减；

②网络刻板成见严重、网民非理性情绪主导，科普声音相对微弱；

③微博是舆情"重灾区"，政府发言和专家发声在微博上被边缘化，话语霸权被少数公知型意见领袖垄断，社会信任脆弱。

除此之外，2013 年还有以下新特点和新趋势出现，值得关切。

第一，食品安全的复杂性和全局性凸显，牵一发而动全身。

以大米镉超标事件为例，其症结并非人为添加，也不是舆论纠结的信息公开问题，而是涉及土壤污染、标准制定、地方经济模式乃至整个中国的可持续发展问题。在大米镉超标背后，是盘根错节、环环相扣的多元因素，因而摆在监管部门面前不是简单的"管还是不管"的二元命题；具体到舆论引导部门，也不仅仅是"说还是不说"的二元选择。

放眼当下，如粮食污染、食品添加剂安全、蔬菜及中草药农药残留、人体及动植物抗生素滥用等均是全局性、复杂性的问题，其本质是中国经济快速发展负效应的体现，这些牵一发而动全身的问题要如何去管、如何去说，如何在发展和民生之间找到平衡点，不仅考验食品安全监管部门的智慧，更需要从社会共治理念中寻找答案——食品安全舆论引导，并不仅仅是食品安全主管部门的职责。

第二，药品安全的全球性和联动性凸显，利益博弈频繁加剧。

以同仁堂汞超标和维 C 银翘片被曝含禁用西药两事为例，这两个事例体现出境外监管机构对我国"走出去"药企的"特别关注"。比如香港卫生署大张旗鼓地通报，不仅影响相关产品在境外的品牌口碑，也因信息"出口转内销"，被境内媒体炒作、引发民众担忧，促发国内舆情危机。

反观强生召回门、GE 召回门、葛兰素史克在华贿赂门，则体现出我国监管机构、媒体及社会监督力量对"走进来"外资药企的"特别关注"。但当舆情发酵、持续扩散，外资药企被贴上"双重标准""欺负"国内消费者等标签后，网民情绪也随之波涛汹涌，指责我国政府放任自流，亦形成国内舆情危机。

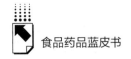

药品产业较之食品产业，其贸易国际化和市场全球化更加显著。当下的现实是，国际知名药企纷纷抢占国内市场，必然损伤国内产业的利益；我国药企逐步走向国际市场，也必然挑战当地产业的格局。因此，基于贸易摩擦的利益博弈也日趋频繁显著，在利益博弈中，舆论商战成为一种选择。

与此同时，奶粉行业作为食品领域市场最开放的部分，也遭遇了相同的全球利益博弈和舆论商战。无论是反式脂肪酸事件中香港某媒体蹊跷的送检目的，还是震荡国内奶粉行业的新西兰恒天然风波，都不仅仅涉及食品安全管理。本届政府对国产奶粉的信心重塑和对外资企业的高价反垄断罚单，已然导致奶粉行业重新洗牌和2013年以来愈演愈烈的舆论博弈。

无法否定的是，面对市场摩擦，各国政府立场必然不同，本国的产业促进者和质量监管者立场也不尽相同，但如何在利益博弈的同时不伤及百姓的用药安全和用药信心，就不仅是单纯的管理问题，更需要质量监管者与多方进行利益协商、沟通角力，有效疏导舆论，建立共生共治的利益平衡格局。

综上所述，食品药品监督管理总局成立后，其面临的舆论环境形势更为复杂、更为敏感，利益更加纠葛，媒体作为一支独立的利益主体正在崛起，也已形成鲜明的内部分化和利益代言倾向。理性诊断舆论环境形势，是食品药品监管系统开展舆情管理和舆论引导的起点。

二 食品药品安全舆情管理的方法

如图3所示，食品药品安全舆情管理应当是系统性思维。首先，对于整体舆论环境形势进行宏观性的评估；其次，对于食品药品监管系统所处的舆论环境进行定位性的剖解；最后，诊断自身具备的舆情管理资源，建立工作机制、管理办法、标准化的流程，确定工作手段、工作团队以及是否需要外脑智库的支持。

在具体工作中，舆情监测是首要步骤，而后舆情业务部门以舆情报告的

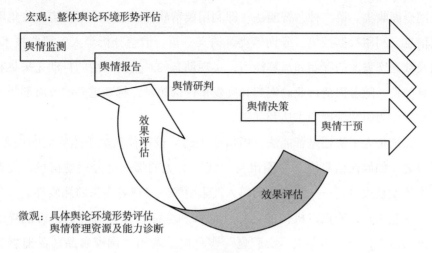

宏观：整体舆论环境形势评估

舆情监测

舆情报告

舆情研判

舆情决策

舆情干预

效果评估

效果评估

微观：具体舆论环境形势评估
舆情管理资源及能力诊断

图3　舆情管理流程

形式呈送给机构主管领导，由主管领导对舆情进行研判或参考专家团队的研判建议，再由主管领导或领导班子予以舆情决策并发出干预指令，如官网通稿、新闻发布、媒体沟通、官微回应、网络访谈等。在实践操作中，有些舆情干预指令，能够起到舆论引导的效果，激发舆论场正能量、规避负能量；有些舆情干预指令，或违背舆论场规律，或未建立在事实调查的基础上，故没能发挥舆论引导效力，导致舆情升级、形势恶化。

需要注意两点：第一，上述几项工作并不是先后交替进行的，如舆情监测须持续进行，不断将最新舆情发展和变化报告给上级、支持舆情研判和舆情决策；第二，在整个舆情管理工作中，必须部署及时科学的效果评估工作，才能不断矫正舆情工作的方向，使得舆情决策和舆情干预积累成功经验、避免错误做法。

1. 舆情监测的方法

舆情监测是舆情管理的基础。舆情监测通行的做法是分成两种。第一种，人工法，即安排工作人员利用搜索引擎（如百度、奇虎360、搜搜等）围绕突发事件定向收集舆情信息；人工监测网络舆论场往往需要圈定搜索范围，如网民言论表达比较活跃的新浪微博、腾讯微博、天涯论坛等，而无法

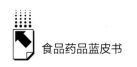

全网全面收集。第二种，智能法，即利用舆情软件围绕突发事件定向收集舆情信息，利用数据挖掘、分词聚类、语义分析、情感分析等人工智能技术，以及数据库强大的存储和运算能力，实现动态的对全网舆情的自动化采集和信息分类。随着舆情行业的崛起和突发事件的频发，越来越多的政府部门采用后者作为舆情管理的雷达和前哨。

无论是人工法还是智能法，舆情监测的质量往往取决于边界词的设置。换言之，如何在信息海洋中圈出与"我"有关的那一部分舆情信息，发挥作用的就是边界词——用哪些词填入搜索引擎工具或者舆情监测软件。

在监测时，若仅以机构的名称（简称和全称）作为边界词，可能导致监测的范围狭窄，如发生"毒胶囊"事件时，若用"国家食品药品监督管理局"或"药监局"作为边界词，不一定能收集到全部相关报道和网络讨论，且对事件传播的趋势没有前瞻性的判断；但若以食品药品安全事件的关键词和标签词作为边界词，可能导致监测的范围过宽，如发生转基因食品抗议时，若用"转基因食品"作为边界词，会令很多无用舆情信息流入，比如论坛、微博上的商业广告或者科普讨论等，影响管理者对舆情热度和速度的判断。

在舆情监测环节，还有一项重要工作，即舆情预警。舆情预警，是对具有风险的舆情信息的及时捕捉与报告，以便管理者早发现、早干预、早应对。舆情预警可以采取的方法包括三种。第一种，敏感词过滤法。为所监测的领域设定若干敏感词，如"标准门""重金属污染"等，一旦监测到相关舆情信息，即预警报告。第二种，重点媒体/意见领袖标签法。为所监测领域偏好负面报道的媒体和习惯性发出质疑声音的意见领袖打上身份标签，以优先级别予以重点监测，一旦其活跃发声，即预警报告。第三种，模型预警法。确定影响舆情风险的指标作为输入变量，建立预警模型，设定启动阈值，实现更为精准化的舆情预警。

2.舆情报告的方法

在监测获得舆情信息之后，还需要将其形成成文的舆情报告，由舆情管理的具体业务部门上报给主管领导办阅。

在舆情报告这一环节，通行的范式也分成两种。第一，简报型，即舆情报告是舆情监测获取信息的再呈现，由于网络信息海量化的存在，不可以一一罗列和穷尽，所以大多数的简报型舆情报告，往往是舆情业务部门对舆情信息的二度加工和主观筛选，如同传统媒体的"把关人"一样，他们选择报送什么，领导就会看到什么。第二，图表型，即舆情报告是舆情监测获得信息的定量统计与图表呈现，这类舆情报告往往对应着智能法的舆情监测，因为只有利用软件工具，才能真正实现对海量舆情信息的定量统计和在此基础上生成统计图表，但这类舆情报告也存在弊端，往往是见林不见树，领导对于网络舆情的态势、热点、走势缺乏具象化的感受和定性的判断，而且需要一定的舆情知识和能力，才能够读懂专业化的图表型舆情报告。所以，简报型报告依然成为当前政府舆情报告的主流。

值得一提的是，本研究在调研时发现，由于舆情管理是随着网络舆论环境的变化凸显出的政府管理诉求，所以在原本的内设机构职能设置中，未能有其一席之地，这导致两种情况：第一，同一个政府机构内，不止一个部门向领导报送舆情，如"大部制"改革之前的国家新闻出版总署，办公厅、报刊司和信息中心，都向部领导报送舆情报告；第二，不同的政府机构中，报送舆情的部门千差万别，如国家食品药品监督管理总局由应急司上报舆情，商务部由办公厅上报舆情，国家卫生和计划生育委员会由宣传司上报舆情。

不同部门必然有对突发事件观察点、掌握信息和管理职能的差别，所以缺乏对舆情管理归口部门的顶层设计、统一规划和部署安排，为舆情管理的科学决策埋下隐患；在这方面，需要加强从上到下的规范。另外，政府部门人员和精力有限，缺乏对舆情相关专业知识的掌握，舆情监测和舆情报告工作可交予专业化的机构执行，但必须确保其公正与独立，不存在行业利益关联。

3. 舆情研判与舆情决策

舆情研判是舆情管理的重中之重。舆情研判，主要是研判以下六个维度：舆情热度、舆情速度、舆情扩散度、舆情风险度、舆情主导度和舆情破坏度。

舆情热度是指被监测对象（某项工作、某个领域、某件事情），引发的媒体报道、论坛发帖、博客发文和微博讨论的总量。舆情速度，包括舆情向速度、舆情变速度、舆情加速度，分别指舆情方向变化、速度变化和变化斜率，是舆情在时间纵轴上变化的衡量。舆情扩散度，是指舆情在不同媒体和网络场域的横向变化情况，如是500名网民讨论，还是5万名网民讨论；是500个论坛在议论，还是20000个论坛都在议论；是区域性媒体报道，还是全国性媒体围观；等等。舆情风险度是指负面、消极、敏感甚至泄愤性舆情所占比例、是否超过警戒阈值，舆情主要观点是否被误导或存在误区，线上情绪宣泄是否即将转化为线下行动，等等。舆情破坏度，主要是指突发事件发生后，舆情的发酵对于政府口碑形象、官民信任程度以及政策工作支持度等产生了多大的影响，比如乙肝疫苗事件发生后，中国疾控中心的调查显示，10个省市的乙肝疫苗接种率下降30%，就是舆情对于预防接种事业乃至国产疫苗行业的破坏体现。

在通过上述六个维度将舆情定量定位和定性研判后，即需要做出舆情决策：①要不要干预？②何时干预？③谁来干预？④通过何种渠道干预？⑤如何干预？本研究在调研时发现，当前政府部门的舆情决策往往还是以"人治"为主，即由主管领导或领导班子决定上述五个方面采取何种举措，从中央部委到地方政府，普遍没有建立量化可循的指标体系和标准化方案。

这一方面与舆情管理的信息不对称有关，因为舆情只是外部信息，必须综合内部掌握的情况，如对突发事件的调查、对管理资源的诊断等，才能做出有效决策，而内部情况——尤其是全局性情况，往往只有领导班子成员才能掌握。但另一方面，舆情决策的经验化，容易导致各地各政府部门舆情管理能力及水平参差不齐，故此，分领域建立大数据环境下的舆情决策模型势在必行。

4.舆情干预与舆论引导

舆情是由个人以及各种社会群体构成的公众，在一定的历史阶段和社会空间内，对自己关心或与自身利益紧密相关的各种公共事务所持有的各种情绪、意愿、态度和意见的交错总和。[①] 舆论则是公众的意见，消除了个人的

---

① 刘毅：《略论网络舆情的概念、特点、表达与传播》，《理论界》2007年第1期。

意见差异，反映集合意识的、多数人的共同意见。笔者认为，舆情和舆论的最大区别就是前者是处于动态的、变化过程中的，后者是经过酝酿、发酵，最终形成的具有共识性的意见。换言之，舆情管理的要义是将动态的、变化过程中的、可塑的舆情引导成为具有共识性的、对政府决策起到正能量作用的舆论。

因此，舆情管理的最终一环就是通过舆情干预，实现对舆情的塑造和主导。目前通行的舆情干预手段主要有：传统的新闻发布会、网站发布、媒体吹风会、媒体专访、媒体专稿、集体采访、专家或第三方发言等。

随着网络的兴起，一些新的形态与手段呈现出来，如官方微博的发布与互动，在线访谈与微访谈，网民调查团或其他微活动，甚至包括政府网络评论员的队伍建设。关于这一点，也存在一些争议。尽管网络舆情乱象丛生、推手公司渐成产业已是家喻户晓的事实，但政府组建自己的网络舆论引导队伍，尤其是在突发舆情出现后，有组织、有规律、有目的地发帖发文，其合法性和合理性仍受到质疑，网络评论员的工作范畴和权责奖惩需要清晰的界定和严格的管理。

三　食品药品突发事件舆情干预的策略

食品药品突发事件是对常态舆论场的打破，彼时的舆情管理，对舆情监测的及时性和持续性、对舆情报告的全局性和准确性、对舆情研判的科学性和前瞻性，都有着更高的要求。尤其是最后一环的舆情干预，往往对事件的性质、产生的影响起着决定性作用。基于对近年来重大食品药品安全事件的参与与研究，研究者总结出舆情干预的主要策略，具体如下。

第一，主动策略。主动是占据有利地位的先决条件。对突发事件主动及时干预，一方面有助于挤压谣言滋生的空间，展示公开自信、透明公正的政府形象，给舆论场信心和力量；另一方面，有助于形成话语主导优势，取得对事件和议题的定义权。比如在江西工业硫酸铜腌制皮蛋、汇源被曝用坏果制作果汁、香港卫生署通报维 C 银翘片非法添加等事件中，国家食品药品监督管理总局均第一时间予以回应，表达对舆情事件的关注和重视，并配以

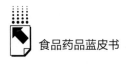

具体、有力的监管举措。特别是在维C银翘片一事中，恰是由于总局主动、及时、持续、有力的回应，将事件定性为乌龙事件，避免了香港卫生署模糊措辞通报伤及整个行业。

第二，持续策略。舆情干预切忌有头无尾、虎头蛇尾。若仅在舆情爆发之初表示关切，而无后续进展，长此以往将危害政府公信；若待舆情平息回落、关注度转移，才悄无声息地公布调查结果，将难以扭转公众心中的刻板成见，导致恶性循环。对突发事件的舆情干预，必须根据舆情发展的变化以及事件调查的进展，持续发声、持续引导。比如在乙肝疫苗事件舆情干预中，国家食药总局和卫生计生委两部委多次召开联合发布会，介绍事件处置情况，与记者展开交流、普及疫苗知识，特别是在部分批次调查结果出台后及时向全社会公布，消除舆论质疑，扭转舆论方向。很难想象，若待全部批次检验完毕、死亡孩童尸检报告出来后再沟通、再引导，舆情发酵失控，将对疫苗信任乃至行业发展产生摧毁性的影响。

第三，科学策略。舆情干预的科学策略，主要体现在以下几方面。①尊重舆论场规律。舆情从酝酿、爆发、发展到回落，有其内在规律，如删帖封号等，短期似乎能遏制舆情蔓延，但实际在积累负面势能，一旦再度爆发，必将更猛更烈。②尊重事实。舆情管理的作用不是粉饰事实，更不是遮掩真相，无论政府部门说什么、做什么，应以事实为准绳，舆情干预的目的是让公众知晓、理解和认同，维护或修复社会信任和政府形象。③尊重理性。网络环境下的舆论场，容易陷入非理性狂欢，如跟风辱骂、人身攻击、情绪发泄等，故政府部门的舆情干预，则更应秉承理性原则，摆事实、讲道理，摆证据、讲科学。比如国务院食安办连续两年指导中国食品科学技术学会邀请专家对食品热点予以点评，纠正舆论误区、还原事件原貌，发挥着拨乱反正之长期引导效力。

第四，共治策略。如同破解食品药品安全困局须倡导建立社会共治机制一样，舆情干预必需建立共治格局，才能在盘根错节的舆论场中不断形成以"我"为主的阵营并巩固壮大。一方面，在众声喧哗的自媒体时代，如果政府部门不懂得调动各方资源、共同发声、形成共振，恐将势单力薄、发声艰难；另一方面，舆情干预若缺乏配合和支持力量，容易令政府部门陷入自说自话、王婆卖瓜的尴尬，难以令公众信服。故此，政府部门应在平时积累专家库、媒体库、意见大 V 库、行业领袖库等等，在突发事件后懂得如何组合资源、调配资源、激励资源，让专家说、让媒体说、让公众说、让企业说。尤其是涉及专业性较强和偏见较深的话题，政府舆情干预大包大揽，效果很有可能适得其反。

比如 2013 年 7 月 8 日，香港某媒体刊发《内地婴儿奶粉含反式脂肪酸》一文，称由其委托进行的检测发现，内地三个颇受欢迎的奶粉品牌贝因美、圣元优博、伊利金装产品含有反式脂肪酸成分；美赞臣和惠氏两款受欢迎奶粉产品未检出反式脂肪酸，并称反式脂肪酸可以导致心脏病，家长应明智选择。清华大学舆情监测课题组当时经过舆情研判，认为这是典型的舆论商战，结合发改委发起的对奶粉行业的反垄断调查，以及因此导致的进口奶粉"降价潮"，可发现事件背景是内地奶粉行业内部的博弈和重新洗牌；媒体成为利益博弈和舆论商战的推手和打手。

面对利益纠葛的突发事件，总局此次舆论引导的成功经验就是由总局发布以数据和事实为基础、不带有任何立场的官方回应稿，而安排新华社发表《新华快评：要揭黑，不要"抹黑"》一文，戳穿舆情背后的真相。新华社报道指出："三种国产婴幼儿配方乳粉含反式脂肪酸的新闻曝出，当天即被证实是一个乌龙。社会舆论监督不应该被别有用心的人利用，成为获利的手段。这不仅需要广大公众提高自身的辨别力和判断力，同时更需要相关政府部门采取必要的措施，完善相应的法律制度，采取相应的技术手段，打击恶意的抹黑行为，为公众创造真正有利于监督的社会舆论氛围。"[①] 政府发言和媒体策应相得益彰，收效理想。

这一舆论引导的成功案例表明，尤其在面对食品药品安全突发事件时，政府和媒体需要配合发声。适合政府表态的由政府来说，适合媒体主张的由媒体来说；此外，媒体之间应当形成相互制衡的格局，当主流媒体说服力不强的时候，由商业媒体澄清事实；当商业媒体报道偏差时，由主流媒体指出纠正。

---

① 《新华快评：要揭黑，不要"抹黑"》，新华社，2013 年 7 月 10 日。

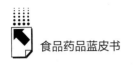
四　展望与结语

2011 年 6 月，麦肯锡全球研究所（MGI）发布了报告：《大数据：创新、竞争和生产力的下一个前沿》，将大数据的概念推至行业前沿。

大数据时代的降临，给舆情行业的发展带来无限的可能性。一方面，舆情监测的手段将更为科学化和高效性，对海量数据的高度处理和快速运算，将极大地规避人工选择舆情带来的盲区、片面和误导，尤其是舆情预警，恰好击中大数据技术的核心——基于现有数据对未来走势的前瞻性预测，将更为灵敏和迅捷；另一方面，舆情研判与舆情决策将更为精准化和可验证，数据模型的建立将有望给每个舆情决策的可能性输出舆情干预的模拟效果，舆情风险也有望以打分的形式可视化地呈现、辅助决策。此外，舆情报告已经并将更加快速地从纸质化向 PC 终端化、移动终端化转移，并完成从一个终端到系统化平台随时随地的舆情干预指令任务派发。

无论舆情管理多么智能化，始终无法替代人作为决定性因素的存在。具体到食品药品安全舆情管理工作，在大数据全媒体互联时代，影响舆情干预成效的关键将是舆情管理指标体系的建设、舆情风险因素的确定与研判、舆情决策模型的制定与校正等更为基础性却是决定性的工作。相应的，这一学科的人才，也将以跨学科、懂行业、有经验者为紧俏。

大数据环境下的舆情管理，将以数据挖掘、分词技术、语义分析、情感识别等技术为手段，开展不留死角、360 度全方位、分秒不停的舆情监测、研判和预警，及时辨别舆情风险并及时发出预警信号，科学研判舆情热度、舆情速度、舆情扩散度、舆情风险度、舆情主导度和舆情破坏度，行之有效地予以干预应对。从长远来看，大数据将消除新闻制造的短时记忆，恢复科学的、真实的长期记忆①，食品药品安全的公众感知风险将有望回归客观存在风险。

---

① 李希光：《大数据时代的舆情研判和舆论引导》，《思想政治工作研究》2014 年 1 月刊。

B.14
苏州医疗器械产业园区的形成和发展分析

张月林　陈建民　沈 沁*

摘　要：　随着信息医疗的崛起，以及医疗保健服务需求的增长，医疗
　　　　　器械产业成为新形势下经济发展新的增长点。本文介绍了苏
　　　　　州医疗器械产业园区的发展现状、发展优势和发展对策，以
　　　　　供国内其他医疗器械产业园区交流与参考。

关键词：　苏州　医疗器械　产业园

医疗器械对于人类疾病的预防、诊断、治疗、监护和缓解发挥着至关重
要的作用，随着人们生活水平的不断提高和对生命健康的日益关切，医疗器
械与人们日常生活的紧密度和依存度越来越高，确保医疗器械产品质量安全
有效也已成为改善民生，保障人民群众最直接、最根本、最现实利益的重要
内容。医疗器械这个古老而又新兴的产业，正散发着新一轮青春与活力，并
以其涵盖工业门类最全、吸收新技术最快、与人类生活关系最密切的特点在
生物产业中独占鳌头，增长迅猛。相对于新药研发，医疗器械行业普遍处于
"短平快"的状态，由于中国医疗器械领域过去发展相对落后，随着中国经
济的迅猛增长，人民生活水平的不断提高，以及新医改政策的支持，我国医
疗器械产业的发展机遇不言而喻，发展空间不可想象。

医疗器械产业是关系人类生命健康的新兴产业，其与制药业一起构成了
现代医疗体系的两大支柱产业，在国民经济中占据越来越重要的位置。国家

---

* 张月林，苏州市食品药品监督管理局；陈建民，苏州市食品药品监督管理局局长；沈沁，苏
州市食品药品监督管理局医疗器械监管处处长。

"十二五"规划将医疗器械产业作为战略性新兴产业,并详细列举了医疗器械的发展要求,内容涉及医用材料、医学影像、医用电子、微创介入、放射治疗、激光治疗等方面。在全球经济衰退的背景下,随着信息医疗的崛起,以及医疗保健服务需求的增长,医疗器械产业已经势不可当地成为新形势下经济发展新的增长点。

一 苏州医疗器械产业发展现状

多年来,苏州一直是江苏第一大医疗器械产业聚集区,也是全国名列前茅的医疗器械制造大市。医疗器械产业已经成为苏州持续增长、健康发展的新兴产业,无论是生产企业还是产值都保持良好的发展。据2013年底不完全统计,苏州医疗器械生产企业的注册资金超过103亿元。

表1 2008～2013年苏州医疗器械生产企业数

单位:家

年份	2008	2009	2010	2011	2012	2013
年末企业数	409	442	479	496	543	581
新办企业数	44	54	63	52	68	48
注销企业数	33	17	26	26	21	10

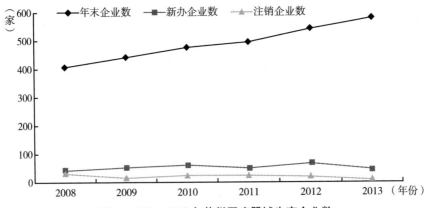

图1 2008～2013年苏州医疗器械生产企业数

表2 2008～2013年苏州医疗器械产业产值与年增长率

单位：亿元，%

年份	2008	2009	2010	2011	2012	2013
产值	73.6	82.7	98.7	113.1	141.4	169.5
年增长率	0.00	12.36	19.35	14.59	25.02	19.87

二 苏州医疗器械产业发展优势

苏州医疗器械产业良好的发展现状与苏州良好的区位优势和完善的工业基础配套密不可分。

（一）苏州医疗器械产业的自然优势

苏州地理位置优越，是长三角核心区的几何中心城市，介于长江和太湖两大生态源之间，东临上海，南连浙江，境内河网、港口和高速公路密布，四通八达，具有良好的区位优势。苏州是一个拥有两千五百多年历史的文化名城，也是中国经济高度发达的地区，GDP常年居全国第六、江苏省第一，是全国第一大工业城市，华东重要的经济中心、工商业中心、对外贸易中心和物流中心，医疗器械属于跨学科的产业，其健康发展不可或缺的是基础产业支撑，否则企业很难形成集群，从行业发展角度来看，苏州周边各种产业设施配套齐全，交通运输通畅，这些都是发展医疗器械产业的基本要素。

苏州市常住人口超过1200万，医疗卫生机构约2700个，自身及周边地区行业需求旺盛。发展医疗器械产业，人才在其中起关键作用，从资源来看，苏州市拥有中科院、大学、国家重点实验室等研究单位和中心241个，普通高等院校及职业培训技术学校超过20所，培养了一批高素质的专业人才和技术工人，构筑了医疗器械产业研发和制造的基础人才力量。

苏州市政府高度重视医疗器械产业发展，作为医药及生物技术产业的重要组成部分，医疗器械产业是苏州市重点扶持发展的新兴产业。目前，苏州

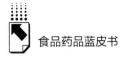

市已出台《苏州市医药及生物技术产业提升发展计划》《苏州市医药及生物技术产业跨域发展工程》《关于苏州市战略性新兴产业重点领域技术指引的通知》等扶持规划，从政策、金融、财税、载体建设、人才服务等方面为医疗器械产业发展提供制度保障。苏州市级医疗器械科技项目已由 2009 年的 36 项激增至 2012 年的 80 项，科技拨款超亿元。

（二）苏州医疗器械的特色集聚区

苏州市设姑苏区、苏州高新技术产业开发区（以下简称新区）、苏州工业园区（以下简称园区）、吴中区、相城区、吴江区，大市范围内还代管 4 个县级市，分别为常熟市、张家港市、昆山市和太仓市。由于产业门类涉及广泛、综合交叉，从医疗器械细分行业来看，苏州自然形成了以下几个特色集聚区。

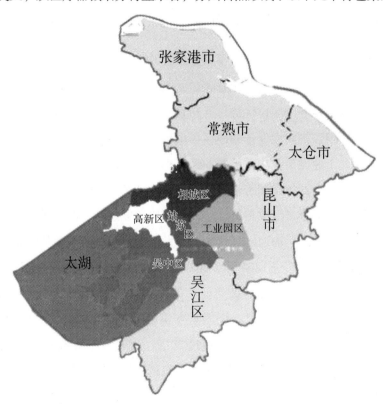

图 2　苏州特色集聚区

1. 园区——外商投资企业集聚区

园区是中国改革开放的前哨阵地，1994 年开始建设，是中国和新加坡两国政府的合作项目，开创了中外经济技术互利合作的新形式。园区借鉴新加坡经济发展和公共管理方面的经验，坚持走经济国际化发展道路。目前世界 500 强企业已在园区内投资 112 个项目。

园区中自然集聚了一批外商投资的医疗器械企业，如碧迪公司（B. D）生产麻醉包系列产品和体外诊断试剂，西门子（Siemens）公司、优利康（Unitron）公司生产助听器，强生公司（Johnson & Johnson）、史赛克公司（Stryker）、辛迪斯（Synthes）生产骨科产品，贝克曼库尔特公司（Beckman Coulter）生产诊断试剂，飞利浦公司（Philips）、日立公司（Hitachi）生产医用影像产品，施乐辉公司（Smith & nephew）生产创伤护理产品，贝朗公司（B. BRAUN）生产手术器械，洁定集团公司（Getinge Group）生产灭菌柜、手术床，英维康公司（Invacare）生产制氧机，等等。这些企业都是世界范围内的领跑企业，在苏州设立公司后其生产的产品用于全球销售。

2. 新区——医用高分子耗材集聚区

新区汇集了多家医用高分子耗材产品的生产企业，该地区朝红村在 20 世纪 80 年代后期家家户户生产高分子导管类产品，曾占领全国一半以上的市场份额。随着市场要求和监管要求提高，该地区企业逐步优胜劣汰，现存企业的生产规模、产品质量都越来越强，部分产品还出口美国、欧盟等发达地区，比较有代表性的企业包括伟康、晶乐、法兰克曼、挪度等。

3. 张家港——骨科产品集聚区

在 20 世纪 90 年代初期，位于张家港地区的金鹿集团和宏宝集团就从事骨科手术器械的制造，一度曾占领国内约 70% 的市场份额。发展至今，张家港地区有约 100 家医疗器械生产企业，产品从传统的骨科手术器械延伸至骨科植入产品，目前约占中国骨科手术器械市场的 40%，比较有代表性的企业有艾迪尔、欣荣博尔特、康力等。

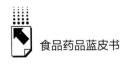
（三）专业医疗器械产业园应运而生

为推动苏州市医疗器械产业由大省向强省转变，针对医疗器械行业专业性强、技术跨度大的特点，"江苏省医疗器械科技产业园"这个医疗器械的专业产业园应运而生。产业园规划建设面积 2 平方公里，目前已有 14 万平方米载体投入使用，另外北区 12 万平方米载体在 2014 年底也陆续投入使用。产业园引进了医疗器械法定检测机构——江苏省医疗器械检验所苏州分所、国内知名医疗器械培训认证企业——北京国医械华光认证有限公司等一大批专业机构，力争打造一个涵盖投融资、知识产权服务、数据检索、医疗器械专项检测、咨询、培训和认证等多种形式的特色医疗器械专业公共服务平台。

产业园已被批准为国家火炬特色产业基地、首批国家创新型产业集群试点、国家"十百千万工程"示范产业基地（创新医疗器械产品应用示范工程）、国家级科技孵化器、江苏省级科技创业园、江苏省首批省级科技产业园、江苏省新药创制中心、苏州市特色产业基地。目前产业园内企业包括丹纳赫集团、鱼跃医疗、中生北控等五十多家世界 500 强企业、国内外上市公司等企业，注册资金超 15 亿元，总投资超过 50 亿元，旨在打造百亿级的医疗器械产业集聚区。

三　苏州医疗器械产业园区的发展对策

（一）突出重点　加大扶持力度

医疗器械产业资金投入大，研发周期长，许可审核严，属于高投入、高风险的产业。行业的特殊性决定了国内单个企业无论是资金上还是技术上都难以完成大规模的研发。目前已知全国有多个地区都在积极发展医疗器械产业，苏州是一个能源匮乏、各种资源成本较高的地区，如何能继续在竞争中保持领先的地位，对苏州而言是一种考验。建议政府牵头，搭建一个企业互动的平台，以较低的风险实现较大范围的资源调配，实现企业优势互补、拓展发展空间、提高产业或行业竞争力。同时，政府要从市场层面看准机遇，顺势而为，引导企业加快整合，抓住重点区域和重点项目加大扶持力度，如医疗器械产业园结合自身的特点重点支持六个技术方向，分别为医学影像、数字医疗、诊断试剂、医用激光、低成本医疗器械和家庭医疗器械。

（二）优化环境 加强配套措施

实践证明，医疗器械产业集群发展，企业可以共享资金、专业服务、销售渠道、人才、创业经验、政府支持等丰富的资源，缩短行业进入的时间并降低成本，是一种积极的业态发展方向。为保障医疗器械产业持续、高效发展，就需要优化发展环境，加强配套体系建设和上下游产业链的衔接。苏州要以医疗器械产业园为核心，努力争取政府、行业协会、中介组织的力量，发挥政府的引导和撬动作用，积极构建政府、机构、中介组织和企业"四位一体"的协同机制。

实务操作中，强化配套措施主要体现在以下几个方面。一是资金方面，为医疗器械产业发展提供专项资金、科技贷款贴息、专利资金、科技保险等资金，这些医疗器械产业支持政策都将促进产品的研究开发，多渠道为创新型企业、新技术成果提供技术融资、企业融资平台。目前项目扶持方面已有省科技厅医疗器械成果转化招标、苏州市科技项目医疗器械专项资金、高新区医疗器械专项资金等。二是人才方面，进一步完善人才培养机制，继续发挥苏州人才集聚效应的优势，以高校、研究院所（包括外埠及国外高校和研究机构）的引入，形成创新成果与专业人才培养基地，打造创新成果合理转化机制体制，目前针对产业园的发展，市、区各级科技部门分别出台了姑苏创新创业领军人才专项（苏发〔2010〕20号）、苏州高新区领军人才专项（苏高新管〔2011〕82号）等政策，吸引了一大批高端医疗器械产业人才涌入苏州创业发展。三是公共服务平台方面，引入权威的检测机构，如江苏省医疗器械检测所苏州分所，落实专项指导、绿色通道等举措，江苏省科技厅每年定向支持苏州医疗器械产业园10个医疗器械项目，可获得超过亿元资助，建立江苏省医疗器械产业技术创新战略联盟，推进国产创新医疗

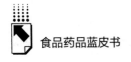

器械产品示范应用工程（简称"十百千万工程"），促进企业加快创新，提升技术改善产品。

（三）强化指导　发挥监管优势

食品药品监督管理局作为行业监管部门，应积极发挥监管和指导作用，助推医疗器械产业园发展。一是利用产业园企业集中、资源集中的优势，深化准入指导力度，强化发展进程监管，加大产业保护力度，对一些监管政策可在一定范围内集中实施试点或试行，取得事半功倍的效果。二是扶持第三方服务机构向企业提供质量认证、产品注册、新产品上市安全性检测等培训服务，组织专家进行针对性的解答，帮助企业缩短研发周期，早日将产品推向市场，转化为生产力。三是充分利用医疗器械产业园多样性，将产业园培养成食品药品监管人员的实训基地，为食品药品监管事业人才建设夯实基础。

结束语

抓住发展机遇，加快我国医疗器械产业的发展，既是保障民生、服务公众健康、支撑医疗卫生体制改革的迫切需要，也是调结构、上水平、加速度培育战略性新兴产业，促进国民经济又好又快发展的战略要求。近年来，在苏州市委、市政府和上级食品药品监管局的正确领导和大力支持下，苏州市食品药品监督管理局作为医疗器械产品质量和市场秩序的监管部门，主动转变工作思维观念，积极顺应时代发展需要，科学统筹好监管与发展的关系，在强化监管的同时优化服务举措，做到监管与服务相辅相成、相得益彰。

苏州市食品药品监督管理局始终高度关注医疗器械行业和产业园区的发展，并将继续在优化产业发展环境、制定实施市场需求政策等方面尽职尽力，为促进苏州医疗器械产业快速、持续、健康、长远发展做出更大的贡献！

附　　录

Appendix

B.15
华盛顿和上海食品安全监管的比较与借鉴

张少辉*

摘　要： 本文分别对比了中国和美国食品安全监管的经历，特别是上
海和华盛顿哥伦比亚特区的食品安全监管法律制度在立法、
执法和司法方面的异同，提出了对我国特别是上海食品安全
监管的几点建议。

关键词： 食品安全监管　法律制度　比较研究

近年，我国连续发生了一系列重大食品安全事件，"食品安全"已成为
"上至国家领导人、下至普通老百姓"最为关注的话题之一。根据国务院《关

---

*　就职于上海市黄浦区市场监督管理局。

于地方改革完善食品药品监督管理体制的指导意见》的部署，上海已完成食品药品监督管理机构的改革工作，上海食品药品监督管理局将承担起全面的监管责任，"如何做到不辱使命，确保公众的食品安全？"是一个值得研究的课题。回顾监管的发展史，美国的食品安全也曾经历一个由"乱"而"治"的过程。因此针对中美两国的食品安全监管的法律制度进行比较研究，特别是通过华盛顿与上海两座城市食品监管法律制度的比较，能更好地认识到当前我国食品安全监管所面临的挑战，并在此基础上提出切实可行的监管建议。

一 两座城市食品安全监管的立法比较

美国在19世纪后期发生了很多食品掺假事件，如将水兑入酒或牛奶；将木炭粉混入胡椒；在糖浆中添加化学染料，使其看上去像天然的一样。[①] 当时美国的食品市场上假冒伪劣食品频繁出现，主要原因有三个。第一，食品生产加工的集中化导致制造者脱离了消费者的视线，最初的原始舆论监督消失。食品的生产逐渐向区域或集中生产点或城镇集中，脱离了社区的控制，食品制造商为了牟取暴利，置消费者的安全于不顾。第二，科学技术的发展被不当利用，为食品、药品的掺假提供了可能的技术和条件，加剧了食品的掺假行为，如新发现的防腐剂被用来掩饰不新鲜的食品。第三，美国各级政府监督不力以及相关市场的无序发展和混乱。当时的美国在市场监管上秉承的是自由放任的思想，而市场天生倾向于放纵人性的贪婪。此外，美国是联邦制国家，每个州根据本州的情况制定的食品安全监管政策差异非常大。所以各州仅能监管本州的商家和企业，对外州的食品制造商不具有法律的约束效力。[②] 美国当时的食品掺假现象不仅严重危害美国人的生命健康，同时也影响了对外贸易，使美国食品出口受到阻碍，这直接催生了美国的食品立法行动。但立法从设想到实现的过程，可谓艰难。美国《食

---

① 吴强：《论19世纪美国的食品立法》，《武汉大学学报》（人文科学版）2012年第5期。
② 兰教材：《美国1906年纯净食品药品法之由来》，《史学月刊》2011年第2期。

品、药品和化妆品法》（简称 FDCA）从 1933 年启动法律制定，历经产业界的反对和阻挠、FDA 的不断争取和努力以及各方利益体在国会山内的激烈论争，1937 年磺胺酏剂事件成为推进立法的关键，促成美国总统罗斯福于 1938 年 6 月 25 日签署了《食品、药品和化妆品法》。立法过程充分说明：一项法律的诞生过程往往伴随着危机、灾难、悲剧或丑闻。"危机时刻"的出现，有时会使得原本未成为公共议程的某项议题，变成当下公共议程的最为紧迫的事项；有时还会让那些原本还遭遇到不同利益团体顽强阻击的公共议题，赢得来自更多方面的支持，从而成功促成法律的颁布和实施。

总结美国 FDCA 的立法过程，至少有三点值得思考和借鉴。第一，立法的启动是针对社会的现实，正因为现实社会出现了问题，才会有针对问题寻求解决有效途径的立法行动。第二，各方意见的充分表达和各方的利益平衡，通过民主决策，保证法律形成过程的民主正当性和实体内容上的合法性和合理性，强调法律制定必须与执法更好地衔接和推进实施，以达到立法的实际效果。第三，严重的食品安全事件能打破各利益方讨价还价的僵局，有效地形成共识，赢得来自更多方面的支持，促成法律的诞生。[①]

美国联邦政府立法主要是针对需要跨州进行贸易的产品监管，对不涉及贸易的餐饮服务监管主要由各州自行立法，如华盛顿哥伦比亚特区有专门的食品法令（Food Code）作为华盛顿特区餐馆监管的法律依据。在中国，虽然《食品安全法》及其实施条例对食品安全管理的主要职责已有较为详尽的规定，但各省可以从地方的实际情况出发，对国家法规中一些比较原则的条款予以具体化。同时，针对食品生产加工小作坊、食品摊贩等国家层面难以统一规定监管职责和措施的领域，食品安全法可授权地方制定具体的管理办法，如上海制定了《上海市实施〈中华人民共和国食品安全法〉办法》。

---

① 宋华琳：《危机时刻与规制变迁：公共议程的设定与美国 1938 年食品、药品和化妆品法的形成史》，《南开法律史论集》（2007），南开大学出版社，2007。

在华盛顿特区 (Washington D. C.), ① 华盛顿特区食品法令非常全面, 共有九个章节, 篇幅长达 228 页, 分别对立法目的、管理和人员、食品管理、设备用具、供水和排水管道、垃圾管理、地理位置、毒性物质的管理、摊贩餐饮服务提供者和家庭厨房的特殊要求、合规执法和定义等进行了详细的规定。

我国在食品安全方面法律发展和进步的过程, 可分为三个阶段。第一阶段 (1949 ~ 1978 年) 是我国食品卫生法制的初步形成阶段。1953 年 7 月 17 日, 卫生部颁布了《清凉饮食物管理暂行办法》, 这是新中国第一部食品卫生的部门规章。1965 年 8 月 17 日, 国务院颁布了《食品卫生管理试行条例》, 这是我国第一部食品卫生相关条例。这一阶段我国的食品卫生法规都是单项管理办法, 具有极为鲜明的计划经济特色。第二阶段 (1979 ~ 2008 年) 是食品卫生管理逐步进入法治阶段。随着我国经济体制改革, 食品卫生法作为市场经济的重要组成部分, 也得到了重视和发展。由于经营体制和管理的变化, 食物中毒事件数量呈现不断上升的趋势, 1982 年全国发生的食物中毒事故 52 起, 中毒人数 1097 人。针对这个新情况, 1982 年 11 月, 《食品卫生法 (试行)》经第五届全国人大常委会审议通过, 这是我国第一部食品卫生法律。1995 年, 在《食品卫生法》试行的基础上, 汲取实施过程中积累的经验, 同时也是为了适应我国社会主义市场经济建设的新形势, 《食品卫生法》正式实施。第三阶段即食品安全法制的快速发展阶段 (2009 ~)。由于社会快速发展带来对环境的破坏、滥用食品添加剂及违法添加非食品物质等, 我国的食品安全面临越来越严峻的挑战。2008 年发生的因奶粉中添加三聚氰胺而带来的大规模伤害事件, 直接推动我国食品安全法制进一步快速发展。2009 年 6 月颁布实施的《食品安全法》, 首次提出 "食品安全" 这一理念, 同时提出 "加强源头监管" 的理念, 在现实监管中力求实现环环相扣的无缝衔接的监管机制。②

---

① DOH, "Food and Food Operations Code", http: //doh. dc. gov/node/214932.
② 赵辰、时福礼等:《阐述我国食品卫生法制的发展》,《中国卫生监督杂志》2012 年第 2 期。

　　我国食品安全的立法过程中，尽管很多情况与美国不同，但总体上与美国一样也具有三个特点，但在立法细节上，法律制定后相配套的实施规章的制定方面，仍有很多需要完善之处。例如，美国在《FDA 食品安全现代化法案》（FSMA）即将全面实施之际，针对这项新的食品安全法规制定了若干实施细则（也可称为规章和条例）和指引。FDA 认为，公众（包括受这项新法影响的公司）应该也应当有机会参与到实施过程当中。FDA 根据"公告评议式规章制定"颁布规章时的要求，严格按以下流程开展相应的工作，首先，FDA 制定规章草案并向社会各界征求意见。规章草案在联邦公报（FR）上发表，以便公众能够查看其内容并向立法部门提出自己的意见。同时，所有公众反馈的意见均在网上公布。随后，FDA 认真研究并采纳相应的公众意见并颁布最终条例，最终条例同样也在联邦公报上发布，并将该条例归档存放至 Regulations. gov 中的 FDA 官方文件栏目中。最后，在规章生效前，各公司已对需要遵守的规章和要求有了较清晰的理解，一旦规章生效即可严格遵守，FDA 也会颁布旨在帮助受监管行业的各种指南。① 2013 年9 月 12 日和 13 日，笔者曾在华盛顿现场参加美国 FDA 主办的《美国食品安全现代化法》（FSMA）进口商认证和第三方机构的立法意见征询公开会。参与制定规章的 FDA 官员在征询会上对规章的相关条款做详细的讲解。食品消费者、制造厂商、食品相关行业协会甚至外国大使馆代表等都会对FDA 制定的有关规章提出详细的意见和建议。从时间上看，美国《FDA 食品安全现代化法案》于 2011 年就已颁布，而到现在还没有全面实施，似乎效率非常低；但实际上在规章的制定过程中，各方意见的充分表达，既保证法律形成过程的民主正当性和实体内容的合法性和合理性，也让社会各界对该法规有了全面而深入的了解，法律制定与实施有机地衔接和推进，使得法规一旦正式实施，各方均能严格遵守，保证了法律的严肃性。从立法的实际效果看，美国这样的立法过程效率似乎更高。

---

① FDA, "The Food Safety Law and the Rulemaking Process: Putting FSMA to Work", http: //www. fda. gov/Food/GuidanceRegulation/FSMA/ucm277706. htm#.

上海的食品安全地方立法具有显著的地方特色，《上海市实施〈中华人民共和国食品安全法〉办法》约 25 页，分别为总则、一般规定、食品生产加工小作坊和食品摊贩、监督管理、法律责任、附则等六章。① 表 1 和表 2 是从上海和华盛顿特区的法律规定中选取的食品安全管理制度及责任条款，以及对食品安全管理人员和从业人员的健康管理制度的条款和详细的规定，对比华盛顿特区和上海地区的两部地方法律，可以看出，美国华盛顿在食品安全监管制度的设计方面，法律条款详细而完整，具有很强的可操作性，能解决监管中的实际问题，达到了立法的目的。而上海还停留在"是否有"地方法规和制度的阶段，在立法的有效性方面尚需努力。

表 1 华盛顿和上海食品安全管理制度及责任条款的对比

	华盛顿	上海
条款数	共 22 条	共 1 条
条款内容	许可的前提是必须任命符合要求的驻店食品安全经理，并要求其在餐馆开门运营期间在岗 驻店食品安全经理应委托一名能确保在店的后备经理，以确保驻店食品安全经理不在时，负责食品安全工作 食品安全经理应具备预防食源性疾病、HACCP 和本法令知识 食品安全经理应负责监控食品安全相关的人员健康、培训和管理、原材料验收、食品正确存储和加工、用具清洗消毒等工作	食品生产经营企业应当建立健全本单位的食品安全管理制度，配备专职或者兼职食品安全管理人员，做好对所生产经营食品的检验工作
特点	强调"在岗、有知识、有责任"	强调"有"人员
执行效果	许可和食品安全管理经理绑定，经理必须在岗，不在岗，餐馆立即停业 政府监管就是"一对一"，所有问题找食品安全经理。有问题，可以对个人罚款甚至处以刑罚，确保制度的实施	安全管理人员制度有弹性，关键人员不在岗或不遵守规定，只能采取行政建议的做法，制度执行的效果打折扣

① 王龙兴、吴勤民等：《上海市实施中华人民共和国食品安全法办法解读》，复旦大学出版社，2012。

表2　华盛顿和上海从业人员健康管理制度及责任条款的对比

	华盛顿	上海
条款数	共29条	共1条
主要内容	从事食品工作的人员当有这些症状,如呕吐、腹泻、黄疸、咽痛伴发热、不能被绷带、手套等完全隔离的伤口时 尽管无症状但有明确诊断,如病毒、甲型肝炎、志贺氏菌、肠毒性大肠杆菌、沙门氏菌的	从事接触直接入口食品工作的人员患有痢疾、伤寒、甲型病毒性肝炎、戊型病毒性肝炎等消化道传染病,以及患有活动性肺结核、化脓性或者渗出性皮肤病等有碍食品安全的疾病的,食品生产经营者应当将其调整到其他不影响食品安全的工作岗位
特点	列出具体的症状和诊断	列出疾病名称
执行效果	标准直观、可操作性强,能达到控制食源性疾病的目的	不直观,只能检查从业人员健康证,这不是员工实时的健康状况,很难达到控制食源性疾病的目的

二　两座城市食品安全监管的执法比较

1938年美国的《食品、药品和化妆品法》(FDCA)通过之后,联邦政府就如何有效开展监管工作做了一系列的努力,第一,就是赋予FDA在监管中的科学、独立的地位。为了让FDA拥有足够的抗衡力量,避免被商业利益俘获,FDA在机构设置和人员配备的设计上非常注重保证机构运行的独立性。FDA的局长由总统任命,并经参议院认可。另外,为限制总统对FDA的影响,FDA的局长任期是五年或七年,并且与总统的任期彼此交错。总统开除现任局长的权力受到法律的严格限制,而且,FDA局长的任期长于总统的任期。第二,是在监管中以行政指导为主并辅以极少数的严厉处罚的方式。因为FDA规模较小,所以FDA以行政指导为主的做法被认为是"更为现实"的执行方式。FDA认为监管的主要目的是纠正错误的做法而非惩罚,FDA动用众多的资源来给予企业以各类指导,通过帮助食品生产商采用正确的生产方法来提升企业产品的质量水平从而实现食品安全的监管目的。FDA还经常给企业提供帮助和咨询,让他们了解行业技术发展的趋势并掌握更好的加工技术，以及以更低成本生产安全食品的方法，使得企业更愿意也更有能力服从食品药品相关法律法规的要求。"FDA相信，通过告知讲信誉的食品生产企业如何让它们自己的产品符合法律法规的规定比违反法律法规后的处罚更加有效。因此，FDA的策略就是教育优先于法律行动，因为事先的教育不会损害公共利益，也不会干预自由竞争。"①

我国《食品安全法》在2009年实施之前，曾讨论过哪个部门能够真正担当起我国食品安全监管的重任。从专业的角度来看，似乎卫生部更适合承担此重任，但是卫生部在医改问题上裹足不前受到社会各界一再责难，认为卫生部"连医院那一块都管不过来，它还能管得了食品?"工商部门人力充足，基层监管所遍布全国各地，但是工商部门存在的最大问题是专业技术力量不足，对于食品安全监管这种需要专业技术支撑的监管任务，显然也是力不从心。在这样的背景下，质量技术监督部门成为当时一种选择。2007年，由质量技术监督部门负责起草《国务院关于加强食品等产品安全监督管理的特别规定》，并尝试了很多监管手段和办法，但2008年还是发生了三聚氰胺的奶粉事件。由此推进了国务院食品药品监督管理体制的改革，担当起食品安全监管重任的食品药品监管局升为正部级，级别的上升使得食药监局在食品安全保障上有了行政的保障，但要真正提升食品安全监管的水平，还有很长的路要走。现在，"食品安全"已经成为一个烫手的山芋，工作努力和成效不容易被看到，但工作的疏漏却很容易被发现。

美国凯赫律师事务所的律师John S. Eldred在"中美近期为增强食品安全采取的立法比较"中，认为中国在《食品安全法》颁布实施后仍频繁发生一些食品安全事件，如毒豆芽（尿素、亚硝酸盐和抗生素）、染色的过期馒头（未批准的色素，过期）、油炸食品使用的地沟油等，所有这

---

① 刘亚平：《美国食品监管改革及其对中国的启示》，《中山大学学报》（社会科学版）2008年第4期。

些都是为经济利益而故意掺杂掺假，而这些掺杂掺假的行为实际上在《食品安全法》颁布之前已经属于非法，所以，他认为应该加强检查和执法。①

从 2010 年 5 月起，笔者在上海市食品药品监督管理局黄浦分局从事餐饮服务安全的监管工作。2013 年 9～12 月，笔者在美国华盛顿哥伦比亚特区乔治城大学做访问学者期间，走访了位于华盛顿特区 M 街的 Jack's Fresh 自助餐饮等企业，与餐馆的老板 Xiaomei Yin 进行了访谈，并在此基础上对比了两地餐馆的监管。

表3　华盛顿和上海对餐馆的日常检查方式和实施情况的比较

	华盛顿	上海
是否事先通知	全部突击检查,通常在餐馆最忙的时候来检查	有的通知,有的突击检查
陪同人员	直接找持证食品安全经理陪同检查	负责人或其他在店人员
检查结果	一般问题会通过电邮寄一份给餐馆整改方案,并在 DOH 网上公开,供市民查询	书面记录不给餐馆,也尚未在网上公开
问题处理	下次检查重点,如未纠正,加重处理 对业主或食品安全经理个人可处以 1 万美元以下的罚金。触犯刑法的可处 1 万美元罚款或不超 1 年刑罚	下次检查重点,如未改正,加重处理的手段有限。且处置对象仅限于企业,而不能对个人进行行政处罚

通过比较可以看出，美国对企业采取的是"纠正问题"为主的执法理念。在第一次发现企业存在一般问题时，美国监管部门通常会给予改正的机会。后续的跟踪检查中，如企业已自行纠正问题，监管部门就不处罚；对不纠正的企业或个人则给予严厉的处罚，同时记录在全国统一的诚信档案中（7 年有效）。通过引导鼓励企业主动纠正错误，真正达到落实"企业是食品安全第一责任人"的目的。因此中国的执法理念需从管"企业"向管"人"方向转变，要将整改任务落到企业的食品安全经

① John S. Eldred：《中美近期为增强食品安全采取的立法比较》，美国食品和药物法研究所中国研讨会，2011 年 6 月 14 日，北京。

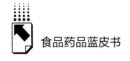

理、业主等具体的行为人身上，才能有效激发企业责任意识，"有效纠正"问题。

三 两座城市食品安全监管的司法比较

美国历史上也多次出现行为不良的商家出售过期食品等现象，于是，逐渐建立起了消费者集体诉讼和惩罚性赔偿制度。不良商家被举报后不但受到重罚，而且顾客也越来越少，最后只得关门。所以，无论是厂家还是经销商，都不敢铤而走险，赚取不义之财。尽管追逐利润是生产商、经销商等商人的本性，但如果违法成本远远大于其违法而获得的利润时，他们将不得不自觉规范自己的行为，从而在整个社会上形成一种良好的秩序。这就是惩罚性赔偿制度的精髓。[1] 而中国在民事侵权方面的立法相对薄弱，比如轰动全国的深圳哈根达斯事件，哈根达斯最后仅被处以 5 万元的罚款。违法成本如此之低，可能都不及其一天赚取利润的 1/10。如此低的违法成本导致越来越多的生产经营者置法律于不顾，选择铤而走险。另外，中国的监管部门还受制于这样一个现实：食品行业的从业者比较分散，许多小作坊、小商家没有品牌也没有商业声誉，根本就没有品牌和信誉需要保护的概念，基于短期利益的驱使违法犯罪，一旦被发现，关门了事，消费者的赔偿常常无法兑现。

如何落实食品安全司法赔偿，两座城市各有其特点。在美国华盛顿特区有食品安全保险的险种，可用于消费者受损时的赔偿，但食品安全保险不是强制的，也不是专门的，是可以和工作保险叠加在一个保险包里，如前述的 Jack's Fresh 是一家中型餐馆，一年的保险费约 2000 美元，餐馆能承受，房东也有要求，也确实能减轻餐馆的后顾之忧。因此参加食品安全的保险成为企业的自觉自愿的行为。一旦出现问题，保险公司可以支付对消费者的赔

---

[1] 胡永霞：《美国惩罚性赔偿制度对我国食品药品安全立法的启示和借鉴》，《法制博览》2012 年第 9 期。

偿。在上海，食品安全责任强制保险制度已在多个区县试点，8 个郊区县推进的是农村自办酒席的食品安全责任保险；松江区在全部集体配餐企业中推广食品安全责任保险；长宁区推出了大型婚宴食品安全责任险；徐汇区在全区为老助餐企业全面推行食品安全责任保险；黄浦区则在南京路 6 家知名食品商店和浦江游轮供餐方面推出了食品安全责任保险。①

四　完善上海食品监管法律制度的建议

科学的立法、严格的执法以及高额的赔偿制度可以说是美国维护食品安全的三把利剑。中国当前的处境与当年的美国最大的区别在于，是从政府全能的时代走向开始发展市场的阶段，从计划时代主要管理国有企业到当今需要面对大量的小作坊、小企业组成的市场的阶段，原有的法律法规以及相应的监管制度捉襟见肘。仅靠单一部门的执法，无法迎接如此巨大的挑战。因此，我国应在立法、执法和司法三方面进行变革，通过不懈的努力以及卓有成效的工作，来赢取百姓的信任，并得到行政相对人的配合，一步一个脚印，日积月累，从而取得食品安全整治成效。

（一）制定配套细化的监管执法规章

众所周知，中国食品安全监管工作的开展，仅仅依靠一部《食品安全法》显然是远远不够的。当前，由于涉及食药监、工商、质监等各职能部门的变更，需要各部门在尽快理顺各自职责的同时，进行大量的规范性文件的清理、归并与修订。新组建的国家食品药品监督管理总局和上海食品药品监督管理局在制定本部门、本地方的法规和规章的时候，一定要做到过程"透明"和"公众参与"。首先，应认清现状，承认食品安全多元利益群体之间既相互共存又不乏冲突的客观现实。在食品安全的立法过程中，要尽量

---

① 阎祖强：《舌尖上的安全底线靠什么坚守　市食安办主任谈食品安全问题》，《解放日报》2013 年 2 月 6 日。

允许不同利益群体表达其各自的诉求，保证食品立法的整个过程尽可能的公开透明化，最大限度地得到各方的认可。其次，作为监管的政府部门要明确自身定位。要在管理理念和服务意识方面与快速发展的市场需求相匹配，树立"协调各方、服务市场"的大局意识，力求达到公众利益、业界发展和政府公信度三者之间的"共赢"。国家新修订的《食品安全法》颁布后，上海的立法部门如何结合上海的实际，充分听取各方意见，从解决实际问题出发，制定出可操作性强、可执行的地方法规。例如，餐饮服务企业的许可办法，如何既控制风险，又突破局限便于从业者获得许可，以换取监管对象的主动依从法规，从而将无证经营的现象变成边缘存在的偶然现象。不但在许可方面的立法要优化，其他的如检查、抽样、处罚方面的立法也要优化，如何建立"负面清单"，抓住关键环节，放开其他要求，促进企业的蓬勃发展以形成繁荣的生机，这是食品监管领域面临的最大挑战之一。上海作为全国改革开放的排头兵理应积极探索有所突破。

（二）推行科学有效的监管执法方式

我国食品药品监管部门应根据国家的实际情况，突破现有的体制局限并创造性地开拓监管手段和方式，学习美国 FDA 的"大量的指导和极少数的严厉处罚"的执法方式，提升行政相对人的主动依法开展经营的主动性；对于"非法添加"等犯罪行为则要依靠公安部门的力量予以严厉打击，赢得公众的信任；以更加积极的态度和有成效的工作，主动协调社会各方，以得到其他相关部门的支持。上海食品药品监管部门要做到"独立公正、协调各方、纠正为主"的执法，必须主动思考，在有限的监管资源和人力的情况下，有效加强对本地生产企业和供沪食品的监管，建立诚信机制，从源头上确保食品的安全。采取"教育指导大多数、严厉处罚极少数"的方式既可以保证产业发展的繁荣和生机，又能提升和维护法律的威严。严肃执法纪律，科学公正执法，同时形成定期轮岗制度，从制度上保护每个执法人员的廉洁和公正，管理好队伍。

（三）健全科学合理的权益保护机制

除政府监管部门与行政相对人外，公众是食品安全承受的主体。作为《食品安全法》立法本意要保护的对象，对食品安全事件中处于弱势地位的公众其利益如何给予充分的保护，如何给予公众更多的参与监督食品安全监管活动并获取足够的信息，保证公众的知情权，是今后食品安全监管的发展方向。上海要充分利用好现行的保险制度，既支持居民正当索赔，当然，在保护消费者的同时，也要防止滥用惩罚性赔偿而造成不应有的负面作用，以免打击合法合规的食品生产者、经营者的积极性。建议在具体惩罚性赔偿金的数额计算上，必须制定相应的限制条件，如可以制定惩罚性赔偿数额和补偿性赔偿数额之间的比例关系，先确定具体的补偿性损害赔偿数额，然后再依据制度根据先行制定的比例关系确定具体的惩罚性赔偿数额。

五　结语

他山之石，可以攻玉。比较其他国家在监管中的工作经验和教训有助于更好地认清自我。为此，本文从立法层面、城市在食品监管上的具体做法方面进行了比较，美国的做法不可能简单直接地套用到我国的监管实践中，但美国解决问题的思路以及做法，能帮助我们更好地理解我们当前面临的困境，我国不仅仅要学习美国"FDA"的外形，更加重要的是在维护公众饮食用药合法权益上如何借鉴美国 FDA 的做法，从而解决食品安全的困境，这才是关键和有效之道。

B.16

2013~2014年食品、药品、医疗器械、化妆品法律法规建设情况

表1　食品药品监管体制改革综合性文件

序号	名称	颁行日期	颁行部门
1	国务院机构改革和职能转变方案	2013年3月14日	国务院
2	国务院关于机构设置的通知(国发〔2013〕14号)	2013年3月19日	国务院
3	国务院办公厅关于印发国家食品药品监督管理总局主要职责内设机构和人员编制规定的通知(国办发〔2013〕24号)	2013年3月31日	国务院办公厅
4	国务院关于地方改革完善食品药品监督管理体制的指导意见(国发〔2013〕18号)	2013年4月10日	国务院
5	国务院办公厅关于印发国家卫生和计划生育委员会主要职责内设机构和人员编制规定的通知(国办发〔2013〕50号)	2013年6月9日	国务院办公厅
6	国务院办公厅关于进一步加强食品药品监管体系建设有关事项的通知(国办发明电〔2014〕17号)	2014年9月28日	国务院办公厅
7	农业部、食品药品监管总局关于加强食用农产品质量安全监督管理工作的意见	2014年10月31日	农业部国家食药总局

表2　食品药品医疗器械法制建设情况

序号	名称	效力等级	颁行日期	颁行部门
1	关于修改《中华人民共和国消费者权益保护法》的决定	法律	颁布:2013年10月25日 施行:2014年3月15日	全国人大常委会
2	医疗器械监督管理条例	行政法规	颁布:2014年3月7日 施行:2014年6月1日	国务院
3	新食品原料安全性审查管理办法	部门规章	颁布:2013年5月31日 施行:2013年10月1日	国家卫生计生委
4	进出口乳品检验检疫监督管理办法	部门规章	颁布:2013年1月24日 施行:2013年5月1日	国家质检总局

续表

序号	名称	效力等级	颁行日期	颁行部门
5	有机产品认证管理办法	部门规章	颁布:2013年11月15日 施行:2014年4月1日	国家质检总局
6	国家食品药品监督管理总局立法程序规定	部门规章	颁布:2013年10月24日 施行:2013年12月31日	国家食药总局
7	国家食品药品监督管理总局行政复议办法	部门规章	颁布:2013年11月6日 施行:2014年1月1日	国家食药总局
8	食品药品行政处罚程序规定	部门规章	颁布:2014年4月28日 施行:2014年6月1日	国家食药总局
9	医疗器械注册管理办法	部门规章	颁布:2014年7月30日 施行:2014年10月1日	国家食药总局
10	体外诊断试剂注册管理办法	部门规章	颁布:2014年7月30日 施行:2014年10月1日	国家食药总局
11	医疗器械说明书和标签管理规定	部门规章	颁布:2014年7月30日 施行:2014年10月1日	国家食药总局
12	医疗器械生产监督管理办法	部门规章	颁布:2014年7月30日 施行:2014年10月1日	国家食药总局
13	医疗器械经营监督管理办法	部门规章	颁布:2014年7月30日 施行:2014年10月1日	国家食药总局
14	蛋白同化制剂和肽类激素进出口管理办法	部门规章	颁布:2014年9月28日 施行:2014年12月1日	国家食药总局 海关总署 国家体育总局
15	食品药品监督管理统计管理办法	部门规章	颁布:2014年12月19日 施行:2015年2月1日	国家食药总局
16	食品安全抽样检验管理办法	部门规章	颁布:2014年12月31日 施行:2015年2月1日	国家食药总局
17	药品经营质量管理规范	部门规章	颁布:2013年1月22日 施行:2013年6月1日	原卫生部
18	《国家基本药物目录》(2012年版)	部门规章	颁布:2013年3月13日 施行:2013年5月1日	原卫生部
19	关于办理危害食品安全刑事案件适用法律若干问题的解释	司法解释	颁布:2013年5月2日 施行:2013年5月4日	最高人民法院 最高人民检察院
20	关于审理食品药品纠纷案件适用法律若干问题的规定	司法解释	颁布:2013年12月23日 施行:2014年3月15日	最高人民法院

Abstract

2014 – 2015 Blue Book of Food and Drug is the 7th Volume of Report on Food and Drug Safety and Regulatory Policies, including additional latest research results of the food and drug safety, particularly the highlights and difficulties in regulation.

The Book covers the study reports of development and regulation of the food, drug, cosmetic and medical device industries of the 2013 – 2014 book, providing the more comprehensive coverage of the studies on regulation related to health products. The Project Team of Shanghai Institute for Food and Drug Safety continues to review and analyze the key issues in the development, regulation and development trends of foods (including healthcare foods), drugs, medical devices and cosmetics, focusing on the 5 themes, namely, the industrial development, safety condition, laws and regulation and standard system construction, significant events and development trends in policies.

The Book also includes the latest research results of experts and scholars in food and drug, medical device, cosmetics and other fields. The section of "Food" involves the Study on Idea Innovation of Food Safety Regulation, The comparative study on Food Safety Supervision of Shanghai and Washington DC, etc; the section of "Drug and Cosmetic" deals with the Contract Manufacturing for Drugs in U. S. and Its Inspiration, The Comparative Study of Orphan Drug Special Marketing Authorization System, The Major Factors that Affect the Drug Quality Analysis, The construction of cosmetics regulatory governance system in China, Assessment report on the implementation of Cosmetic Health Supervision Regulations, Study on the label management of cosmetics, etc. ; the section of "Medical Device and comprehensiveness" includes the Consideration of Relation Between Government and Market in Food and Drug Safety Field, the Research of the Food and Drug Regulation about Public Opinion Environment and Public

Opinion Management, the Analysis of the Formation and Development of Medical Device Industry Park in Suzhou etc. It also reviewed the laws and regulations for foods, drugs and medical devices in China between 2013 and 2014.

Contents

I　General Report

Abstract: This article summarized food and drug supervision in 2013 −2014, analyzed the situation of food and Drug Administration and the requirement of deepening the reform. Proposed to change the work of ideas, explore innovative ways of supervision, to assume responsibility for food and drug safety and the overall requirements and focuses of food and drug regulation in 2014 −2015.

Keywords: Food and Drug; Safety; Regulation

II　Food Reports

Abstract: Food safety is a key issue attracting the close concern of the public. This article reviewed the development in various fields of the food industry in 2013 −2014, analyzed the achievements in food safety of China in the past, regarding legal system construction centring on the revision of Food Safety Law of the P. R. C. , overall condition of food safety, food safety events, etc. , and envisaged the policies of food safety regulation in the future.

Keywords: Food Safety; Industry; Regulation

B. 3　Study on Idea Innovation of Food Safety Regulation

Xu Jinghe / 054

Abstract: This article reviewed the basic elements of food safety regulation ideas. To get rid of the traditional and experiential mode of regulation effectively and turn to the direction of modern and scientific regulation, China's food safety regulation innovation must start from idea innovation of regulation, and realize the innovation of regulation mode progressively.

Keywords: Food Safety; Regulation Idea; Innovation

Ⅲ　Drug and Cosmetic Reports

B. 4　Report on Drug Safety and Regulatory Policies in China

Research Group of the Shanghai Institute for Food & Drug Safety / 066

Abstract: In 2013 – 2014, China's pharmaceutical industry steadily implement new GMP. On the basis of the pharmaceutical industry to enhance the pharmaceutical production and quality management level, show the effectiveness of research and innovation.

Keywords: Drug; Industry; Regulation

B. 5　Contract Manufacturing for Drugs in U. S. and Its Inspiration

Song Hualin, Li Qin / 096

Abstract: In the U. S, pharmaceutical contract manufacture is commercial

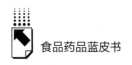

activities between market entities. Regulatory agencies should not impose legal requirement on the scope, qualifications, and legal relationship of contracts. U. S. Food and Drug Administration suggested that owners and contracted facilities should sign quality agreements independent of manufacture contracts, to explicitly define corresponding responsibilities of quality units and change of control systems in contract manufacturing process.

Keywords: Pharmaceutical Contract Manufacturing; Quality Agreement; Risk Control

B. 6　The Comparative Study of Orphan Drug Special Marketing Authorization System

Din Jinxi, Li Wei etc. ∕ 110

Abstract: Orphan drug refers specifically to those treating rare diseases, while due to relatively small amount of sick people, small market size, higher research and development cost and so forth, pharmaceutical enterprises generally are unwilling to develop such drugs. Under the "market failure", the government needs to develop drug regulatory policies so as to promote the development of orphan drug R&D, accelerate orphan drug marketing process and thus ensuring orphan drug accessibility. Based on comparative legal analysis of several orphan drug special marketing authorization system including designation, special registering and approving system, reexamination regime, compassion use in the United States, European Union, Japan, Taiwan and other countries or regions outside, thereby providing recommendations for improving Orphan Drug Special Marketing Authorization System in China.

Keywords: Orphan Drug; Marketing Authorization System; Recommendations

B. 7   The Major Factors that Affect the Drug Quality Analysis

Wang bo / 126

Abstract: After conducting comprehensive, scientific, vigorous and in-depth study, the joint task group reinterpreted the connotation and denotation of drug quality, and systemically sorted out the major factors which may affect the drug quality in the development, production, distribution and use. After reviewing relevant literature and information and conducting interviews with relevant authorities (including outstanding domestic pharmaceutical companies and offices of WHO and FDA in Beijing), the report aims to study all major factors affecting quality differentiation throughout the life cycle of drugs and analyze major factors affecting the current drug quality differentiation in China, such as the historical development of drug quality regulation, quality standards, production quality control and pharmacovigilance system. Further, the purpose is to reveal the current situation of quality differentiation as well as probe deep into the root cause for such differentiation, elaborate the adverse impact of lack of drug quality differentiation evaluation to the policy formulation, the industry development and the public health, and provide an effective approach for companies to boost their overall quality.

Keywords: Drug Standards; Drug Quality; Factor Analysis

B. 8   The Construction of Cosmetics Regulatory Governance

System in China   *Li Heng, Tian Zongxu / 145*

Abstract: With cosmetics industry development and supervision of cosmetics changing, the current "Cosmetic Health Supervision Regulations" and cosmetics supervision system in China has no longer to meet the needs of industry and government. Besides, with the new round of reform and integration on the food and drug regulation, it is necessary to introduce some advanced ideas which include prevention, risk management, process control and social cohabitation

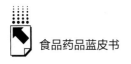

gradually in regulation area. On the perspectives of China's cosmetics regulatory governance system, governance and legal responsibility, this article provides some constructive suggestions for the reform in cosmetics regulatory legal system in China.

Keywords: Cosmetics; Supervision; Management System; System Construction

B. 9　Assessment Report on the Implementation of Cosmetic Health Supervision Regulations

Chinese health supervision Association / 162

Abstract: "Cosmetic Health Supervision Regulations" promulgated in 1989 driven the cosmetics health supervision in China into the legal management. This regulation has regulated the cosmetics production, operation, license and regulatory behavior effectively, promoted the development of the cosmetics industry, and protected the health of consumers for 25 years. With the adjustment of the government function, changes of cosmetics production and operation and improvement of consumer health awareness, "Cosmetic Health Supervision Regulations" has been unable to fully meet the demand of cosmetics regulatory and industry development and need to be revise, this report assessed "cosmetic health supervision regulations" in the aspects of implementation situation, achievements and existing problems, and put forward some corresponding suggestions for the revision of regulations.

Keywords: cosmetics supervision laws; regulations; assessment

B. 10　Study on the Label Management of Cosmetics

Shanghai Institute for Food and Drug Safety Research Group / 184

Abstract: Cosmetics label is an important carrier to display and deliver the product features and performance for consumers, which is great helpful to choose and use cosmetics properly and to protect the health for consumers. On the basis of combing our country cosmetics labeling issues and current regulatory requirements by literature research and interviews with experts, the report compared cosmetics labeling regulations and the basic requirements etc. among China, the United States, the European Union, Japan and South Korea, and puts forward some suggestions on promoting China's cosmetics label management.

Keywords: Cosmetics; Label; Management System

Ⅳ Medical Device and Comprehensive Reports

B. 11 Report on Medical Device Safety and Regulatory
        Policies in China

Research Group of Shanghai Institute for Food and Drug Safety / 207

Abstract: Along with the revision and implementation of the Regulations on Supervision and Administration of Medical Devices, the industry will be specification. This article from market size, product registration number, industrial production scale reviews 2013 − 2014 medical device industry developments and policies to promote the development of medical device industry .

Keywords: Medical Devices; Safety; Regulation

B. 12 The Consideration of Relation between Government
        and Market in Food and Drug Safety Field

Qiu Qiong / 226

Abstract: Market development in China is not perfect now, food and drug safety cannot give full play to the market mechanism of incentives. On the premise of food and drug quality and safety information difficult to full reveal, government regulators need to adopt various methods to solve the problems of asymmetric

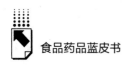
食品药品蓝皮书

information in the production and operation, relying on legal methods and market mechanisms to ensure food and drug safety.

Keywords: Food and Drug; Market; Government Regulation

B. 13 The Research of the Food and Drug Regulation
about Public Opinion Environment
and Public Opinion Management *Su Jing* / 233

Abstract: This research uses quantitative and qualitative analysis tools to study the public opinion environment that Chinese food and drug administrators face, and based on this, offers a management method of food and drug safety public opinion which suits China's condition. It also proposes a public intervention strategy for managing public opinion during food and drug safety outbreaks. Finally, it offers a prospective prediction on public opinion management in the era of big data.

Keywords: Public Opinion Environment; Public Opinion Management; Public Intervention

B. 14 The Analysis of the Formation and Development
of Medical Device Industry Park in Suzhou
Zhang Yuelin, Chen Jianmin and Shen Qing / 249

Abstract: With the rise of medical information, as well as the growth in demand for health care services, the medical device industry has become a new growth point for economic development in the new situation. This paper introduces Suzhou medical device industry park development status, advantage and countermeasures, in order to give a reference for other domestic medical device industrial park.

Keywords: Suzhou; Medical Device; Iindustry Park

V Appendix

Abstract: This article compared the food safety supervision legal system of the China and the United States, Shanghai and Washington DC. It analyzed similarities and differences in the legislative, executive and judicial, and made recommendations on China's food safety regulation.

Keywords: Food Supervision System; Legal System; Comparative Study

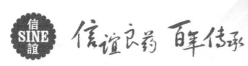

信谊良药 百年传承

本书的出版得到信谊·中国资助，谨此表示诚挚谢意！

❖ 皮书起源 ❖

"皮书"起源于十七、十八世纪的英国，主要指官方或社会组织正式发表的重要文件或报告，多以"白皮书"命名。在中国，"皮书"这一概念被社会广泛接受，并被成功运作、发展成为一种全新的出版形态，则源于中国社会科学院社会科学文献出版社。

❖ 皮书定义 ❖

皮书是对中国与世界发展状况和热点问题进行年度监测，以专业的角度、专家的视野和实证研究方法，针对某一领域或区域现状与发展态势展开分析和预测，具备原创性、实证性、专业性、连续性、前沿性、时效性等特点的公开出版物，由一系列权威研究报告组成。

❖ 皮书作者 ❖

皮书系列的作者以中国社会科学院、著名高校、地方社会科学院的研究人员为主，多为国内一流研究机构的权威专家学者，他们的看法和观点代表了学界对中国与世界的现实和未来最高水平的解读与分析。

❖ 皮书荣誉 ❖

皮书系列已成为社会科学文献出版社的著名图书品牌和中国社会科学院的知名学术品牌。2011年，皮书系列正式列入"十二五"国家重点出版规划项目；2012~2015年，重点皮书列入中国社会科学院承担的国家哲学社会科学创新工程项目；2016年，46种院外皮书使用"中国社会科学院创新工程学术出版项目"标识。

法 律 声 明

　　"皮书系列"（含蓝皮书、绿皮书、黄皮书）之品牌由社会科学文献出版社最早使用并持续至今，现已被中国图书市场所熟知。"皮书系列"的 LOGO（ ）与"经济蓝皮书""社会蓝皮书"均已在中华人民共和国国家工商行政管理总局商标局登记注册。"皮书系列"图书的注册商标专用权及封面设计、版式设计的著作权均为社会科学文献出版社所有。未经社会科学文献出版社书面授权许可，任何使用与"皮书系列"图书注册商标、封面设计、版式设计相同或者近似的文字、图形或其组合的行为均系侵权行为。

　　经作者授权，本书的专有出版权及信息网络传播权为社会科学文献出版社享有。未经社会科学文献出版社书面授权许可，任何就本书内容的复制、发行或以数字形式进行网络传播的行为均系侵权行为。

　　社会科学文献出版社将通过法律途径追究上述侵权行为的法律责任，维护自身合法权益。

　　欢迎社会各界人士对侵犯社会科学文献出版社上述权利的侵权行为进行举报。电话：010－59367121，电子邮箱：fawubu@ ssap. cn。

社会科学文献出版社

权威报告·热点资讯·特色资源

皮书数据库
ANNUAL REPORT(YEARBOOK)
DATABASE

当代中国与世界发展高端智库平台

S子库介绍
ub-Database Introduction

中国经济发展数据库

涵盖宏观经济、农业经济、工业经济、产业经济、财政金融、交通旅游、商业贸易、劳动经济、企业经济、房地产经济、城市经济、区域经济等领域，为用户实时了解经济运行态势、把握经济发展规律、洞察经济形势、做出经济决策提供参考和依据。

中国社会发展数据库

全面整合国内外有关中国社会发展的统计数据、深度分析报告、专家解读和热点资讯构建而成的专业学术数据库。涉及宗教、社会、人口、政治、外交、法律、文化、教育、体育、文学艺术、医药卫生、资源环境等多个领域。

中国行业发展数据库

以中国国民经济行业分类为依据，跟踪分析国民经济各行业市场运行状况和政策导向，提供行业发展最前沿的资讯，为用户投资、从业及各种经济决策提供理论基础和实践指导。内容涵盖农业，能源与矿产业，交通运输业，制造业，金融业，房地产业，租赁和商务服务业，科学研究环境和公共设施管理，居民服务业，教育，卫生和社会保障，文化、体育和娱乐业等100余个行业。

中国区域发展数据库

以特定区域内的经济、社会、文化、法治、资源环境等领域的现状与发展情况进行分析和预测。涵盖中部、西部、东北、西北等地区，长三角、珠三角、黄三角、京津冀、环渤海、合肥经济圈、长株潭城市群、关中一天水经济区、海峡经济区等区域经济体和城市圈，北京、上海、浙江、河南、陕西等34个省份及中国台湾地区。

中国文化传媒数据库

包括文化事业、文化产业、宗教、群众文化、图书馆事业、博物馆事业、档案事业、语言文字、文学、历史地理、新闻传播、广播电视、出版事业、艺术、电影、娱乐等多个子库。

世界经济与国际政治数据库

以皮书系列中涉及世界经济与国际政治的研究成果为基础，全面整合国内外有关世界经济与国际政治的统计数据、深度分析报告、专家解读和热点资讯构建而成的专业学术数据库。包括世界经济、世界政治、世界文化、国际社会、国际关系、国际组织、区域发展、国别发展等多个子库。